韩国美容整形高手18(Ⅱ)

한국 미용성형의 고수18(Ⅱ)

한국 최초로 스토리텔링 형식으로 기획하고 발행되는
한국인, 중국인들을 위한 올바른 미용성형 길라잡이 안내서!

韩国美容整形高手18(Ⅱ)

한국 미용성형의 고수18(Ⅱ)

neoimage
네오이마주

'성형 한류', 이제는 실력으로 승부한다!'

지난 몇 년간 K-드라마(Drama), K-팝(Pop), K-푸드(Food) 등에서 시작된 한류열풍은 이제 새로운 진원지인 'K-뷰티(Beauty)'로 이어지고 있습니다. 한국에서 유행하는 패션과 메이크업을 따라하는 것은 물론 성형수술도 한국에 와서 수술 받는 것이 하나의 트렌드가 되었습니다.

자신이 좋아하는 한류 스타가 입은 옷을 입어보고, 메이크업도 따라하며, 또한 한류 스타의 외모를 닮고 싶어 한국에서 성형수술을 받고 싶어 합니다. 이것이 바로 '미용성형 한류'의 시작이라고 할 수 있죠. 이처럼 한국의 미용성형이 중국을 비롯한 동남아 등 다른 나라에서 인기를 끌게 된 이유는 무엇일까요?

무엇보다도 한국의 수준 높은 의료기술 때문입니다. 뛰어난 시술로 외국인 환자들에게 신뢰감을 주고 있다는 점입니다. 한국에서의 미용성형은 원하는 만큼의 결과를 도출해낼 수 있고, 또한 안심하고 맡길 수 있기 때문이라고 말합니다. 우리나라 성형 의료기술은 이미 세계 최고의 정상급이라는 평가를 받고 있습니다.

한국 의사들은 같은 부위라도 많은 수술방법에 따른 다양한 케이스의 수술을 통해 이미 축적된 경험과 노하우가 풍부합니다. 이런 경험과 노하우를 바탕으로 학회 등을 통해 서로 간의 정보 교환을 이뤄내고 새로운 수술법을 개발함으로써 한국 미용성형의 의료기술은 날로 진화를 거듭하고 있습니다.

한국, 그 중에서도 서울 강남에는 수많은 성형외과가 있습니다. 생각해보십시오. 중국에 있는 어떤 분이 한국에 와서 미용성형을 받고 싶다면 어떤 생각과 행동을 먼저 할까요? 인터넷을 뒤진다 하여도 쏟아지는 엄청난 정보 속에서 어떤 정보를 취하고 어떤 정보를 버려야 할지 알 수가 없습니다.

이런 분을 위하여 조금이라도 도움을 주기 위해 이미 발간된 '한국 미용성형의 고수 18' 1편을 토대삼아 '한국 미용성형의 고수 18' 2편을 보다 알차고 내실 있게 꾸몄습니다. '한국 미용성형의 고수 18' 2편은 미용성형을 하고 싶지만 어디서 어떻게 해야 할지 모르는 한국, 중국인들을 위한 정보가이드북이며 안내지침서입니다.

큰 카테고리로는 부위별로 18분야로 나누고 여기서 항목별로 다시 세분화시켜 독자들이 궁금해하는 내용을 시술 전후 사진과 함께 자세하게 소개하고 있습니다. 한국 미용성형의 현주소를 제대로 짚어볼 수 있습니다.

마지막으로 이 책이 아름다움을 갈망하는 여러분들에게 조금이나마 도움이 되기를 희망합니다. 감사합니다.

2015. 1. 8
강원경성형외과 강원경 원장

"整形韩流"以实力取胜负！

以往几年间K-Drama，K-Pop，K-Food等刮起的韩流热潮，延续至新的热风"K-beauty"。人们不仅模仿韩国服饰、韩式化妆，赴韩整形也已形成新的热潮。

到韩国，穿自己喜欢的偶像穿的衣服，模仿他们的化妆，不仅如此也要通过整形来拥有自己喜欢的明星脸。这一现象可看作为"美容整形韩流"的开始。韩国美容整形在中国和其他东南亚国家如此追捧的原因到底是什么呢？

最主要的是韩国的高水平医疗技术。用高超的技术，给予外国患者信赖感。评价韩国的美容整形，可按照需求达到自己想要的效果，可以让人安心接受治疗。外界评价我国整形医疗技术已达到世界最高水平。

韩国的整形医生，对每一个部位，有各种不同手术方法，不断积累的手术案例和手术经验，掌握更多手术技巧。以这些经验和技术为基础，通过学术交流等平台互换资源，开发新的手术方法，使韩国美容整形医疗技术不断进化，得到更好的成就。

韩国，尤其在首尔江南有无数整形外科。想一想，在中国的某一人想赴韩国整形，会先想到什么，会采取什么行动呢？即便是网络搜索，庞大的资源和情报里不知取什么样的情报，舍什么样的内容。

为给这些人群一点帮助和正确向导，以《韩国美容整形高手18》第1篇为基础，《韩国美容整形高手18》第2篇内容更加充实而丰富。《韩国美容整形高手18》第2篇是为想在韩国接受美容整形但不知该怎么做的本国人和中国人的情报指南和导航书。

该书按手术项目分18大类，每一项内又细分内容，将读者想了解的内容，利用术前术后照片，详细介绍。可正确指点韩国美容整形现状。

最后，希望本书能给渴望美丽的求美者提供有益的信息和帮助，谢谢。

2015. 1. 8

姜元景整形外科医院 姜元景院长

| 목차 目次 |

눈성형(眼部整形)

쌍꺼풀수술(双眼皮手术)
노화된 눈(老化眼)

"눈은 마음의 창"

"眼睛是心灵的窗户"

눈은 사람의 첫인상을 좌우하는 중요한 부분이다. 아름다운 눈은 만남에 있어서 강렬한 인상을 결정짓는 중요한 부위이기 때문에 가장 신중한 선택을 해야 한다.

眼睛是决定一个人第一印象的重要部位。在与人见面时，美丽的眼睛是决定印象的重要因素，因此要慎重选择。

오렌지성형외과의원(Orange整形外科医院)

김양수(金洋秀)

Profile
성형외과 전문의(整形外科专门匠)
고려대학교 외래교수(高丽大学门诊教授)
대한성형외과학회 정회원(大韩整形外科学会正会员)
대한미용성형외과학회 정회원(大韩美容整形外科学会正会员)
대한두개악양면학회 정회원(大韩头盖双颚学会正会员)

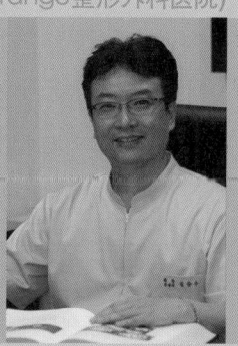

www.orangeclinic.co.kr

1.1

말하지 않아도
눈만 봐도 알 수 있다

평생, 하루에도 수십 번 보는 눈

상대방과 대화할 때 눈을 보며 이야기한다. 눈을 보면 말을 하지 않아도 길흉화복뿐만이 아니라 미묘한 그 사람의 감정까지도 어느 정도 알게 된다. 그만큼 눈은 사람의 여러 가지를 판단하게 만드는 중요한 부위이다.

한 사람의 인상을 결정지어 대인관계나 취업 등 사회적 활동에 적잖은 영향을 미치는 것도 사실이다. 이렇게 사람의 전체적인 이미지를 좌우하는 중요한 요소인 만큼 또렷하고 예쁜 눈매는 미인의 필수조건이라 할 수 있다.

사람들마다 얼굴이 각기 다르듯이 눈 또한 모양과 타입이 정말 다양하다. 처진 눈, 졸린 눈, 답답한 눈, 작은 눈, 눈꼬리가 올라간 눈 등등 여러 모양이 있으며 또한 얼굴형과 눈, 코, 입의 조화를 따지면 같은 사람이 없는 것이 당연하다. 그래서 눈수술 또한 각자 다른 방법과 수술계획이 필요하다. 눈수술을 할 때의 주요 포인트는 쌍꺼풀라인의 모양과 폭, 근육 밑 지방, 연령, 피부처짐, 몽고주름, 안검하수, 얼굴 전체와의 조화 등이다. 이러한 조건들에 따라 수술방법이 결정되는 것이 보통이다. 각기 사람들의 눈에 맞게 수술방법, 즉 절개법, 매몰법, 눈매교정, 앞트임, 뒷트임, 밑트임, 눈주름수술 등을 잘 적용해야 한다.

그러므로 수술 실력뿐만 아니라 미적 감각이 있는 경험 많은 최고의 눈성형 전문의사를 선택하는 것이 중요하다.

미용성형고수의 Advice_01 »

쌍꺼풀수술

동양인은 선천적으로 쌍꺼풀이 없거나 너무 작아 답답하고 고집이 세 보이는 인상을 줄 수 있다. 쌍꺼풀 수술은 눈이 커 보이고 시원한 모양을 갖게 하는데 가장 필요한 수술이다.

매몰법

눈꺼풀이 얇고 지방이 적은 눈인 경우는 매몰법 쌍꺼풀수술하는 것이 적합하다. 쌍꺼풀수술은 눈뜨는 근육과 우리가 원하는 부위의 쌍꺼풀 피부를 연결시켜 줌으로써 눈을 뜰 때 눈뜨는 근육이 눈꺼풀 피부를 당겨 올라감으로써 자연스럽게 눈이 떠질 때 쌍꺼풀이 생기게 만드는 원리이다. 매몰법은 눈뜨는 근육과 쌍꺼풀 피부를 실로 연결시켜는 수술이다.

매몰법 수술은 아주 다양한 방법으로 시행되고 있다. 아주 오래된 방법인 팽(안과의사) 방법(보통 우리가 말하는 찝는 방식)으로 시작되어서 여러 가지 수술방식이 발표되었다. 점점 풀리지 않고 더욱 확실한 라인을 만드는 방식으로 업그레이드 되어가고 있다. 가장 많이 사용하는 퀵쌍꺼풀(퀵매몰법)은 부기, 흉터 없이 풀리지 않는 자연스러운 쌍꺼풀을 만들어 준다.

매몰법은 매몰실의 걸어주는 위치, 실의 장력, 잡아주는 포인트, 매듭의 개수, 수술받는 사람의 눈뜨는 힘 등 여러 가지를 잘 고려해서 수술을 해야 한다. 눈에 지방이 약간 있는 경우는 매몰법과 함께 약간의 부분절개를 해서 두터운 눈지방을 같이 제거할 수도 있다.

매몰법의 가장 큰 장점이라면 빠른 회복과 자연스러움이다. 부기가 적고 회복이 빠르다. 또한 흉터가 없기 때문에 자연스러운 본인의 쌍꺼풀 느낌이 난다. 다만 눈이 너무 두껍거나 피부 늘어짐이 심한 경우는 매몰법으로 쌍꺼풀 만들기는 어렵다. 그런 경우라면 절개법으로 하는 것이 좋다.

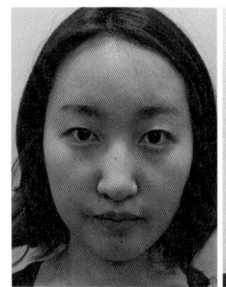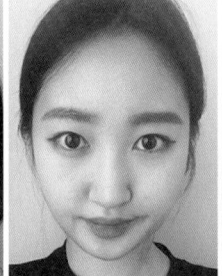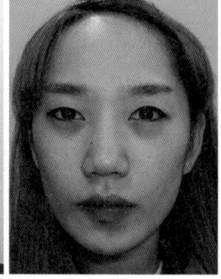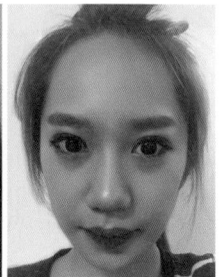

매몰법 쌍꺼풀수술 전후   매몰법 쌍꺼풀수술 전후

Tip

수술시간	마취방법	실밥	눈화장	출국
15분	부분 or 수면마취	–	수술 후 2일째	출국가능

절개법

눈꺼풀이 약간 두텁고 지방이 많거나 피부가 늘어진 경우에는 절개법을 하는 것이 적합하다. 수술 전에 충분한 진찰을 통해 환자 얼굴에 어울리는 쌍꺼풀 모양을 잘 선택한 후 디자인해야 한다. 무조건 적당한 쌍꺼풀을 만들다가는 얼굴과 어울리지 않는 어색한 느낌이나 수술한 티가 많이 나는 부자연스러운 쌍꺼풀을 만드는 경우도 있기 때문에 디자인이 중요하다.

절개법의 가장 큰 장점은 뚜렷하고 약간 진한 느낌의 쌍꺼풀이다. 또한 눈꺼풀이 두터운 경우 지방을 충분히 제거할 수 있고, 피부가 많이 늘어진 경우는 늘어진 여분의 피부를 충분히 제거할 수 있기 때문에 뚜렷하고 팽팽한 쌍꺼풀을 만들 수 있다.

졸린 눈(안검하수)의 경우에도 절개법 수술을 하면서 눈을 뚜렷하게 해주는 눈매교정수술도 동시에 수술이 가능한 장점이 있다. 눈매교정술은 졸린 눈, 피곤해 보이는 눈을 초롱초롱하게 해주는 수술이다. 쌍꺼풀재수술의 경우는 절개법으로 수술하는 경우가 많다.

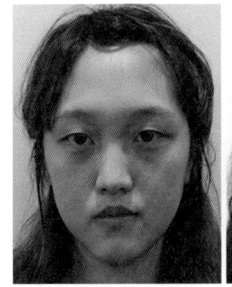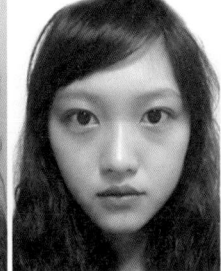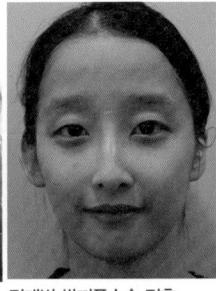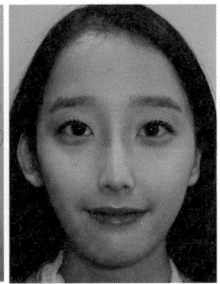

절개법 쌍꺼풀수술 전후   절개법 쌍꺼풀수술 전후

Tip

수술시간	마취방법	실밥	눈화장	출국
30분	부분or수면마취	수술 후 4일째 제거	실밥 제거 후	출국가능

앞트임(몽고주름제거수술, 매직앞트임)

눈 안쪽 빨갛게 보이는 살은 피부가 덮여 있고 그 눈 앞쪽을 가리는 피부를 몽고주름이라고 한다. 이 몽고주름이 있는 경우에는 눈 모양이 답답해 보이고 눈 사이도 멀어져 보이기 때문에 뭔가 답답하고 눈폭이 좁아 보이는 형태를 만들게 된다.

동양인들은 몽고주름이 있는 경우가 많다. 이러한 몽고주름을 제거해서 시원하게 보이는 눈을 만드는 수술이 앞트임이다. 몽고주름이 있어서 답답해 보이는 눈은 일반적인 쌍꺼풀수술만 하게 되면 눈이 오히려 동그랗게 보이고 미적으로 예뻐 보이지 않게 된다. 대부분 쌍꺼풀수술과 동시에 하게 되고 쌍꺼풀을 만들면서 앞트임을 해줌으로써 눈이 가로로 길어 보이고 시원한 눈매를 만들게 된다. 요즘은 매직앞트임 방법을 사용하여 흉터도 거의 보이지 않고 재발되지 않는 방법을 주로 사용한다.

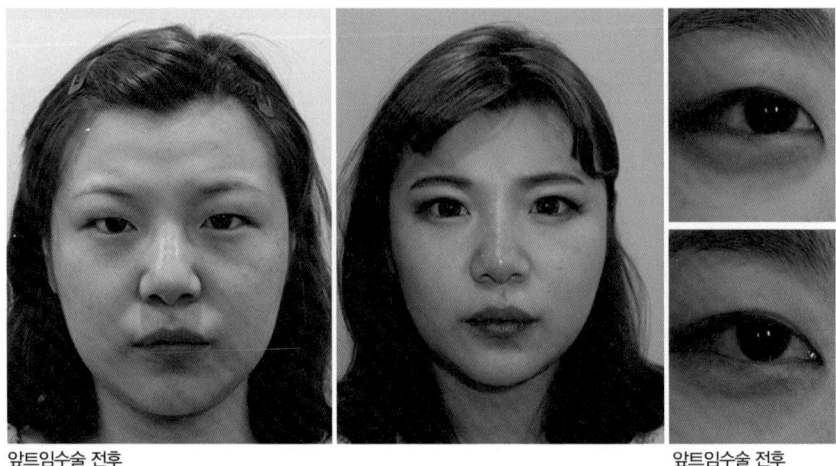

앞트임수술 전후   앞트임수술 전후

Tip

수술시간	마취방법	실밥	눈화장	출국
20분	부분 or 수면마취	수술 후 4일째 제거	수술 후 2일째	출국가능

뒷트임, 밑트임

눈의 가로 길이가 짧은 경우에는 눈 앞쪽은 앞트임을 해주고, 눈 뒤쪽으로는 뒷트임을 해야 눈이 길어 보이고 크고 시원한 눈매가 만들어진다. 동양인들은 몽고주름이 있는 특징뿐만 아니라 눈꼬리가 살짝 올라간 사람도 많다.

그런 사람인 경우는 뒷트임과 동시에 눈꼬리를 아래쪽으로 내려주는 밑트임을 같이 하기도 한다. 그래야 날카로워 보이는 눈매를 부드럽고 순한 모습으로 바꾸어 줄 수 있기 때문이다.

앞트임과 함께 뒷트임을 동시에 해줌으로써 눈 길이를 길게 만들어 주어야 예쁘고 큰 눈을 만들 수 있다.

노화된 눈

나이가 들어감에 따라 누구나 느끼는 것이지만 노화현상으로 윗 눈꺼풀의 피부가 처지고 지방이 불룩해지기도 하고, 눈꼬리에 눈물이 고이면서 짓무르고 아프기도 한다.

처진 눈, 나이들어 보이는 눈(상안검수술)

눈의 노화가 심한 경우는 생각보다 그 정도가 심해 시야를 가려서 답답하고 속눈썹이 찌르는 경우도 있다. 이렇게 나이가 들어가는 40~60대 경우 눈처짐이 심해 불편한 경우가 생기게 된다. 이런 경우 쌍꺼풀수술을 잘못하면 인상이 사나워지고 매서운 눈매가 될 수 있다.

눈 윗꺼풀이 처진 눈은 늘어진 여분의 피부를 적당히 절제해주고 자연스러운 쌍꺼풀을 만들어 주는 것이 중요하다. 보통의 쌍꺼풀수술을 하듯이 처진 피부의 라인을 높게 하면 할수록 인상은 강하게 보이게 된다.

처진 피부는 필요한만큼 충분하게 절제해주어야 하고, 쌍꺼풀 크기는 자연스러운 쌍꺼풀라인을 만들어야 인상이 사나워지지 않을 뿐만 아니라 자연스러운 눈을 만들어 줄 수 있다.

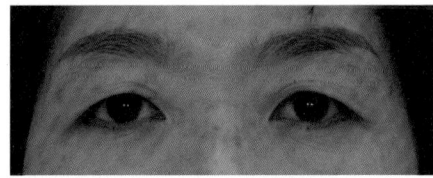 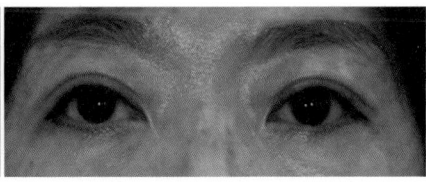

처진 눈, 나이들어 보이는 눈(상안검수술) 전후

Tip

수술시간	마취방법	실밥	눈화장	출국
30~40분	부분 or 수면마취	수술 후 4일째 제거	실밥제거 후	출국가능

눈밑주름수술(하안검수술)

눈 윗꺼풀과 마찬가지로 눈 아래쪽도 노화현상이 생기게 마련인데 피부가 처지고 눈밑 지방이 불룩하게 나오는 모습이 된다.

눈밑 피부의 늘어짐뿐만 아니라 눈밑이 불룩하게 보이면 나이들어 보이고 남자들은 심술궂게 보이기도 한다. 이런 경우에는 하안검수술을 하게 된다. 보통은 눈밑주름수술이라고도 한다.

과거에 눈밑주름수술은 눈아래 속눈썹라인을 따라 절개한 후에 눈밑 지방을 제거만 하는 경우가 많았는데 그렇게 하는 경우에는 눈아래가 오히려 꺼져 보여 주름이 더 많아 보이는 경우가 많다. 요즘 눈밑주름수술은 눈밑 지방을 제거하지 않고 평편하게 지방을 펴줌으로써 지방을 재배치하는 방식으로 수술한다.

지방이 불룩하지 않고 평편하게 펴져 있어야 볼륨감도 유지하면서 불룩해 보이는 지방이 없어지고 깔끔한 눈밑 형태를 만들게 된다. 또한 늘어진 피부는 동시에 제거하고 늘어진 피부와 불룩한 지방을 동시에 효과적으로 수술해 줌으로써 한층 젊어 보이는 눈을 만들게 된다.

눈밑주름수술에서 주의할 점은 적당량을 제거해야 아래눈꺼풀이 벌어져 빨갛게 되는 증상을 예방할 수 있다. 그러므로 수술을 결정할 때는 이 분야를 전문으로 하는 성형외과 전문의를 찾아서 충분한 상담을 가져야 좋을 결과를 얻을 수 있다.

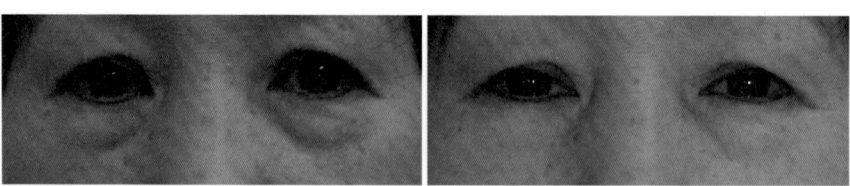

눈밑주름수술(하안검수술) 전후

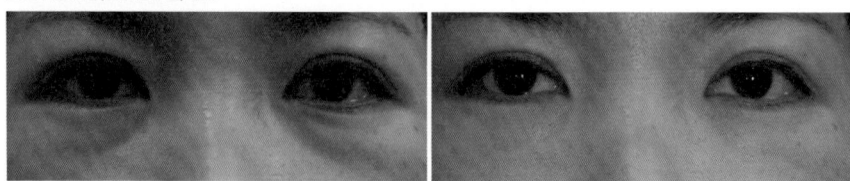

눈밑주름수술(하안검수술) 전후

수술시간	마취방법	실밥	눈화장	출국
30~40분	부분 or 수면마취	수술 후 4일째 제거	실밥제거 후	출국가능

수술 전 유의사항

01_ 수술 당일은 화장을 적게 한다.

02_ 수술 당일에 모자나 선글라스를 준비하는 것도 좋다.

03_ 평소에 콘택트렌즈를 착용하는 사람은 수술 당일에는 안경을 써야 한다.

수술 후 유의사항

01_ 수술 당일과 다음 날까지는 차가운 찜질을 해야 한다.

02_ 세안은 수술 후 2일째부터 물로만 세안한다. 세안이 힘들면 물수건으로 닦아도 된다.

03_ 수술 후 3일째부터는 온 찜질을 한다.

04_ 병원에서 드린 처방전을 가지고 가까운 약국에 가서 약을 탄다.

05_ 수술 후 4일 뒤에 실밥을 뽑으러 병원에 방문하여야 한다. (매몰법은 제외)

06_ 눈이 당기는 느낌과 이물이 들어있는 듯한 느낌이 있을 수도 있다. 이때 눈을 심하게 비비거나 문지르면 안 된다. 2주 정도 지나면 없어진다.

07_ 화장은 수술 후 2일 뒤부터 가능하나 눈화장은 수술 후 5일 뒤부터 하는 것이 좋다.

1.1 不说话，看眼睛也能知道

一生，每天都会看十几次眼睛

在与对方交谈时，人们都是看着眼睛进行交谈的。即使不说话通过眼睛，不仅能知道吉凶祸福，还能在一定程度上微妙了解对方的感情。这说明眼睛是能在多方面判断一个人的重要部位。

眼睛决定一个人的第一印象，在人际关系方面，就业等社会活动中也起到不小的影响。如上所述，眼睛是决定一个人整体形象的重要因素，明朗的眼部形状是美女们的必备条件。

根据人的脸型不同，眼部形状和类型也有很多。其中有下垂眼，疲倦眼，暗淡眼，小眼，眼角上扬等各式各样的形状。由于人的脸型，眼睛，鼻子，嘴巴各部位的比例不同，所以世界上不会有长的一样的人。因此在进行眼部手术时，需要运用不同的方法并计划不同的手术方案。

眼部手术的重点是双眼皮的线条形状，厚度，肌肉下脂肪，年龄，皮肤松弛，内眦赘肉，眼皮下垂，整体脸型等的比例。根据情况的不同，运用的手术方法也不同。

要根据眼部形状选择符合的手术方法。其中有切开法，埋线法，眼肌矫正，前眼角，外眼角，眼底，眼纹手术等。因此在选择眼部整形专家时，不仅得是有实力，还得是对美学有经验的，这是非常重要的。

双眼皮手术

亚洲人天生没有双眼皮，眼睛看起来小而无神，给人的感觉很固执。双眼皮手术是能让眼睛变得更大，更透彻的最基本的手术。

埋线法

眼睑较薄，脂肪量少的人，选择埋线法双眼皮手术是最合适的。双眼皮手术的原理是将睁眼肌链接至希望部位。睁眼的时候睁眼肌带动眼部皮肤上提，使自然产生双眼皮。埋线法是用线将睁眼肌与眼部皮肤链接起来的手术。

埋线法手术方法很多，起初始于peng(眼科医生)的方法(普通我们所说的夹的方式)后又相继出现了各式各样手术方法。改良后的手术方式让双眼皮不会消失，线条更明显。目前最多采用的是quick双眼皮手术法(quick埋线法)无浮肿，无疤痕，双眼皮自然不消失。

埋线法是考虑缝线的起始点，伸张力，埋藏的位置，打结个数，手术者睁眼肌的力度等各个方面进行的手术。若是眼底有脂肪的情况，使用埋线法的同时将部分切开，除去多余的脂肪。

埋线法的最大优点是自然，恢复快，肿胀小。因为不留疤痕，双眼皮给人感觉很自然。但是眼部皮肤厚或是皮肤松弛很严重的情况，不适合做埋线法，建议选择切开法。

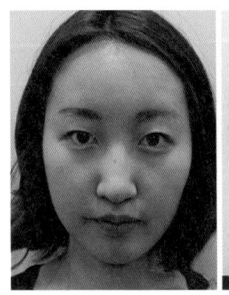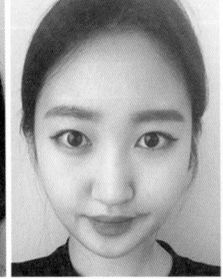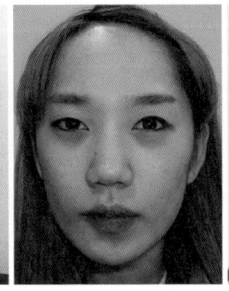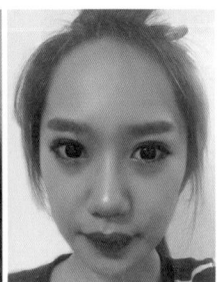

埋线法双眼皮手术前后　　　　　　　　　　埋线法双眼皮手术前后

Tip

手术时间	麻醉方法	拆线	眼部化妆	出国
15分钟	部分 / 睡眠麻醉	–	术后第二天起	可以出国

切开法

眼睑厚，脂肪多，皮肤松弛的情况，选择切开法是最合适的。手术前，在进行充分的检查后，根据患者双眼皮的形状设计适宜的眼型。并不是说做了相应眼皮会不自然，双眼皮手术时设计是很重要的。切开法的最大优点是明显，感觉双眼皮较深。若眼睑厚的情况，脂肪能充分去除。若皮肤非常松弛的情况，可以去除松弛的皮

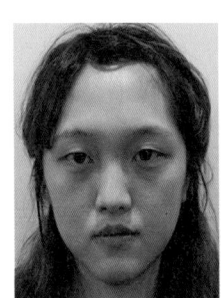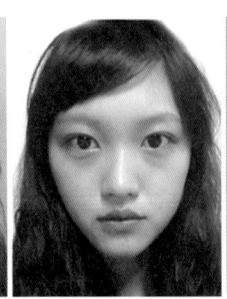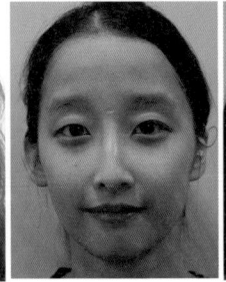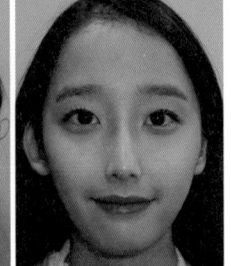

切开法双眼皮手术前后　　　　　　　　　　切开法双眼皮手术前后

肤，也能做出明显紧绷的双眼皮。疲倦眼(上睑下垂)情况通过切开手术给人明亮的眼睛。眼肌矫正是让疲倦眼变得炯炯有神的手术。双眼皮的修复手术多采用切开法做。

Tip

矫正期间	麻醉方法	拆线	眼部化妆	出国
30分钟	部分 / 睡眠麻醉	术后第4天拆线	拆线后	可以出国

前眼角(内眦赘皮去除手术，Magic前眼角)

眼部内侧红色赘皮覆盖的，遮盖眼睛内侧前端的皮肤叫做内眦赘皮。有内眦赘皮的情况，眼型看起来很疲倦，显两眼间距宽。开前眼角是让两眼间距不再显很宽。在亚洲有内眦赘皮的人很多。

可以通过做手术除去该部分的赘皮，做出清爽明亮双眼。有内眦赘皮的人只是做双眼皮手术，眼睛会看上去很圆不美丽。大部分的人需要内眦赘皮去除手术与双眼皮手术一起做，才能让眼睛显得更长更明亮。最近Magic开前眼角的方法，不留疤痕不复发，是最常用的手术方法。

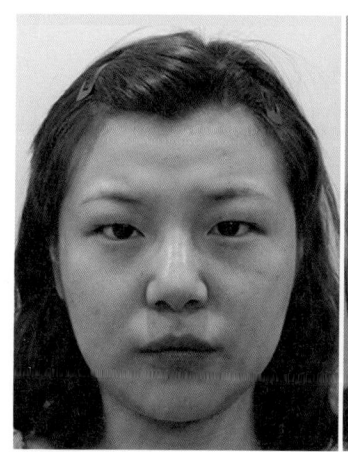
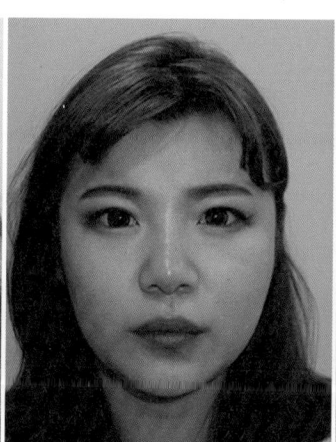
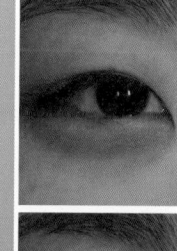
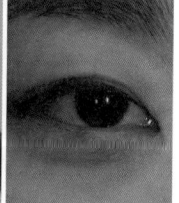

前眼角手术前后

前眼角手术前后

手术时间	麻醉方法	拆线	眼部化妆	出国
20分钟	部分 / 睡眠麻醉	术后第4天拆线	术后第二天起	可以出国

外眼角，下眼角

眼睛前后长度较短的情况，可以通过向眼睛内侧开眼角和向眼睛外侧开眼角的方式，来改善眼睛的横向长度，并改变眼部形状。亚洲人不仅有内眦赘皮，而且眼尾上翘的情况也居多。

这种情况在做开外眼角同时会下拉眼尾，让看上去刻薄眼睛的印象变得柔和。

在同时开前眼角与外眼角后，可延长眼睛长度，让眼睛更大更美。

老化眼

随着年龄的增长，任何人都能感受到老化现象，并伴随着眼底皮肤下垂，脂肪堆积。严重的话，流泪时会因眼泪淹积溃烂而感到痛症。

眼皮下垂，容易显老的眼睛(上眼睑整形术)

眼部老化严重的情况，会遮住视线显得眼神黯淡，自然皱眉头的情况也会增多。这些上年纪的40~60岁女性情况，因眼部严重松弛下垂而导致生活不便的情况很多。

这种情况，如果双眼皮手术没做好，会显得面相很凶煞，眼神很凶恶。

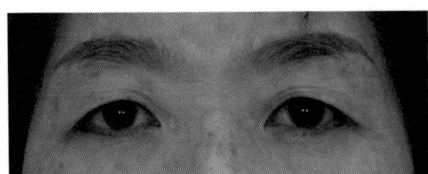 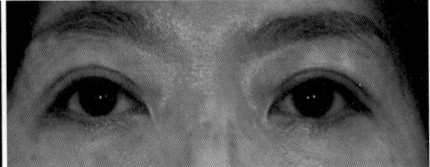

眼皮下垂，容易显老的眼睛(上眼睑整形术)前后

上眼睑皮肤下垂，皮肤松弛的部分，通过相应切开手术能做出自然的双眼皮。普通双眼皮手术是将下垂的眼部线条上提，越是上提越是面向相上显得强势。

下垂的眼部皮肤在充分去除后，才可以做出线条与大小自然的双眼皮。这样才不会显得凶恶，给人自然的感觉。

Tip

手术时间	麻醉方法	拆线	眼部化妆	出国
30~40分钟	部分 / 睡眠麻醉	术后第4天拆线	拆线后	可以出国

下眼纹手术（下眼睑整形术）

与上眼睑皮肤同样，眼底皮肤也会下垂呈现脂肪堆积的现象。

眼底皮肤松弛，不仅看上去感觉有眼袋，还很显老。在男人眼中，这类的女人看上去心术不正。这种情况需做下眼睑整形手术，通俗也叫下眼纹手术。

过去的下眼纹手术，根据下眼睫毛睑缘，在切开后只是去除眼底脂肪的情况较多。这种情况反而会让眼底凹陷，看上去皱纹更多。

最近眼底皱纹手术，一般不去除眼底脂肪，而是通过平摊脂肪，重新分配脂肪的方式进行手术。

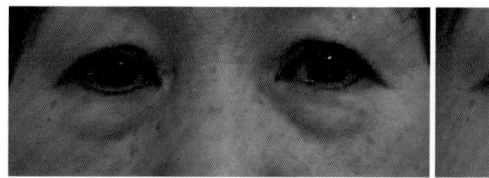

下眼纹手术（下眼睑整形术）前后

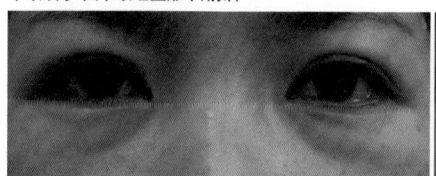
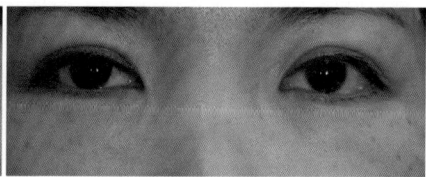

下眼纹手术（下眼睑整形术）前后

只有眼底脂肪不突出，在平坦的状态下，才能保持立体感。突出的眼部脂肪被去除后，让下眼睑显得更纯净。松弛的皮肤与突出的眼底脂肪在有效通过手术后，让眼睛显得更年轻。

眼底皱纹手术需要注意的是: 在适当的去除之后，可以预防下眼皮红涨的现象。 所以在决定手术的时候，找经验丰富的整形外科专家进行商谈才能找到满意的答案。

Tip

手术时间	麻醉方法	拆线	眼部化妆	出国
30~40分	部分 / 睡眠麻醉	术后第4天拆线	拆线后	可以出国

术前注意事项

01_ 手术当日不要化浓妆

02_ 手术当日需自备太阳眼镜和帽子

03_ 平时戴隐形眼镜的患者，建议手术当日戴眼镜

术后注意事项

01_ 手术当天至第二天只能冷敷

02_ 手术后的第二天洗脸只能用水清洗，若有不便可以用毛巾擦拭

03_ 从手术后第三天起热敷

04_ 根据医院开的处方去附近的药店开药

05_ 手术后的第4天需去医院拆线(除埋线法)

06_ 眼睛会有提拉感和异物感，不可以用力揉搓，这种感觉两周左右会自然消失。

07_ 术后第二天起可以化妆，眼部化妆最好在术后第5天之后

눈재수술(双眼皮修复手术)

쌍꺼풀비대칭(双眼皮不对称)
모양에 대한 주관적 불만족(对于形状.主观性不满意)
그 외의 합병증(其他并发症)

"'차도녀'의 매력은 '눈'에서 시작된다"

"成为魅力都市女人，从眼睛开始"

무조건 특정인을 따라 한다거나 무리한 욕심을 부리면 자신만의 개성과 느낌을 잃어버릴 수 있으며 2차, 3차의 성형을 초래한다는 것을 명심해야 한다.

一定要铭记，无条件的追随特定人做手术或过分贪心要求，
有可能失去自己的个性以及整体的感觉，并且还能导致第二或第三次的修复手术。

BK성형외과의원(BK整形医院院长)

신용호(辛容镐)

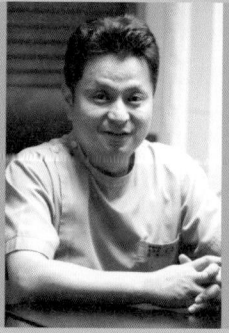

Profile
성형외과 전문의(整形外科专门医)
고려대학교 의학박사(高丽大学医学博士)
대한성형외과학회 정회원(大韩整形外科学会正会员)
대한미용성형외과학회 정회원(大韩美容整形外科学会正会员)
한림대학교 외래교수(翰林大学门诊教授)

www.bkhospital.com

1_2 콤플렉스 개선해서 아름다움 극대화시키기

고도의 기술과 풍부한 임상경험이 반드시 필요

쌍꺼풀을 재수술하게 되는 경우에는 다양한 원인이 있다. 쌍꺼풀의 좌우 비대칭, 높은 경우, 낮은 경우, 진한 경우, 흐릿한 경우다.

그리고 흉터의 문제와 안검하수수술 이후 발생하는 눈이 덜 감기거나 눈이 너무 크게 떠지는 경우, 쌍꺼풀선이 여러 줄인 경우, 이물질에 의해 두툼하게 보이는 경우와 지방이식의 부작용이다.

그 밖에도 여러 가지 이유가 있는데 상안검거근의 손상과 쌍꺼풀선 직상방이 두툼해 보이는 문제와 쌍꺼풀라인의 하방에 통통하게 보이는 문제 등 아주 다양하다. 치료도 각각 원인별로 다양한데 특징적인 재수술 종류 몇 가지만 재수술방법을 설명하려고 한다.

쌍꺼풀비대칭

쌍꺼풀 크기의 비대칭은 첫 디자인이 제일 중요하며 디자인의 비대칭 이외에도 쌍꺼풀이 흐릿하게 풀리게 되면 쌍꺼풀이 낮아지게 되므로 깊이의 차이에 의한 비대칭도 흔하다.

쌍꺼풀재수술의 여러 가지 사례

디자인의 비대칭은 좌우 디자인을 동일하게 수정하고 이때 쌍꺼풀라인 상방의 남는 피부를 제거해서 균형을 맞추는 것이 가능하다면 제일 쉬운 수술이 된다.

자꾸 풀리는 쌍꺼풀은 비흡수성 봉합사로 쌍꺼풀라인 하방 피부의 진피나 안륜근을 상방의 검거근에 연결된 조직에 확실히 고정하고, 고정 주변은 유착을 방해하는 조직을 가능한 많이 제거하는 것이 좋다.

안검하수 차이에 의한 비대칭은 안전한 범위 내에서 안검하수 교정을 하고 이때 낮아지는 쌍꺼풀을 고려하여 좌우 비대칭의 디자인이 필요한 경우도 있다.

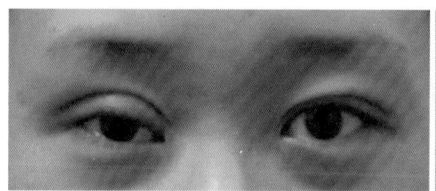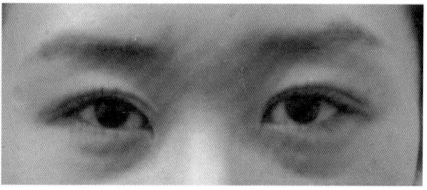

쌍꺼풀 고정의 차이로 비대칭 보임

좌우 심한 비대칭을 보이고 있으며 우측 눈이 좌측에 비해 덜 떠지고 쌍꺼풀도 너무 넓고 쌍꺼풀라인 하방도 소시지 모양의 통통한 모습을 보이고 있다. 재수술 소견상 우측 쌍꺼풀을 만들어줄 때 상안검거근에 연결된 근막이나 격막 등의 조직에 쌍꺼풀라인 하방의 진피를 연결해 주어야 하나 좌측은 쌍꺼풀 고정의 문제가 없었으나 우측은 안륜근 후방의 후안륜근 지방의 모습이 상안검거근의 모습과 흡사하여 후안륜근 지방조직과 쌍꺼풀라인 하방의 진피를 봉합하여 쌍꺼풀라인도 너무 높고 정상적인 상안검거근의 운동도 방해하고 있는 상태로 우측의 상안검거근을 찾아서 제대로 쌍꺼풀라인 하방의 진피에 고정해주고 쌍꺼풀 라인을 낮추어 주어 좌우 균형을 맞추었다. 높은 쌍꺼풀과 낮은 쌍꺼풀의 기준은 쌍꺼풀 폭과 속눈썹과 겉눈썹 하방까지의 거리의 비율로 이야기하는데 두 비율이 1:3 이하이면 높은 쌍꺼풀로, 1:4 이상이면 얇은 쌍꺼풀이라는 기준이 있다.

정면을 주시할 때 쌍꺼풀의 폭이 6㎜ 이상이면 쌍꺼풀을 풀어주는 수술을 고려해야 한다. 쌍꺼풀을 낮추는 수술은 안검하수교정을 하지 않는 경우 원래 쌍꺼풀 폭에서 30% 낮추는 것을 보통 목표로 하게 된다.

낮은 쌍꺼풀을 높이는 것은 어렵지 않다

낮은 쌍꺼풀을 높이는 것은 어렵지 않은 수술이며 낮은 곳의 쌍꺼풀라인 상방의 피부를 제거하거나 매몰을 절개선 상방에 해주어도 가능하다. 진하고 깊은 쌍꺼풀은 속눈썹의 외반을 동반하고 쌍꺼풀라인 하방의 피부를 모근 위치까지 확실히 분리하고 이 피부의 진피를 안검판의 최하방에 비흡수성 봉합사로 확실히 고정하여 속눈썹이 내려가도록 해야 한다.

쌍꺼풀을 풀어주는 수술은 마지막 단계의 수술이어야 하며 완전히 쌍꺼풀이 풀리는 경우와 흐릿하게 이전 쌍꺼풀라인 주변으로 주름이 생기는 경우와 낮고 자연스러운 쌍꺼풀이 생기면서 기존의 라인이 풀리는 세 가지 경우가 있으며 6개월 이후 얇은 새로운 라인을 만드는 경우도 가능하다.

너무 높고 곡선이 꺾인 상태의 쌍꺼풀라인으로 한 번의 재수술로 쌍꺼풀라인을 낮추어 주는데 한계가 있어서 쌍꺼풀을 풀어 주는 수술을 시행하였고 6개월 이후에 새로운 쌍꺼풀라인을 얇게 만들어 주었다. 정면을 주시할 때 쌍꺼풀라인의 폭이 6㎜ 이상이 되면 낮추는 수술로 만족하게 만들기에는 무리가 있어서 쌍꺼풀을 풀어주는 수술을 시행하는 것이 유리하다. 쌍꺼풀을 풀어 주는 수술을 시행하게 되면 세 가지 경우의 모양이 나타난다.

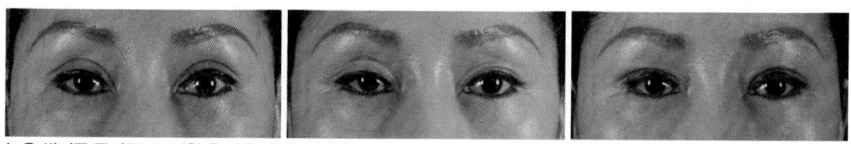
높은 쌍꺼풀 풀어주고 6개월 후 낮은 쌍꺼풀 시행

첫 번째는 완전히 쌍꺼풀이 풀리는 경우이고, 두 번째는 이전 쌍꺼풀라인은 완전히 풀리고 이전 라인 가까운 주변에 얇은 주름 형태로 라인이 형성되는 경우이고, 세 번째 경우는 쌍꺼풀라인 절반 이하의 위치에 흐릿한 쌍꺼풀라인이 생기는 경우이며 세 번째 경우가 한 번의 수술로 종결될 가능성이 제일 높다.

Tip

수술시간	마취방법	실밥	눈화장	출국
30분	수면마취	수술 후 4일째 제거	실밥제거 후	출국가능

미용성형고수의 Advice_02 »

모양에 대한 주관적 불만족

쌍꺼풀수술은 대중화된 만큼 수술 후 부작용 사례가 가장 많은 수술로 손꼽힌다. 차라리 수술 전으로 되돌아가고자 한다면 재수술을 고려해야 한다.

재수술로 더 예뻐질 수 있다!

쌍꺼풀 내측 시작점이 다른 경우 평형이면 앞트임을 시행하거나 몽고 재건을 통해 개선하여 속쌍꺼풀로 바꾸어 줄 수 있다. 속쌍꺼풀에서 평형의 겉쌍꺼풀로 바꾸는 수술은 수술 전에 라인을 잡아 보아서 피부결이 가능한지 꼭 확인해야 한다. 쌍꺼풀의 중간 부위나 외측 부위의 모양 변화는 비교적 어렵지 않게 가능한 부위이다.

흉터에 의한 재수술의 경우 흉터를 제거하고 세심한 봉합과 해부학적으로 층별로 봉합이 중요하며 절개 부위에 가능한 장력이 걸리지 않게 한다. 비춰 보이는 실에 대한

불만족의 경우에는 실을 제거할 수 있으며 이때 쌍꺼풀의 소실이나 안검하수의 재발을 예측해야 한다.

안검판의 모양이 꺾여서 상안검 하연 모양이 삼각형으로 보이거나 제일 높은 곡선의 첨부가 외측이어서 사납게 보이는 경우 눈매교정을 새로이 하면서 검거근과 안검판의 고정을 내측으로 이동시켜 주어야 한다.

쌍꺼풀수술 후 여전히 쌍꺼풀라인 상방의 피부가 부어 보이는 경우 이는 안와지방의 문제가 아니라 두꺼운 피부나 안륜근의 문제로 첫 수술시에 눈썹을 거상하여 두꺼운 피부를 상방으로 올려주고 시술하면 좋은 상태인 경우가 많다.

이 경우에는 재수술로 후안륜근지방을 두툼하게 보이는 부위만 분리하고 지혈기로 볼륨을 줄여 주는 정도의 간단한 조작을 하는 것이 좋고, 일부 안륜근은 제거가 가능하다.

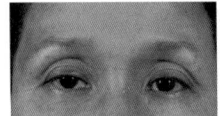 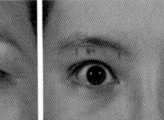 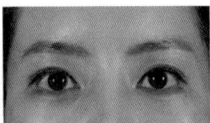

함몰눈의 지방이식 전후　　　　　　　　　우측 안검퇴축교정 전후

쌍꺼풀수술 이후 시간이 지나면서 노화와 유전적 요인으로 심한 상안검의 함몰이 보이는 환자로 쌍꺼풀라인 절개를 통해 안와지방의 길이를 안검판까지 늘려서 고정해주고 후안륜근지방에 배꼽 아래서 채취한 지방을 이식하여 호전시켜 준다.

상단 오른쪽 환자는 다른 병원에서 쌍꺼풀과 안검하수교정술을 시행한 뒤 우측 눈의 과교정으로 우측 눈의 상안검거근의 길이를 인조진피를 이용하여 늘려 주고, 좌측은 후안륜근지방에 지방이식을 시행하여 호전시켜 준다.

Tip

수술시간	마취방법	실밥	눈화장	출국
30분	수면마취	수술 후 4일째 제거	수술 후 2일째	출국가능

그 외의 합병증

쌍거풀선이 여러 개 있는 경우 일차적으로 안와지방을 길게 늘여서 선을 펴주고 후안륜근지방에 지방이
식을 하거나 안륜근 상부와 진피 사이에 진피지방 복합이식을 시행하기도 한다.

1~2년 정도의 회복과정 필요

과도한 상안검 지방이식에 의한 합병증의 경우 이식 위치와 이식의 양이 중요하며 후
안륜근지방 이외의 이식된 지방은 가능한 제거하고 삼꺼풀에 준하는 수술을 시행한
다. 안와검거근에 주입된 지방은 상안검거근막을 들추고 지방을 제거하고 안검하수
에 준하는 수술을 시행해 주어야 한다.

이마나 함몰 상안검 부위에 이물질 주사를 맞은 경우 염증반응과 흉조직으로 치료과
정이 어려우며 안전한 범위로 이물질 부분 제거하고 삼꺼풀 치료에 준해서 시술해야
한다. 이전 수술중에 상안검거근이 손상을 입어서 눈이 졸려 보이게 되는 경우 심각한
문제를 야기하게 된다. 상안검거근의 폭이 넓어지기 시작하는 부위에서 잘리게 되면
근육끼리 봉합해 주어도 작용을 못하게 되므로 후방에 있는 공통 근막을 이용하여 안
검하수에 준하는 수술을 시행해 주면서 전방의 손상 입은 근육도 봉합해 주어야 한다.
1~2년 정도의 회복과정을 거치므로 장기간 관찰하여야 한다.

상안검거근의 중간 부위에서 잘리게 되면 잘린 부위 상방을 비스듬한 피판을 만들어
길이를 늘여시 검핀의 최상단에 고정하게 되는데 안검 퇴축이 발생하지 않도록 길이
를 조절해야 한다. 상안검거근 말단에서 손상을 입으면서 근막이 남아 있는 경우 근막
을 봉합해주어 상안검거근의 힘이 전달하게 해준다.

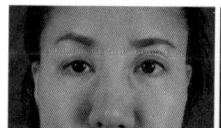
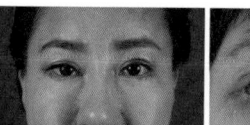
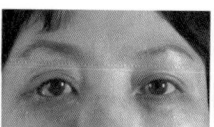
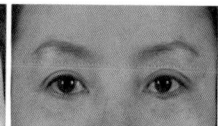

우측 상안검거근 손상 수술 전후   하안검 흉터 전후

좌측 쌍꺼풀이 상안검거근의 손상으로 기존 쌍꺼풀라인 상방에 유착이 발생하여 유착을 제거하고 지방이식을 수차례 시행했으나 삼거풀이 해결되지 않아서 본원으로 전원되었으며 피부와 안륜근 사이에 꼬리뼈 상방에 있는 진피지방을 이식하여 삼거풀을 해결해 주었다.

전 페이지 오른쪽 환자는 하안검 주름제거수술 이후 염증과 안검 외반이 발생하여 전원된 환자로써 우측 하안검에 흉터를 늘려주고 인조 진피를 이식, 피부 부족 부분을 전층 피부이식을 통하여 해결하였다.

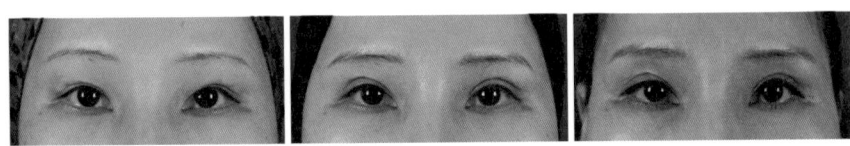

과다지방재수술 전후

함몰 상안검의 치료를 위하여 배꼽 아래에서 지방을 채취하여 주사기로 과다한 지방을 이식한 환자로 피부와 안륜근 전후방에 위치하는 과다 지방을 제거하고 삼거풀과 안검 함몰을 방지하기 위해 안와지방의 길이를 늘여 검판에 고정하여 해결한 환자이다.

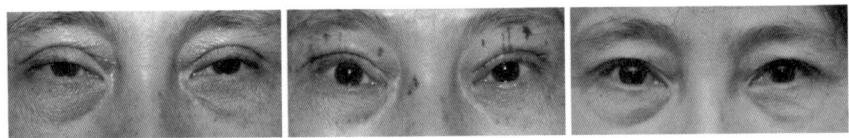

졸린눈 재수술 전후

쌍꺼풀수술 이후 눈이 졸려 보이고 쌍꺼풀이 너무 넓고 속눈썹이 들려 보이는 경우로써 쌍꺼풀을 낮추는 수술과 뮬러 근육을 이용한 졸려 보이는 상태를 교정하였다.

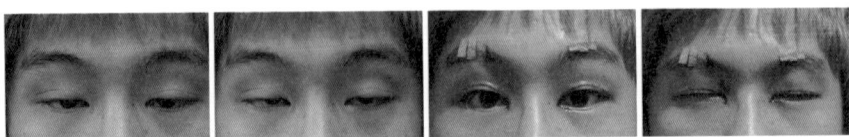

전두근현수법 전   전두근현수법 후

안검하수수술 세 차례 이후 눈이 잘 떠지지도 않고 감기도 힘든 상태의 환자로 전두근현수법을 이용하여 재수술하였고 눈이 잘 감기고 잘 떠지는 상태를 보이고 있다.

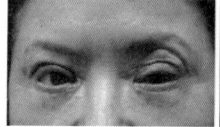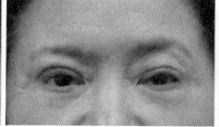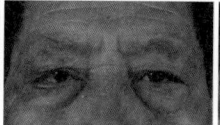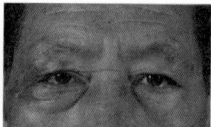

삼꺼풀재수술 전후　　　　　　　　　　하안검 흉터 전후

쌍꺼풀수술 이후 좌측 눈에 삼꺼풀이 발생하여 어깨 부위에서 지방 덩어리를 이식한 이후 변형이 발생하여 전원되었으며 좌측 눈의 이식 지방 덩어리를 제거하고 공통 근막을 이용한 안검하수교정과 6개월 이후 주사기를 이용한 지방이식을 시행하여 호전시켰다. 상단 오른쪽 환자는 우측 하안검수술 후 외안각 부위 손상으로 안검 외반이 심하게 발생하여 외안각 부위를 닫아주는 수술과 안와골에 드릴로 구멍을 뚫어서 외안각 성형을 시행하면서 전층 피부이식을 시행하여 호전시켰다.

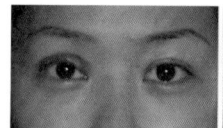　　　　　　　　　　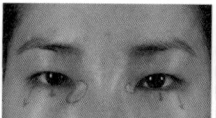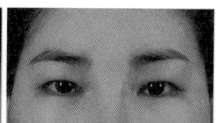

몽고재건과 쌍커풀 낮추기 전후　　　　　　앞트임 흉터 물집이식 전후

우측 쌍꺼풀이 너무 진하고 크며 내측 몽고주름이 많이 제거되어 쌍꺼풀을 낮추면서 쌍꺼풀라인의 진한 것을 교정하였고 내측 몽고재건을 통히여 내측 누구의 붉은 살이 보이는 정도를 줄여 주었다. 상단 오른쪽 환자는 앞트임한 흉이 눈에 띄어 박피를 시행하고 우측 대퇴부 내측에서 물집을 만들어 이식하여 주었다.

Tip

수술시간	마취방법	실밥	눈화장	출국
30분	수면마취	수술 후 4일째 제거	수술 후 2일째	출국가능

1_2

改善缺陷，
使美丽极大化

拥有高超的技术以及丰富的临床经验

做双眼皮修复手术有多种原因。双眼皮左右不对称，太宽，太窄，太深，以及模糊的情况。

还有疤痕问题和上睑下垂手术后所发生的眼睛闭不上或睁的太大，上眼睑呈多层线、因异物引起的上眼睑显得很肿胀，其次还有脂肪移植后的后遗症。

其它还有很多种原因。其中提上睑肌肌腱的损伤和双眼皮线上方显厚问题以及双眼皮线下方看起来肿肿的问题等等，对应的治疗方法也是多种多样。以下要说明带有特征性的几种修复手术种类及相应的手术方法。

双眼皮不对称

导致双眼皮宽度不对称，术前设计非常重要。除了设计，还要考虑随着双眼皮线变模糊，双眼皮宽度变窄，深度的差异也导致双眼皮的不对称。

双眼皮修复手术的多种案例

将设计不对称的双眼皮加以修正的同时，将两侧多余的皮肤去除并调整均衡，这是最简单的手术。

经常松脱的双眼皮可以采用不可吸收的线缝合，将双眼皮线下方皮肤真皮或眼轮匝肌固定在连接于上方睑板的组织。尽可能去除妨碍粘连的组织。

因上眼睑下垂，导致双眼皮不对称的情况，在安全的范围内矫正上眼睑下垂，这时考虑到双眼皮变窄，根据需要，有可能要进行左右不对称的设计。

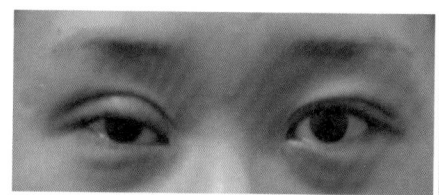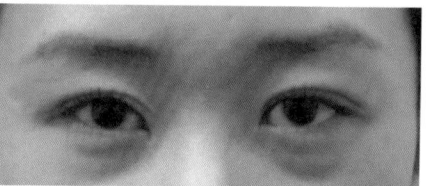

因双眼皮固定的差异，看起来不对称

左右严重不对称，相对左边，右边的眼睛睁不大，双眼皮宽度过宽，双眼皮线下方形状像香肠似的肿肿的。建议做右侧双眼皮时，将双眼皮下方的真皮连接于上眼提肌的筋膜隔膜等组织上。左眼在固定上虽没有问题，右侧眼轮肌后方的后眼轮筋脂肪的形状和上眼提肌的形状相似，后眼轮筋脂肪组织和双眼皮线下方的真皮缝合，双眼皮线太高，妨碍上眼提肌的正常运动的状态下，寻找右侧的上眼提肌后，固定在双眼皮的线下方的真皮上来缩窄双眼皮的宽度，以此来调节左右的均衡。双眼皮高低基准是双眼皮的幅度与睫毛和眉毛下方的距离的比率来衡量，两个比率在1:3以下的话是高双眼皮，1:4以上的话是低的双眼皮。

注视正前方时，双眼皮的宽度为6㎜以上的话，要考虑松解的手术。缩窄双眼皮宽度的手术是不矫正上眼睑下垂的的情况下，比原来的双眼皮宽度缩窄30%为目标进行修复手术。

加宽双眼皮宽度的手术不是难的手术

加宽双眼皮的手术不是难的手术，去除双眼皮线下方的皮肤或在切开线上方埋线也可以的。明显且深的双眼皮是伴随着睫毛的外翻，双眼皮线下方的皮肤准确的分离到毛根的位置，将皮肤的真皮用非吸收线缝合于眼睑板的最下方固定，使睫毛的方向朝下。解开双眼皮的手术是最后阶段的手术。有完全解开的情况和在之前的双眼皮线周围产生细小皱纹的情况，产生窄且自然的双眼皮，先前的双眼皮解开等三种情况。根据恢复情况，过6个月后，有可能还要重新做双眼皮。

过高且双眼皮线被折时通过一次的修复手术是有限制的，因此进行解开双眼皮的手术，过6个月后再重新做窄的双眼皮。注视正前方时，双眼皮的宽度超过6㎜以上时，以缩窄双眼皮的手术会有点难度，因此做解开双眼皮的手术是更有利的。进行解开双眼皮的手术时会出现以下三种情况。

第一种是双眼皮完全消失的情况，第二种是之前的双眼皮线完全消失，但是周围产生很多的细线，第三种是双眼皮线的一半以下的位置产生模糊的双眼皮线。第三种的情况是只做一次修复手术的可能性较高。

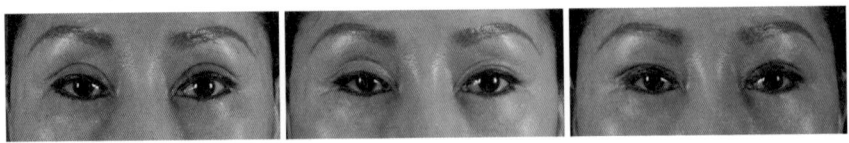

先解开双眼皮，过6个月后，再做窄的双眼皮

Tip

手术时间	麻醉方法	拆线	眼部化妆	回国
30分	睡眠麻醉	术后4天后拆线	拆线后	可以回国

对于形状，主观性不满意

双眼皮手术被普及的同时，术后产生副作用的也是最多的手术。若想回到术前的话，建议是做修复手术。

通过修复手术，可以变得更漂亮！

双眼皮内侧起点不同时，可以通过开内眼角或蒙古皱纹重建来改善，使双眼皮变为内双。从内双改善为外双的手术是手术前一定要确认双眼皮线是否符合皮肤纹。双眼皮的中间部位或外侧部位的形状变化比较简单的。

因为疤痕做修复手术时，切除疤痕后，细心地缝合从解剖学的角度，层层缝合是非常重要的。切开的部位尽可能不让它受张力。因为透出来的线而不满意时，可以去除线头，但是有可能导致双眼皮的消失或上眼睑下垂的复发。

因眼睑板的折叠，上眼睑下端形状看起来像三角形，或双眼皮曲线的最高点在外侧，而看起来比较凶时，矫正双眼皮外形的同时，睑肌与眼睑板固定的位置往内侧移动。

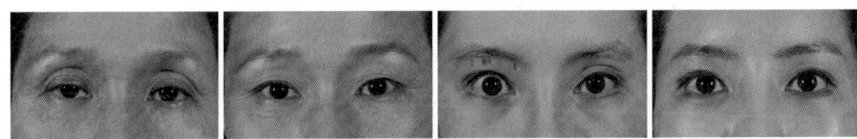

凹陷的眼睛，填充脂肪术前术后　　　　　　　右侧眼睑退缩矫正的术前术后

做完双眼皮手术后，双眼皮线上方看起来依旧肿胀时，不是眶膈脂肪的问题，是皮肤或眼轮匝肌过厚的问题，第一次做手术时，做提眉手术，提升厚的皮肤后做双眼皮的话，状态好的情况更多。这种情况，通过修复手术，只分离看起来厚重的部位，用止血器缩小后眼轮筋脂肪，且部分的眼轮筋是可以切除。双眼皮手术后，随着时间流逝，老化以及遗传性因素，上眼睑严重凹陷的患者，通过双眼皮线切开，将眼窝脂肪拉到眼睑板后固定，从腹部吸出的脂肪移植到后眼轮筋脂肪

来进行改善。上页右侧的患者是在别的医院做了双眼皮和上眼睑下垂矫正术后，右侧眼睛过矫正，因此用人造真皮延长眼轮筋，左侧眶膈脂肪填充脂肪进行改善。

Tip

手术时间	麻醉方法	拆线	眼部化妆	回国
30分	睡眠麻醉	术后4天后拆线	拆线后2天后	可以回国

其他并发症

多层双眼皮的情况，第一步要拉长眶膈脂肪，将线弄平，后眼轮肌脂肪上移植脂肪或眼轮筋上部和真皮之间复合移植真皮脂肪。

需要1~2年左右的恢复时间

过度的上眼睑脂肪移植引起的并发症的情况，移植的位置和量是非常重要的，后眼轮筋以外移植的脂肪尽可能的去除，以三层眼皮为基准进行手术。移植到眶膈筋膜的脂肪需要掀开上提上睑肌筋膜，去除脂肪，以眼睑下垂基准进行手术。

额头或凹陷的上眼睑注射异物质情况，只治疗炎症反应和疤痕组织会有难度。因此在安全的范围内，去除异物质的同时，以三层眼皮为基准进行手术。因之前的手术，上睑肌受损而导致睁眼困难时，会引起更严重的问题。从上睑肌开始变宽的部位被切掉的话，即使缝合肌肉之间也是不起作用，因此利用存在于后方的共同筋膜，以眼睑下垂基准进行手术的同时，前方受损的肌肉也要缝合。因为需要1~2年左右的恢复期，需要长期观察。

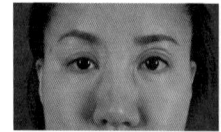
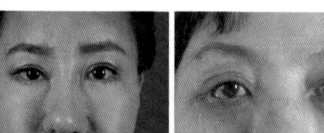

矫正右侧上睑筋损伤手术前后　　　　　去除下眼睑疤痕手术的前后

上睑肌的中间部位被切掉的话，被切的部位做皮瓣延长长度，固定于睑板的最上端，为了防止眼睑的退缩，应调整长度。上睑肌末端受损且有剩余的筋膜时，缝合筋膜，使提上睑肌传达。

因左侧双眼皮上睑肌受损，发生双眼皮上方粘连，去除粘连，进行多次的脂肪填充，因未能解决而转到我院。皮肤和眼轮筋之间移植从尾骨上方取的真皮，来解决三眼皮的问题。上一页右侧的患者是做完下眼睑除皱手术后，发生炎症以及眼睑外翻而转到本院。在右侧下眼睑延长疤痕，移植人造真皮，皮肤不足的部分是可通过移全层皮肤移植来改善。

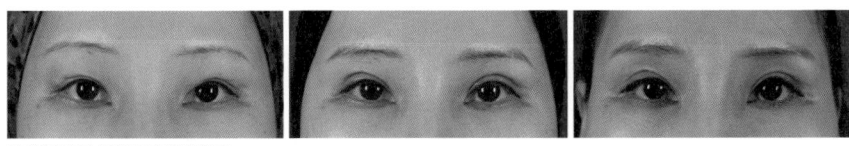

改善填充过多脂肪手术的前后

为了治疗上眼睑凹陷，从腹部取脂肪，用注射器，移植大量的脂肪的患者。去除皮肤和位于眼轮匝肌前后方的过多的脂肪。防止三眼皮和眼睑凹陷，延长眶膈脂肪的长度固定于睑板来解决。

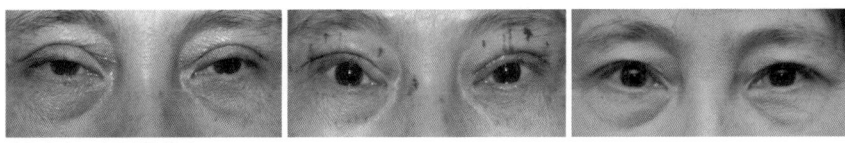

修复上睑下垂眼睛的前后

双眼皮手术后看起来困，双眼皮太宽，睫毛掀起来的情况是，降低双眼皮宽度和利用muller肌来改善困得症状。

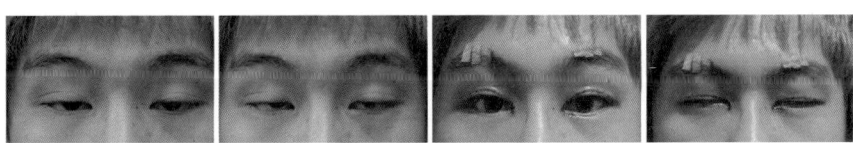

额肌提升法手术前   额肌提升法手术后

进行三次眼睑下垂手术后，眼睛睁不大且很难闭合的患者。利用额肌提升的方法进行修复手术后，眼睛正常闭拢。

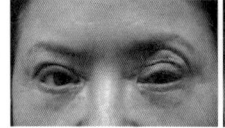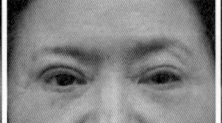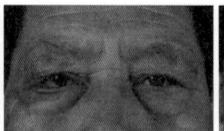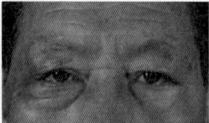

三眼皮修复手术前后　　　　　　　　　　下眼睑去疤手术前后

双眼皮手术后，因左眼成三眼皮，移植肩部的脂肪块而转到本院。去除左侧眼睛上移植的脂肪，利用共同筋膜做眼睑下垂矫正，过6个月后用注射器移植脂肪而好转。上方右侧的患者是做完右侧下眼睑手术后外眼角部受损而发生严重的外翻，闭合外眼角部位和用钻孔机在眼窝骨弄出洞，实行外眼角手术的同时进行全层皮肤移植来进行改善。

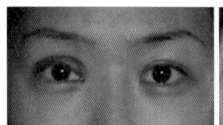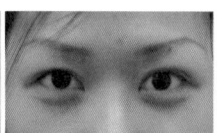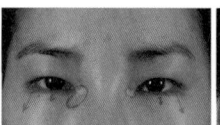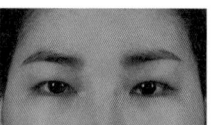

重建蒙古皱纹和缩窄双眼皮修复手术前后　　　内眼角疤痕水泡移植手术前后

右侧双眼皮太深且宽，内侧蒙古皱纹被去除的太多，降低宽度的同时改善深的部分，同时重建内侧蒙古皱纹缩小红色息肉露出程度。上方右侧的患者内眼角疤痕很明显，实行剥皮且右侧大腿部内侧做成水泡后移植上去。

Tip

手术时间	麻醉方法	拆线	眼部化妆	回国
30分	睡眠麻醉	术后4天后拆线	拆线后2天后	可以回国

코성형(鼻部整形)

코끝성형(鼻尖整形)
다양한 코성형(多样的鼻整形)

> ## 코는 얼굴의 전체적인 균형과 조화의 중심
>
> ## "鼻子是面部整体均衡与和谐的中心"

환자가 주관적인 관점으로 예쁜 코를 상상할 때 뛰어난 의사는 합리적이고 객관적으로 그 환자에게 가장 이상적인 코가 어떤 코일지를 판단할 수 있어야 한다.

患者主观想象美丽的鼻子时, 出色的医生应该合理客观地告诉患者最适合本人的理想的鼻形是怎样的。

4월31일성형외과(4月31日整形外科医院)

김재훈(金載勳)

Profile

성형외과 전문의, 의학박사(整形外科专门医·医学博士)
상하이서울리거병원 코성형센터 원장(上海首尔丽格医院鼻整形中心院长)
대한성형외과학회 코성형연구회 회장 역임(大韩整形外科学会鼻整形研究会会长)
대한성형외과학회 상임이사(大韩整形外科医学会执行董事)
대한미용성형외과학회 상임이사(大韓美容整形外科學會常任理事)

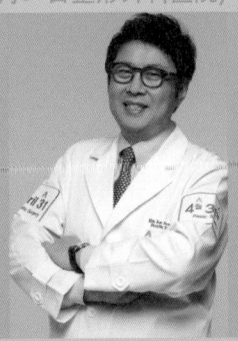

www.april31.co.kr

2.1 코만 보지 말고 얼굴 전체를 보라!

환자가 생각하는 그 이상 내다보고 판단해야

코는 얼굴의 중심에 위치한 만큼 전체적인 균형과 조화가 우선되어야 한다. 코수술을 하려는 사람은 거울을 보면서 자신의 코만 집중해 보지만, 정작 다른 사람들은 그 사람의 코가 아닌 얼굴 전체를 본다. 얼굴 전체를 보고 환자에게 정확하게 상담해줄 수 있는 그런 소신과 자신감, 그리고 실력이 뒷받침되지 않는다면 제대로 된 코수술을 할 수가 없다.

결국 소신이 부족한 의사는 환자를 만족시킬지 못할지도 모른다는 불안감 때문에 그저 환자가 원하는 대로 해줄 수밖에 없으며 자칫 무리한 수술로 낭패를 보게 되는 경우도 있다. 그러기 때문에 미적 감각이 매우 중요하다. 얼마나 섬세한 손길을 가졌고 안목이 뛰어나느냐가 결과에 결정적인 영향을 미치기 때문이다.

훌륭한 성형외과 의사들은 그만큼 훌륭한 미학적 감성을 가진 사람들이다. 그래서 환자가 생각하는 그 이상을 내다보고 판단할 수 있다.

코끝성형

코끝성형은 코성형수술에 있어서 그 중요도가 매우 높은 부분이다. 얼굴 전체의 이미지에서 코끝 하나만 달라져도 매우 세련되고 부드러워 보일 수 있다.

빈약하고 낮은 코끝

단순한 코끝연골성형은 자칫 코를 높이려다가 코가 들리거나 뭉툭해지는 부작용을 겪을 수 있다. 다이내믹 코끝성형은 최대한 자신의 코끝 날개연골의 자체 구조를 살려서 이를 최대한 오똑하게 높이는데 이용하고 또한 코끝의 위치를 자유자재로 움직이고 이동할 수 있기 때문에 들리거나 처진 코끝도 예쁘고 자연스러운 코끝으로 만들 수 있다.

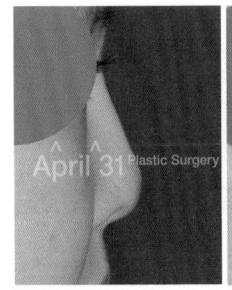 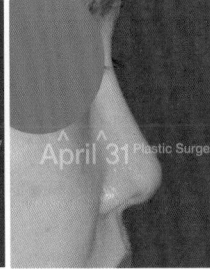 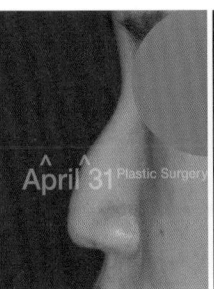 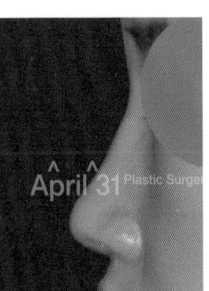

빈약한 코끝수술 전후   빈약한 코끝수술 전후

다이내믹 코끝수술

다이내믹 코끝성형술은 단순히 미적인 라인에 도달하기 위해 보형물을 코끝까지 이용하거나 무조건적으로 연골이나 인조뼈를 강하게 고정하는 방법이 아니다. 코끝의 날개연골과 비중격 등 자체적인 구조조직을 자유롭고 역동적으로 변형하여 조작하

는 수술기법으로 최대한 자연스러우면서도 고정되어 있지 않은 코 모양을 만드는 수술이다.

자신의 코끝 날개연골의 모양과 상태를 잘 구별하여 콧기둥과 입술 사이의 각도나 얼굴 비례에 맞춰 코 높이를 유지하기 위해 온전히 자가연골조직만을 이용하고, 또한 콧기둥을 튼튼하게 강화시키더라도 코끝을 부드럽게 유지시키는 부분은 최대한 손상받지 않도록 한다. 이렇게 수술이 되면 비중격이나 가슴연골을 이용하고도 딱딱하지 않고 자연스러운 코끝을 만들 수 있다.

예쁜 코란 단순히 모양만을 목표로 수술하여 얻을 수 있는 것이 아니며 모양이나 각도뿐만 아니라 미세한 코끝의 움직임까지 고려하여 수술을 하여야만 진정한 아름다운 코를 얻을 수가 있다.

자가조직코성형

실리콘이나 고어텍스 혹은 알로덤 같은 인공재료를 사용하지 않고 순전히 본인의 조직만을 사용하여 코수술을 하는 것이다. 이물질이 들어가지 않기 때문에 부작용이 적고 자연스러운 코를 원할 때 가장 적합한 방법이라고 할 수 있다.

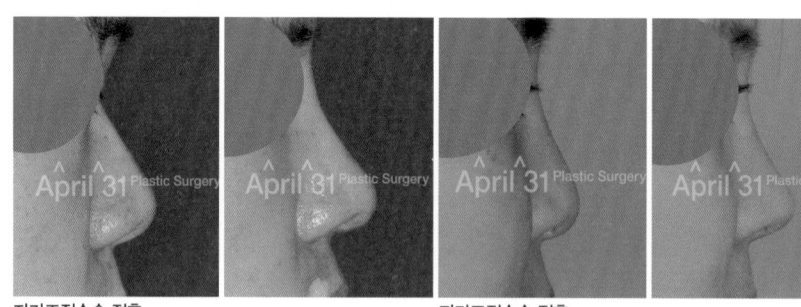

자가조직수술 전후   자가조직수술 전후

자가조직코성형이 필요한 경우

01_ 피부가 매우 얇아서 보형물 사용시 비쳐 보일 경우

02_ 코에 이물질 또는 녹지 않는 필러가 남아 있는 경우

03_ 염증이 있는 상태에서 바로 수술을 원하는 경우

04_ 코에 이물반응이 여러 번 생겼던 경우

05_ 본인이 보형물 사용을 원하지 않는 경우

06_ 여러 번의 수술로 코 안의 흉조직 및 피부 굴곡이 심한 경우

Tip

수술시간	마취방법	입원여부	회복기간	체류기간
1~2시간	수면마취	당일	1주일 경과 후	1주일

다양한 코성형

복코, 매부리코, 휜코 등 다양한 형태의 코 모양을 가장 자연스럽게 교정해서 아름답고 새로운 이미지를
만들어 줄 수 있다 .

복코

동양인의 코는 뭉툭하고 콧볼이 퍼져 있어 전체적으로 두리 뭉실해 관상학적으로 복
스러울 수는 있으나 세련된 이미지를 줄 수 없다. 더구나 콧구멍까지 넓고 퍼져 있으면
더욱 둔하고 뭉툭해 보인다. 특히 동양인은 코끝의 연골이 빈약한데 비해 피부가 두껍
고 연부조직이 많아 서양인에 비해 뭉툭한 코끝을 보이는 경우가 많다.

수술방법은 교정이 벌어져 있거나 과도하게 발육되어 있는 콧날개연골을 축소하거나

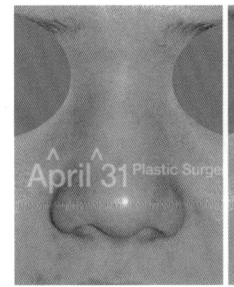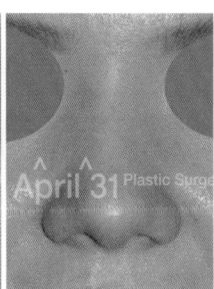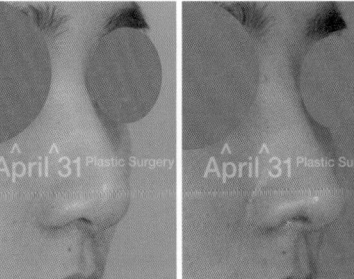

복코수술 전후   복코수술 전후

모아주며, 피부가 두꺼운 경우에는 코끝의 연부조직과 지방 및 스마스근막층을 제거하는 코끝이중박리법을 통해 코끝을 축소할 수 있다.

또한 자가연골을 이용하여 콧기둥을 튼튼하게 세워 코끝을 날렵하게 보이도록 세워주며 코의 바닥부를 모아주어 전체적인 코끝의 삼각형 구조를 줄여주는 시술을 하기도 한다.

융비술

콧대는 보형물(실리콘, 실리텍스, 써지폼, 고어텍스 등) 또는 자가조직(늑연골, 엉덩이진피)을 사용하고, 코끝은 자가조직으로 콧등을 높이면서 낮은 콧대를 세워주는 수술이 융비술이다.

콧대만 낮은 경우에는 실리콘이나 고어텍스와 같은 보형물을 이용하여 높이면 되지만 대부분의 낮은 코를 콧대만 높이면 코끝은 낮고 콧대만 이마에서부터 높게 이어지는 부자연스럽고 인공적인 코의 모습이 되기 쉽다. 따라서 자신의 얼굴형에 어울리는 코의 형태를 선택하는 것이 가장 중요하다.

콧볼수술(넓은 콧볼)

코끝이 낮고 옆으로 퍼진 형태로 콧구멍이 넓고 옆으로 벌어져 있는 경우에는 인상이 펑퍼짐해 보인다. 수술방법은 퍼진 정도에 따라 콧구멍의 바닥을 잘라서 줄이는 양을 조절한다. 절개선이 가능하면 외부로 나가지 않도록 하며 콧구멍의 바닥 모양이 둥글게 유지되도록 하트 모양의 절제를 하는 것이 좋다. 또한 효과를 더 좋게 하기 위해 실을 관통하여 줄이는 방법을 동시에 시행하기도 한다.

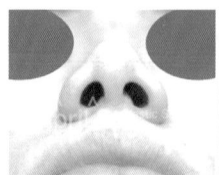
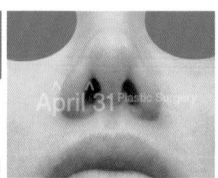
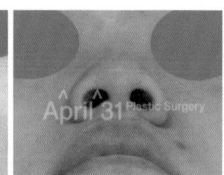
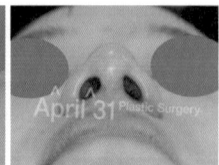

콧볼축소수술 전후 　　　　　　　　콧볼축소수술 전후

매부리코

매부리코는 콧등의 일부가 혹처럼 돌출된 코이다. 콧등이 튀어나와 있으면 미간이 낮아 보이고 코끝이 처져 인중의 각도(비순각)가 좁으며 코끝이 떨어져 보여 화살코처럼 보이기도 한다.

매부리코가 심하면 나이가 들어 보이기도 하고 고집스럽게 보이기도 한다. 매부리코의 수술방법은 아래 사진과 같다.

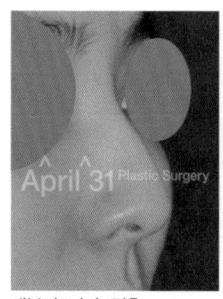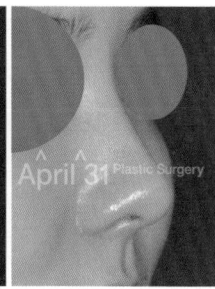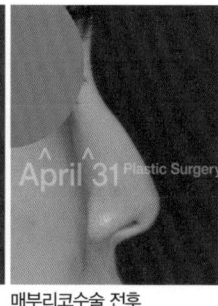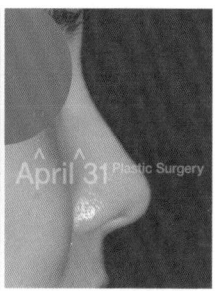

매부리코수술 전후 　　　　　　　　　　매부리코수술 전후

01_ 미간이 낮은 매부리코

튀어나온 혹만 간단하게 제거하기도 하며 미간과 코끝을 자가연골을 이용하여 높이기도 한다. 이때 콧등을 높이기 위해 보형물을 사용하기도 한다.

02_ 미간이 적당히 높고 매부리가 심한 경우

콧등에 튀어나온 볼록한 매부리 혹 부위를 뼈와 함께 연골도 잘라낸다. 절단 후 불규칙한 뼈의 표면은 고르게 갈아 알맞은 콧등의 모양으로 살리기도 한다.

03_ 미간이 매우 높고 반면 코끝이 떨어져 보이는 경우

튀어나온 혹을 제거하고 자가연골을 이용하여 코끝을 오똑하게 만들어 높은 미간과 콧대에 맞춘다. 이때 코가 커 보이지 않도록 코끝 각도를 잘 조절해야 하며 콧등에는 가급적 보형물을 사용하지 않는 것이 좋다.

긴코

이상적인 코의 길이는 보통 얼굴 길이를 3등분했을 때 가운데 3분의 1정도다. 하지만 눈썹에서 코끝까지의 길이가 얼굴 전체의 3분의 1을 넘는 경우에는 긴코라고 표현한 다. 코끝이 길게 처지거나 내려온 형태의 코를 말하며 옆면에서의 코 모양이 화살과 같이 생겼다. 대게 매부리를 같이 동반하는 경우가 많다.

이런 코의 특징은 코끝이 입술쪽으로 숙여져 있다. 긴코의 원인은 크게 두 가지 경우 로 나눌 수 있는데 하나는 코의 좌우를 구분해주는 벽 역할을 하는 비중격연골이 너무 긴 경우이고, 다른 하나는 비중격연골은 정상이나 비중격에 걸쳐 있어야 하는 연골이 입술쪽으로 빠져 나와 있는 경우이다.

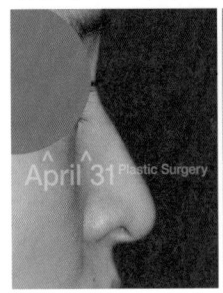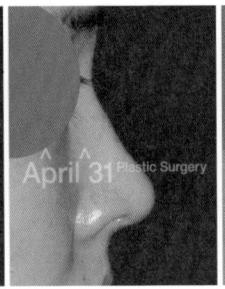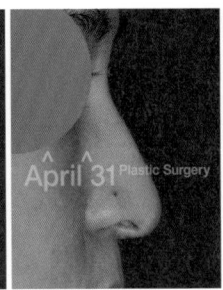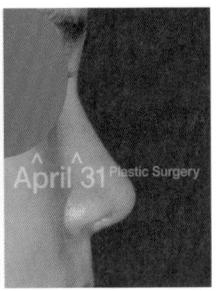

긴코수술 전후   긴코수술 전후

들창코

코의 길이와 무관하게 코끝이 들려 정면에서 콧구멍이 보이는 코를 말한다. 얼굴에 비해 코가 짧아 보이고, 정면에서 콧구멍이 보이며 인중이 길어 보이기도 한다.

동양인은 인종적으로 코가 작고 짧아 코끝이 들린 경우가 많으나 최근에는 잘못된 성형수술로 인하여 수술 후 구축에 의해 코끝이 딸려 올라간 경우도 증가하고 있다. 수술방법은 코끝의 들린 정도와 그 원인에 따라 다양한 수술방법을 적용해야 효과적으로 교정할 수 있다.

들창코의 교정은 단순한 코끝의 연골이식이 아니라 코끝날개연골을 충분하게 이완하

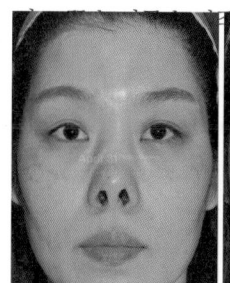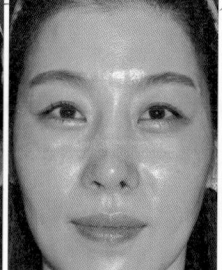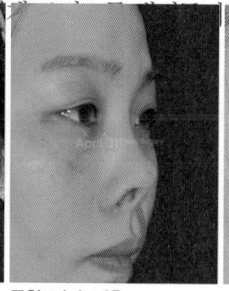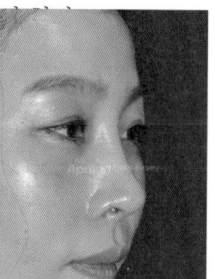

들창코수술 전후   들창코수술 전후

휜코

코는 얼굴 중앙에 있기 때문에 콧대가 휘어져 있는 경우 전체적인 인상에 영향을 미치게 된다. 휜코는 단순히 미용적인 문제만 있는 것이 아니라 휜코로 인한 기능적인 측면까지 고려해야 하므로 코 내부의 비중격이 휜 것도 동시에 해결하는 것이 좋다.

수술방법은 코의 구조는 코뼈와 연골, 비익연골(코끝연골), 비중격으로 이루어져 있고 휜코교정의 경우 휘어진 정도와 위치 비중격만곡증 동반 여부 등에 따라 수술방법이 결정되게 된다.

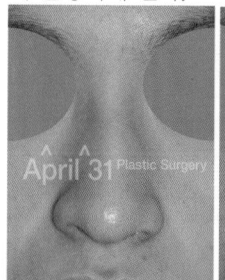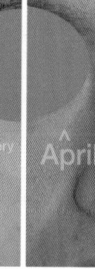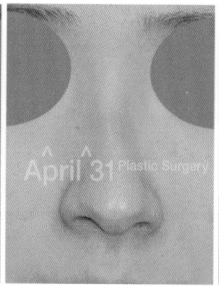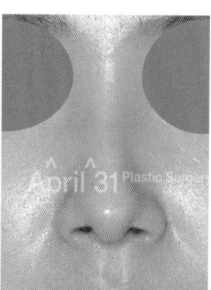

휜코수술 전후   휜코수술 전후

Tip

수술시간	마취방법	입원여부	회복기간	체류기간
1~2시간	수면마취	당일	1주일 경과 후	1주일

2.1 不要只看鼻子，要看面部整体！

基于患者的期待以上而判断

鼻子位于面部的中央，是决定面部整体均衡与协调的首要条件。想做鼻部手术的人照镜子时只集中于看自己的鼻子，然而别人看自己时并非只看鼻子，而是更注重面部整体。面对患者的咨询若不具备正确商谈的信心、自信以及实力的话，手术将无法成功进行。

没有信心的医生由于不知道能否满足患者要求而感到不安，因此只按照患者的要求来手术，稍有不慎便会造成手术失败的情况发生。所以美感非常重要。手术医生手艺多么精湛、眼光多么独到都会对手术结果产生决定性影响。

优秀的整形外科医生们具有卓越的美学感知，因此他们可以基于患者的期待以上而做出判断。

鼻尖整形

鼻尖整形是鼻整形手术中非常重要的部分。在面部整体印象中只改变鼻尖便可给人以精炼柔美之感。

低矮瘦小鼻尖

单纯的鼻尖软骨整形稍有不慎便会导致鼻尖朝天或者粗短的副作用。动感鼻尖整形是最大限度地利用自身鼻翼软骨，使鼻尖最大限度翘起，同时鼻尖可以自由活动，因此朝天或低矮的鼻尖都可以塑造成漂亮自然的鼻尖。

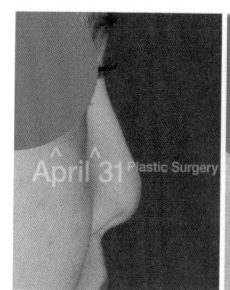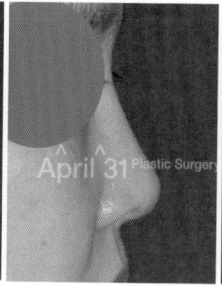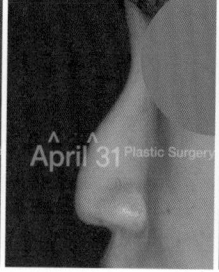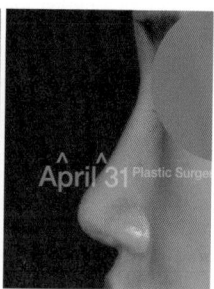

低矮鼻尖手术前后低矮鼻尖手术前后　　低矮鼻尖手术前后低矮鼻尖手术前后

动感鼻尖手术

动感鼻尖整形手术并不是为了达到纯粹的美学曲线，将假体放到鼻尖或者无条件使用软骨以及人造骨强行固定的方法。而是将鼻翼软骨和鼻中隔软骨等自体软骨组织自然而律动地变化而完成的手术，是最大程度地使鼻部达到自然的手术。

仔细区别自身鼻翼软骨的模样和形态，使鼻柱和嘴唇之间的角度和面部比例相吻合以及鼻子高度更自然，完整地使用自体软骨组织，并且即使鼻柱硬挺也不会破坏鼻尖的柔软自然，使其最大限度地不受损伤。这种手术使用鼻中隔软骨或胸软骨也可以塑造自然的鼻尖。

所谓漂亮的鼻子，并不是单纯只把鼻形作为手术目标，而是要注重鼻子形状和角度的同时，还要考虑细微的鼻尖部分，这样才能塑造出完美的鼻子。

自体组织鼻整形

自体组织鼻整形是不使用硅胶或者膨体以及人工真皮等人工材料，而是完全只用自体组织而进行的鼻手术。由于不放入异物体，因此副作用小，是想拥有自然美鼻时可选择的最佳方法。

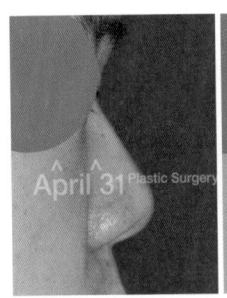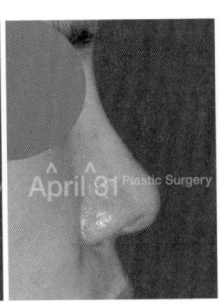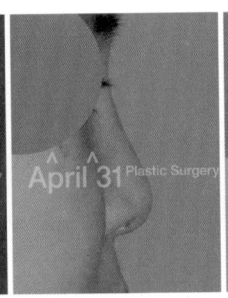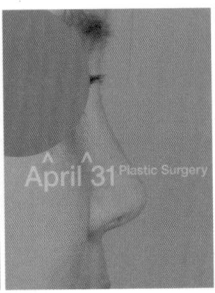

自体组织手术前后自体组织手术前后 　　　　　　　自体组织手术前后自体组织手术前后

需要进行自体组织鼻整形的情况

01_ 皮肤太薄，使用假体会透光的情况

02_ 鼻内存留异物或者未被吸收的玻尿酸的情况

03_ 有炎症却想接受手术的情况

04_ 鼻部有过多次异物反应的情况

05_ 本人不想使用假体的情况

06_ 多次手术后鼻内疤痕组织以及皮肤受损严重的情况

Tip

手术时间	麻醉方法	是否住院	恢复时间	停留时间
1~2个小时	睡眠麻醉	当日	一周左右	1周

多样的鼻整形

福鼻、驼峰鼻、歪鼻等多种鼻子通过自然的矫正还您一个漂亮且崭新的形象。

福鼻

东方人的鼻子粗短、鼻翼宽展，整体上比较肥厚，在观相学上被称为富态，却不能给人以干练的印象。而且鼻孔也宽展会看上去更加圆钝。尤其东方人鼻尖的软骨贫瘠且皮肤厚，软部组织较多，相比西方人鼻尖看上去更加短小圆钝。

手术方法包括，缩小展开或者发育过度的鼻翼软骨，皮肤肥厚时，可通过去除鼻尖软组织和脂肪以及筋膜层的鼻尖双重剥离法来缩小鼻尖。另外，也可使用自体软骨增强鼻柱的支撑力，使鼻尖高挺，收拢鼻子底部，缩小整体鼻尖的三角形构造。

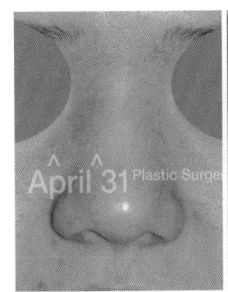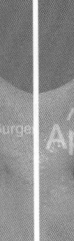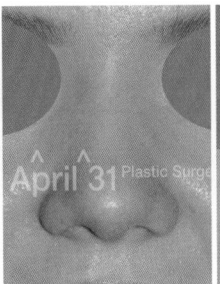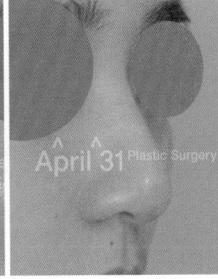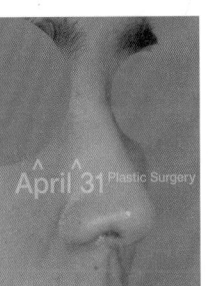

福鼻手术前后   福鼻手术前后

隆鼻术

鼻梁使用假体(硅胶、硅胶膨体、膨体等)或者自体组织(肋软骨、臀部真皮)，鼻尖使用自体组织，垫高鼻梁的同时塑造鼻尖的手术叫做隆鼻术。

只是鼻梁低矮的情况，使用硅胶或者膨体等假体垫高鼻梁就可以，但针对大部分低鼻只垫高鼻梁而忽视鼻尖，只会增加额头至鼻梁的高度，这样的鼻子看上去很不自然，缺乏真实感。因此选择与自身脸型相符合的鼻型最为重要。

鼻翼手术(宽鼻翼)

鼻尖低矮且平宽，加上鼻孔宽大，给人的印象不够精致。手术方法是根据宽展的程度去除鼻孔底部以调节其量。尽量使切开线不外露，维持鼻孔底部的圆形，切成心形会比较好。另外，为了得到更好的手术效果，可结合用线贯通缩小的方法。

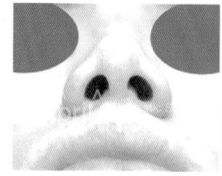 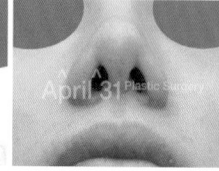 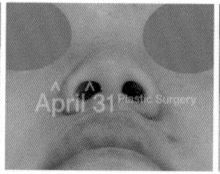 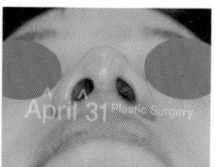

鼻翼缩小手术前后　　　　　　　　　　鼻翼缩小手术前后

驼峰鼻

驼峰鼻是指鼻梁的一部分像鼓包一样突出的鼻子。鼻梁突出会使眉间看上去更加低矮，鼻尖下垂，人中的角度(鼻唇角)窄，鼻尖下坠像箭鼻。

驼峰鼻严重的话给人印象老气和固执。驼峰鼻的手术方法如下面照片所示。

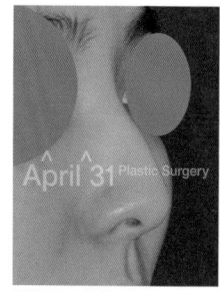 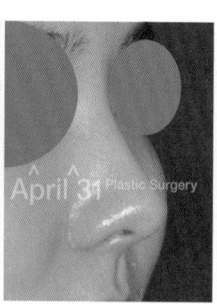 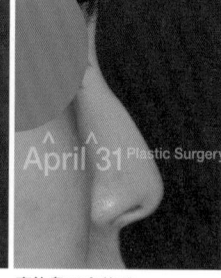 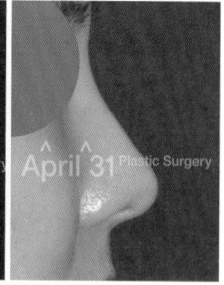

鹰钩鼻手术前后　　　　　　　　　　鹰钩鼻手术前后

01_ 眉间较低的驼峰鼻

既可以只简单地去除突出的鼓包，也可以利用自体软骨垫高眉间和鼻尖。为了垫高鼻梁也可以使用假体。

02_ 眉间高度适当、驼峰严重的情况

将鼻梁上凸起的驼峰鼓包连鼻骨和软骨一并切除。切除后不规则的鼻骨表面均匀地打磨后塑造鼻梁形状。

03_ 眉间高鼻尖低的情况

切除突出的鼓包后使用自体软骨塑造高挺的鼻尖，使眉间和鼻梁高度和谐吻合。这种手术要调节好鼻尖角度以免鼻子看上去更大，鼻梁尽量避免使用假体。

长鼻

理想的鼻子长度，一般是将脸三等分时占中间三分之一的长度。但眉毛至鼻尖的长度大于整体脸的三分之一长度时，可称为长鼻。多指鼻尖长且下坠，从侧面看鼻子成箭形。这种鼻子的特征是鼻尖往嘴唇方向下垂。长鼻的原因有两种，一种是起着区分鼻子左右墙壁作用的鼻中隔软骨太长，另一种情况是鼻中隔软骨正常或者连接鼻中隔的软骨朝着嘴唇方向下落。

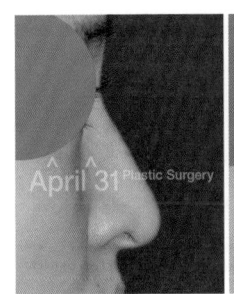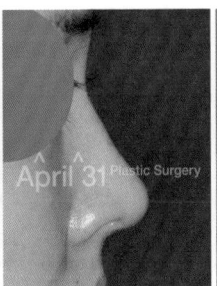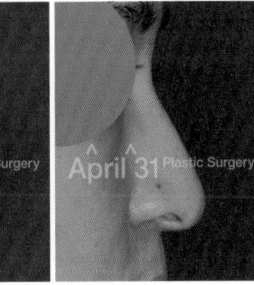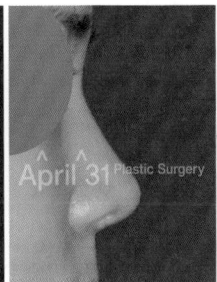

鹰钩鼻手术前后　　　　　　　鹰钩鼻手术前后

朝天鼻

所谓朝天鼻是指与鼻子长度无关，鼻尖翘起从正面可以看到鼻孔的鼻子。面部比例上看鼻子看上去短小，从正面可以看到鼻孔，人中也略显长。

东方人由于人种特点，鼻子较小且短，但最近主要是因为手术失败而导致术后鼻子挛缩形成鼻孔外露。手术方法要根据鼻尖的朝天程度和其原因而进行多种手术方

法，从而达到有效矫正的目的。朝天鼻的矫正不是单纯的鼻尖软骨移植，而是必须充分地松弛鼻翼软骨，将鼻尖垫起，使鼻孔外露更少。

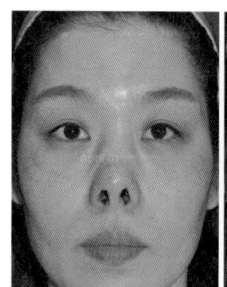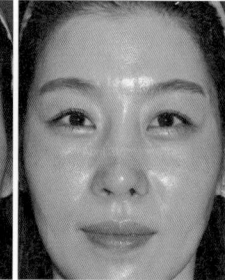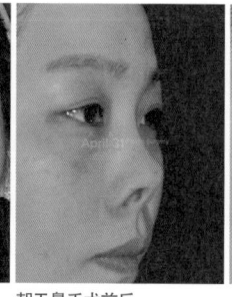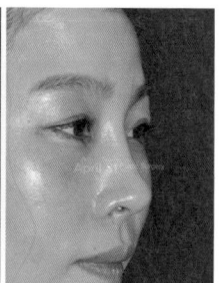

朝天鼻手术前后　　　　　　　　　　　　　　朝天鼻手术前后

歪鼻

鼻子位于面部的中央，因此鼻梁歪曲时会影响到整个人的整体印象。歪鼻并不只是纯粹的美容性问题，还要考虑歪鼻所造成的机能性的问题，因此手术要同时解决鼻子内部的鼻中隔弯曲问题。鼻子是由鼻骨、软骨、鼻翼软骨(鼻尖软骨)和鼻中隔软骨组成，而歪鼻矫正要根据歪斜程度和是否伴有鼻中隔弯曲症决定不同的手术方法。

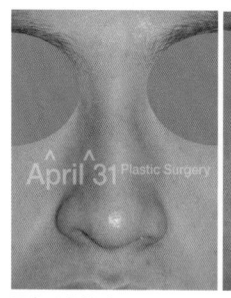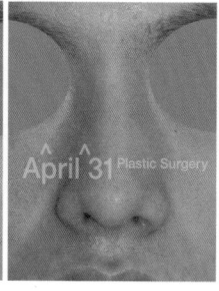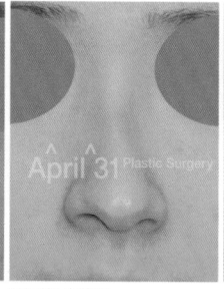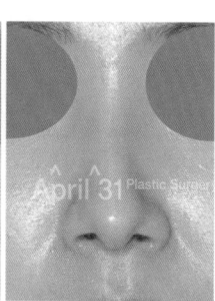

歪鼻手术前后　　　　　　　　　　　　　　歪鼻手术前后

Tip

手术时间	麻醉方法	是否住院	恢复时间	停留时间
1~2个小时	睡眠麻醉	当日	一周左右	1周

코성형(鼻部整形)

코재수술(鼻部修复手术)
자가연골코성형(自体软骨鼻整形)
하모니코성형(Harmony鼻整形)
비중격만곡교정(鼻中隔弯曲矫正术)

" 얼굴의 균형과 조화,
코가 바로 그 중심이다 "

"面部的匀称和谐，美鼻是关键！"

아름다운 코성형은 단지 콧대를 올리고 코끝을 날카롭게 만드는 것이 아니라 코성형으로 인하여
얼굴 전체가 아름다워지고 조화로움을 이루는 종합예술이다.

美丽的鼻整形并非只是垫高鼻梁，塑造俊俏鼻尖，而是通过鼻整形使整个面部更加和谐美丽
的综合艺术。

VIP성형외과의원(VIP整形外科医院)

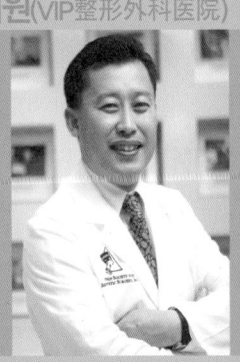

이명주(李明柱)

Profile
성형외과 전문의(整形外科专门医)
대한성형외과학회정회원(大韩整形外科学会正会员)
미국성형외과학회정회원(美国整形外科学会正会员)
성형외과코성형학술이사(整形外科鼻整形学术理事)
세계성형외과학회회원(世界整形外科学会会员)

www.vip-korea.cn

2_2 아름다운 콧날, 높은 콧대 여성들이 꿈꾸는 '소망 1위!'

미적요소를 나타내는 예술적 감각

아름다운 콧날, 높은 콧대를 갖는 것은 많은 여성들의 소망이다. 코는 얼굴의 정중앙에 위치하여 전체 얼굴의 미적 요소를 결정짓는다.

아시아인은 코가 낮고 짧을 뿐만 아니라 콧볼 주변의 중앙 안면이 꺼져 있어 얼굴의 입체감이 없는 경우가 대부분이다. 이런 경우 콧등뿐만 아니라 빈약한 중앙 안면을 동시에 높여주는 코수술을 시행해야 세련되고 조화로운 얼굴을 가질 수 있다.

하지만 부적절한 재료사용으로 코수술을 시행한 경우 부작용 발생과 만족스럽지 못한 결과 때문에 재수술로 이어지는 경우가 흔히 발생하고 있다. 성공적인 코성형을 위해서는 코에 관한 깊이 있는 연구와 풍부한 임상경험, 그리고 높은 수준의 예술적 감각을 지닌 전문의와 상의하는 것이 중요하다.

코재수술

예전과 달리 최근에는 선호하는 연예인을 닮고자 하는 욕망과 높아진 환자의 기대치, 그리고 전체 얼굴에 대한 미적 감각의 부재 등으로 재수술이 증가하고 있다.

얼굴 전체의 조화

예전에는 실리콘의 부적절한 사용, 염증 발생, 불법 주사 주입, 미숙한 연골 사용 등의 수술 기술이 주로 재수술 원인으로 대두되었다. 하지만 최근에는 선호하는 연예인을 닮고자 하는 욕망과 높아진 환자의 기대치, 그리고 전체 얼굴에 대한 미적 감각의 부재 등으로 재수술이 증가하고 있다.

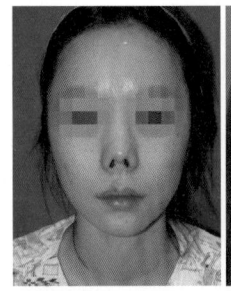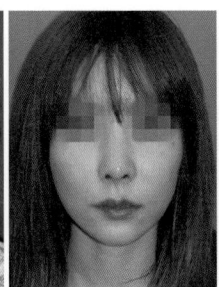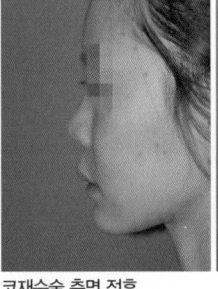

코재수술 정면 전후   코재수술 측면 전후

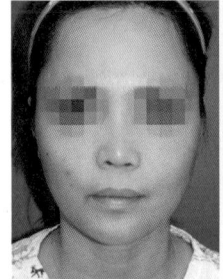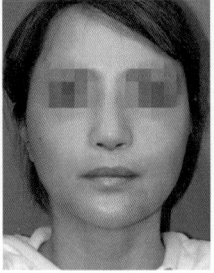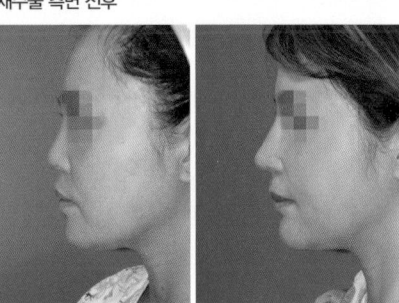

코재수술 정면 전후   코재수술 측면 전후

01_ 코 끝 문제_ 코끝의 피부 발적, 실리콘 표시, 피부 얇아짐, 비대칭, 뭉뚝한 코끝, 집힌 코끝, 들리고 짧은 코끝, 처진 코끝, 틀어진 코끝

02_ 비주, 콧구멍, 콧볼 문제_ 들어간 비주, 돌출된 비주, 틀어진 비주, 비대칭 콧구멍, 많이 보이는 콧구멍, 패인 콧구멍, 넓고 비대칭 콧볼

03_ 콧대 및 코뼈_ 낮은 콧대, 높은 콧대, 틀어진 콧대, 실리콘 표시 나는 일직선 콧대, 넓은 콧대와 코뼈, 함몰된 코뼈, 매끄럽지 못한 콧등, 불법주사 주입된 콧등, 피부가 붉고 얇아진 콧등

04_ 높은 수준의 미적 기준_ 코는 높은데 입이 돌출된 경우, 얼굴과 코의 균형이 맞지 않은 경우

시술방법 및 재료

재료선택과 시술방법은 임상증세와 피부조건 및 남아 있는 연골에 따라 다르게 선택하게 된다. 코가 짧지 않고 피부상태가 양호하면 코끝은 비중격연골, 콧등은 실리콘으로 시술할 수 있다. 하지만 염증이 있거나 반복된 코시술로 구축이 심한 경우, 피부 여유가 충분치 못할 경우에는 자가—늑연골을 사용하는 것이 염증 위험도 줄이고 짧은 코구조를 충분히 늘릴 수 있어 안전하다. 또한 코끝, 콧등의 피부에 문제가 있을 경우 자가진피, 근막, 골막 등을 사용하면 이런 증상을 완화시킬 수 있다.

Tip

수술시간	마취방법	입원여부	회복기간	체류기간
3~4시간	전신마취	당일	1주일 경과 후	8~9일

미용성형고수의 Advice_ 02 》

자가연골코성형(늑연골, 비중격연골)

코성형을 결정할 경우에는 부작용과 재수술에 대한 위험성은 모든 환자가 우려하는 부분이다. 자가조직코성형은 가장 안전한 코성형 방법으로 실리콘과 같은 보형물 대신에 자가조직을 이용한다.

코성형 중 가장 안전한 자가연골코성형(늑연골, 비중격연골)

자가조직코성형에 주로 사용되는 자가조직의 종류에는 가슴연골, 비중격연골, 그리고 귀연골, 자가진피, 근막, 골막 등이 있다.

가슴연골과 비중격연골은 코의 구조를 교정하고 지지하는 목적으로 사용되고 코끝과 콧구멍 교정에는 귀연골이 주로 사용된다.

또한 콧등, 코끝의 피부에 문제가 있을 때는 연부조직인 자가진피, 근막 혹은 골막 등을 사용할 수 있다.

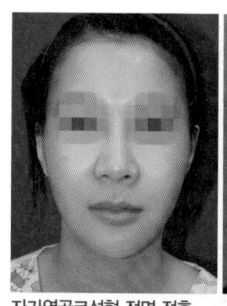
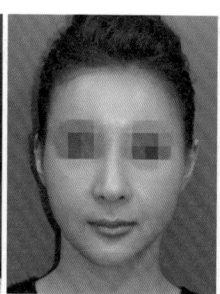
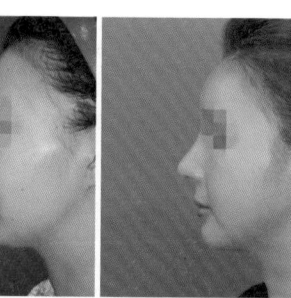

자가연골코성형 정면 전후　　　　　　　자가연골코성형 측면 전후

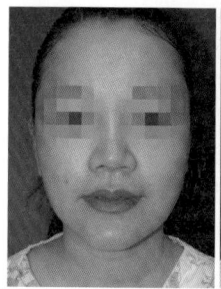
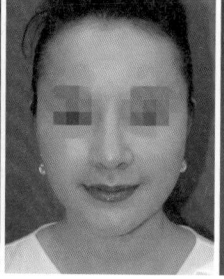
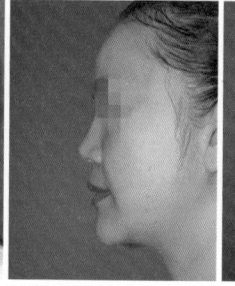

자가연골코성형 정면 전후　　　　　　　자가연골코성형 측면 전후

자가조직코성형의 장점

01_ 염증 위험을 낮출 수 있다.

02_ 보형물의 구축 및 피부 붉어짐과 얇아짐의 문제를 예방한다.

03_ 구조를 다시 만들어 보다 자연스러운 코 모양을 연출할 수 있다.

04_ 염증이나 반복된 코성형으로 발생한 구축된 코에서 현저히 구축된 피부를 늘릴 수 있다.

자가연골코성형이 사용되는 경우

01_ 심하게 짧은 코

02_ 콧구멍이 많이 보이는 경우

03_ 염증이 발생한 경우

04_ 구축이 발생한 코

05_ 외상으로 변형이 심한 경우

06_ 자연스런 코 모양을 원할 때

07_ 현저히 높은 코를 원할 때

08_ 선천성 기형인 언청이 코 변형의 재건시

자가늑연골시술의 주의사항

자가늑연골시술은 잘못 시술되면 많은 문제점(틀어짐, 비대칭, 흡수)이 발생할 수 있는 고도의 기술이 요구되는 시술로, 이 분야에 많은 연구와 임상 경험이 풍부한 전문의사와 상의해야 한다. 이 분야에 능통한 전문의사에 의해 시술되면 틀어짐, 비대칭, 현저한 흡수 등은 거의 발생하지 않는다.

Tip

수술시간	마취방법	입원여부	회복기간	체류기간
3~4시간	전신마취	당일	1주일 경과 후	8~9일

미용성형고수의 Advice_03 »

하모니코성형

아름다운 코를 만들고 싶다면 코와 연결되어 있는 이마, 입술, 턱의 조화와 각도도 함께 고려해야 한다. 하모니코성형은 전체 얼굴을 조화롭고 아름답게 만드는 신개념 코성형술이다.

하모니코성형(전체 얼굴을 조화롭고 아름답게 만드는 신개념 코성형술)

동양인의 얼굴은 코와 그 주위의 중앙 안면이 함몰되어 입이 나온 경우가 많다. 이렇게 중앙 안면이 꺼진 아시아인의 얼굴에 코만 높이 올리는 일반적인 코성형으로는 얼굴 전체의 자연스러운 라인을 만들기 어렵다. 아름다운 코를 만들고 싶다면 코와 연결

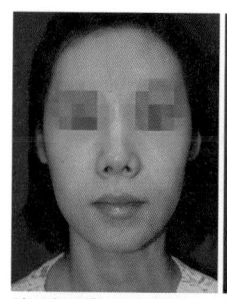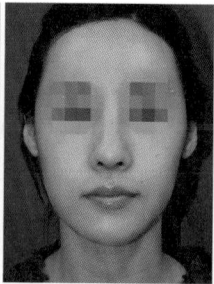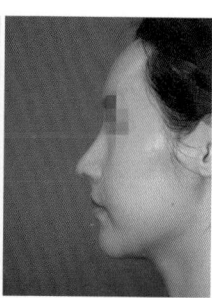

하모니코성형 정면 전후　　　　　　　　　하모니코성형 측면 전후

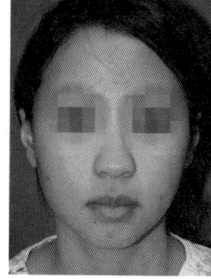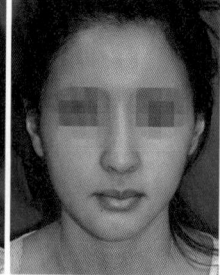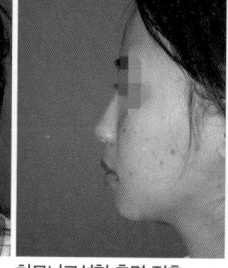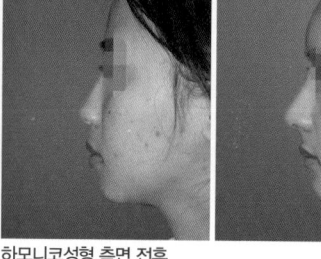

하모니코성형 정면 전후　　　　　　　　　하모니코성형 측면 전후

되어 있는 이마, 입술, 턱의 조화와 각도도 함께 고려해야 한다. 하모니코성형은 동양인의 이런 고민을 깨끗이 해결해주는 신개념 코성형으로 가슴연골을 이용한 비주(코기둥)의 연장과 중앙안면 함몰 교정이 동시에 이루어진다.

또한 동양인은 앞턱이 작거나 뒤로 들어간 경우가 흔한데 이런 경우 앞턱을 앞으로 나오게 하는 시술(앞턱절골전진술 혹은 실리콘삽입술)을 동시에 시술하면 돌출된 입은 들어가게 되고, 꺼진 중앙 안면이 살아나며 '이마 → 코 → 입 → 턱'으로 이어지는 얼굴 전체적인 뷰티라인이 부드럽게 조화를 이루어 아름다운 얼굴로 개선된다. 즉 하모니코성형술로 얼굴뼈 수술 없이 양악수술 효과를 내는 새로운 개념의 시술이다.

하모니코성형이 필요한 경우

01　입이 돌출된 경우

02_ 중앙 안면이 함몰된 경우

03_ 앞턱이 작거나 뒤로 들어가 보이는 경우

04_ 코성형으로 보다 세련된 이미지를 원하는 경우

05_ 외상으로 변형이 심한 경우

06_ 자연스런 코 모양을 원할 때

07_ 현저히 높은 코를 원할 때

Tip

수술시간	마취방법	입원여부	회복기간	체류기간
3~4시간	전신마취	당일	1주일 경과 후	8~9일

미용성형고수의 Advice_ 04 »

비중격만곡교정술

비중격은 코 내부에서 콧등을 지지하는 기둥 역할을 하는 내부 구조물인데 앞쪽은 연골, 뒤쪽은 뼈로 구성되어 있다. 이 구조가 바르지 않고 휘어 있는 상태를 비중격만곡증이라 한다.

비중격만곡증

코 내부 중심을 가르는 비중격은 건축물의 기둥과 같은 중요한 역할을 한다. 그러나 대부분 선천적 혹은 후천적으로 약간 휘어져 있는 것이 특징이다. 비중격만곡증은 코 막힘, 비염, 코골이와 같은 기능적인 각종 문제를 일으킬 수 있으며, 심한 경우 외적으로 휘어 보여 얼굴 윤곽 전반에도 큰 영향을 미칠 수 있다.

치료시 기능 회복에만 신경을 쓰다 보면 자칫 사람의 첫인상을 결정짓는 코 모양이 무너질 수 있어 외적으로 틀어진 코를 바르게 하는 코성형술과 기능적인 코막힘을 동시에 해결할 수 있는 치료와 수술이 요구된다.

비중격만곡증과 코성형을 동시에 잡아주는 스마트 코성형

과거에는 비중격만곡증은 이비인후과에서, 휜코는 성형외과에서 시술한 것으로 알려졌다. 하지만 이러한 방법은 두 번의 시술을 받는 번거로움을 감내해야 했다.

또한 코성형을 고려하지 않고 코막힘만을 해결하는 시술은 비중격 연골의 일부를 제거하기 때문에 오히려 다음 코성형을 더욱 어렵게 한다는 단점이 있다. 따라서 코가 틀어지면서 비중격만곡이 있을 때는 틀어진 코를 바르게 하는 코성형과 코막힘을 개선하는 기능적인 수술이 동시에 진행되어야 한다.

비중격만곡증으로 인한 휜코재수술

코가 휘어져 코재수술을 받는 환자들을 보면, 처음 코성형을 할 때 비중격만곡증을 교정하지 않고 코끝이나 콧등만 올린 경우가 대부분이다. 만약 비중격만곡증이 있는 상황에서 코 높이가 올라가면 중심 기둥이 틀어져 있으므로 수술 후 코가 휘어 보이는 결과를 낳을 수 있다.

만약 과거에 비중격연골시술이나 코막힘수술을 했다면 남아있는 중격이나 귀연골 또는 가슴연골 같은 조직으로 충분히 좋은 결과를 낼 수 있다.

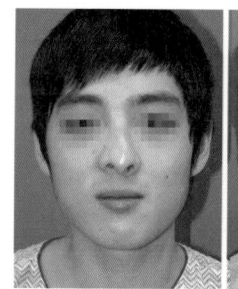
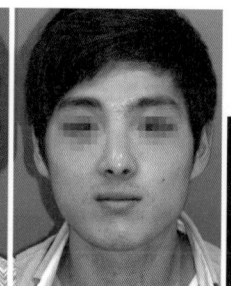

만곡증수술 전후

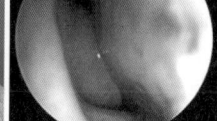
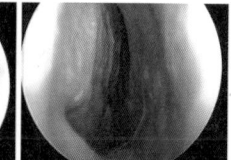

만곡증수술 내시경 전후

Tip

수술시간	마취방법	입원여부	회복기간	체류기간
2~3시간	전신마취	필요없음	1주일	8~9일

2_2 美丽的鼻头, 高挺的鼻梁
女性们梦寐以求的'第一愿望'

具有美学因素的艺术性美感

亚洲人普遍鼻部低矮短小，而且鼻翼周边的中央面部凹陷，面部缺乏立体感。这种情况下通过垫高鼻梁以及改善中央面部的鼻部手术能够还原您一个精致而完美的面庞。但是由于使用不当的材料进行的鼻部手术产生的副作用，以及不理想的手术结果造成修复手术的情况往往发生。因此，为了成功的鼻部整形，与一位对鼻部富有深度的研究、具备丰富临床经验以及拥有高水准艺术美感的专家诊断是非常重要的。

美容整形高手之 Advice_01 »

鼻部修复手术

和以往不同，由于近来对艺人美貌的盲目追求、患者过高的期待值，以及对于整体面部美感的缺乏等原因，做修复手术的现象逐渐增加。

面部整体的协调

过去硅胶的不正确使用、炎症的发生、非法注射、软骨使用技术不成熟等技术问题都是造成修复手术的主要原因。但是时至今日，希望能与自己喜欢的艺人长得像、患者过高的期待值，甚至对于整个面部美感的了解不全面也成了修复手术逐年增加的主要原因。

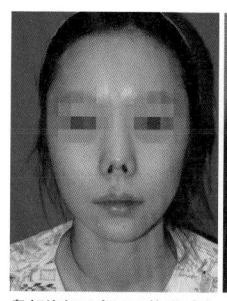
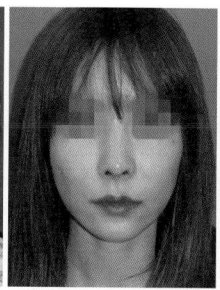
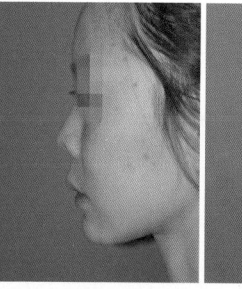

鼻部修复手术正面前后对比　　　　　　　　鼻部修复手术侧面前后对比

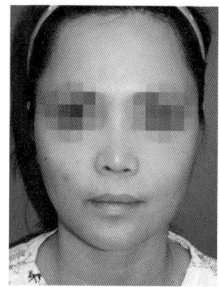
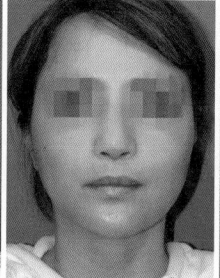
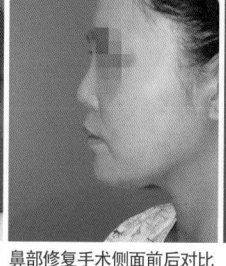
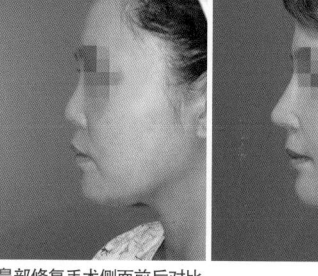

鼻部修复手术正面前后对比　　　　　　　　鼻部修复手术侧面前后对比

01_　鼻尖问题_ 鼻尖皮肤红肿、硅胶痕迹、皮肤变薄、不对称、短粗的鼻尖、变形的鼻尖、
　　　朝天且短小的鼻尖、下垂的鼻尖、歪曲的鼻尖

02_　鼻柱、鼻孔、鼻翼问题_ 凹陷的鼻柱、突出的鼻柱、歪曲的鼻柱、鼻孔不对称、鼻孔外
　　　露过多、内凹的鼻孔、宽且不对称的鼻翼

03_　鼻梁及鼻骨_ 低鼻梁、高鼻梁、鼻梁歪曲、硅胶痕迹明显的直线鼻梁、宽鼻梁及鼻骨、
　　　鼻骨凹陷、鼻梁不圆润、鼻梁注射非法异物质、皮肤发红且变薄的鼻脊

04_　高水准的审美标准_鼻子高挺但嘴部突出的情况、脸部和鼻子的比例不协调的情况

手术方法及材料

选择材料以及手术方法要根据临床症状、皮肤条件以及自身保留的软骨的量而决
定。如果鼻子不短小且皮肤状态良好，鼻尖可以使用鼻中隔软骨、鼻梁用硅胶
的方法来进行手术。但是有炎症，或者有挛缩的情况、或者皮肤张力不充分的情
况下，就要使用自身肋软骨进行手术，既可减少炎症又能充分延长短小的鼻部构

造。如果在鼻尖、鼻梁部分的皮肤出现问题，可以使用自体真皮、筋膜、骨膜等进行手术缓解症状。

Tip

手术时间	麻醉方法	是否住院	恢复时间	停留时间
3~4小时	全身麻醉	当日	一周左右	8~9天

自体软骨鼻部整形(肋软骨、鼻中隔软骨)

决定鼻部整形，术后副作用以及修复手术的危险性，都是患者顾虑的因素。自体组织鼻部整形目前被公认为最理想安全的鼻部整形方法，是代替硅胶等假体，采用自体组织来进行的手术。

鼻部整形中最安全的自体软骨鼻部整形(肋软骨、鼻中隔软骨)

在自体组织鼻部整形中，主要使用的自体组织有：肋软骨、鼻中隔软骨、耳软骨、自体真皮、筋膜、骨膜等。

肋软骨和鼻中隔软骨主要用于矫正和支撑鼻部构造，鼻尖和鼻孔矫正时主要使用耳软骨进行手术。另外，如果鼻梁、鼻尖的皮肤有问题则可以利用自体真皮、筋膜或者骨膜等进行手术。

自体组织鼻部整形的优势

01_ 降低炎症发生率。　　　　　　　　　02_ 预防假体挛缩以及皮肤变红变薄等问题。

03_ 可以通过重建手术雕刻出自然的鼻形。

04_ 因炎症或者反复修复手术导致挛缩的鼻子，可以明显增加皮肤张力。

自体软骨鼻部整形适合人群

01_ 鼻子过小的患者　　　　　　　　　　02_ 鼻孔外露明显的患者

03_ 鼻整形导致炎症的患者

04_ 出现鼻部挛缩的患者

05_ 由于外伤鼻部严重变形的患者

06_ 希望拥有自然美鼻的患者

07_ 希望鼻部明显高挺的患者

08_ 先天性畸形唇腭裂造成的鼻部变形的患者

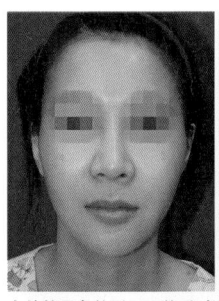 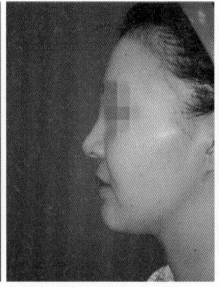 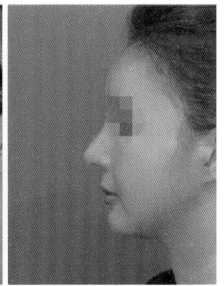

自体软骨鼻整形正面前后对比　　　　　　　自体软骨鼻整形侧面前后对比

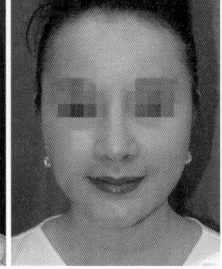 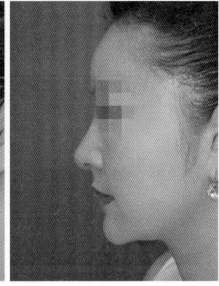

自体软骨鼻整形正面前后对比　　　　　　　自体软骨鼻整形侧面前后对比

自体肋软骨手术的注意事项

自体肋软骨隆鼻手术取决于整形医生精湛的手术技巧，否则将会导致歪曲，不对称，被吸收等问题。

所以手术前向该领域临床经验丰副的专门医生进行详尽的沟通非常重要。精通这个领域的专门医生主刀时，几乎不会发生变形，不对称，明显吸收。

Tip

手术时间	麻醉方法	是否住院	恢复时间	停留时间
3~4个小时	全身麻醉	当日	一周左右	8~9天

Harmony鼻部整形

如想塑造美丽的鼻型，要考虑与鼻部相连的额头、嘴唇、下巴的协调和角度。Harmony鼻部整形是塑造和谐完美面部的新概念鼻部整形。

Harmony鼻部整形(塑造和谐完美面部的新概念鼻部整形)

东方人的脸型，鼻子和其周围中央面部凹陷，嘴部突出的例子较为常见。亚洲人面部中央的凹陷，单纯垫高鼻子的一般手术方法无法展现出面部整体的自然曲线。

如果想塑造完美曲线的鼻部，那么与鼻部相连的额头、嘴唇、下巴的协调和角度也需要一起考虑。Harmony鼻部整形是一项使用肋软骨延长鼻柱的同时矫正面部凹陷的，解决东方人顾虑的新概念鼻部整形。

东方人大多下巴短小或后缩，这时会选择与下巴前移手术(下巴截骨前移术或者植

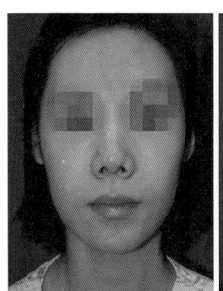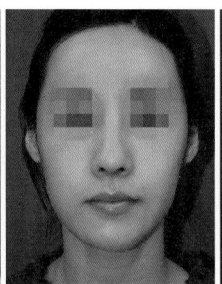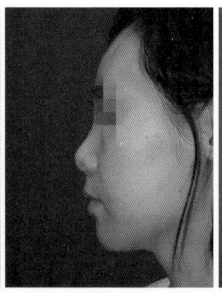

Harmony鼻部整形正面前后对比　　　　　　Harmony鼻部整形侧面前后对比

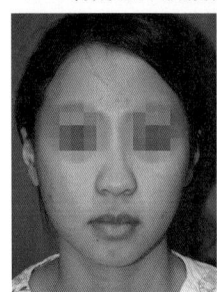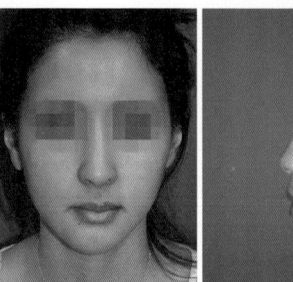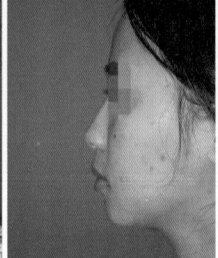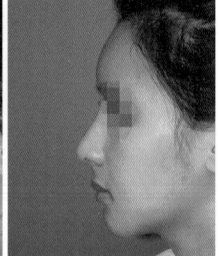

Harmony鼻部整形正面前后对比　　　　　　Harmony鼻部整形侧面前后对比

入硅胶假体)同时进行，以求改善嘴部突出，面部呈现立体感，使"额头→鼻→嘴→下巴"整体面部曲线柔和的协调，形成完美的脸部曲线。这就是无需进行面部骨骼手术却可以呈现出双颚手术效果的新概念手术。

Harmony鼻部整形适合人群

01_ 嘴部突出的患者　　　　　　　　02_ 中央面部凹陷的患者

03_ 下巴短小或后缩的患者　　　　　04_ 希望通过鼻部整形让形象更加精致的患者

05_ 由于外伤造成严重变形的患者　　06_ 想拥有自然美鼻的患者

07_ 想拥有高挺美鼻的患者

Tip

手术时间	麻醉方法	是否住院	恢复时间	停留时间
3~4个小时	全身麻醉	当日	一周左右	8~9天

美容整形高手之 Advice_04 》

鼻中隔弯曲矫正术

鼻中隔是鼻腔内起着支撑鼻脊作用的内部构造物，前部由软骨、后部由骨骼构造而成。这一构造歪曲的症状叫做鼻中隔弯曲症。

鼻中隔弯曲症

鼻中隔如同建筑物中重要的支柱，在鼻子内部中间担任分隔中心的任务。它特点是大部分人都会有一点先天性或者后天性弯曲。鼻中隔弯曲症会导致鼻腔堵塞、鼻炎、打呼噜等各种问题，更严重者甚至会影响面部外观的整个轮廓。

治疗时有可能只注重功能恢复的问题，而忽视鼻子的形状，手术稍有不慎便会毁掉鼻子的外在美，因此需要结合外在的矫正歪鼻整形手术和内在的如鼻塞等功能性的治疗双管齐下。

鼻中隔弯曲症和鼻整形同时进行的Smart鼻部整形

过去鼻中隔弯曲症归于耳鼻咽喉科，歪鼻归于整形外科来进行手术。但是这种归分需要忍耐进行两次手术的痛苦。

另外，不考虑鼻整形只进行治疗鼻塞的鼻中隔弯曲矫正手术时，其缺点是鼻中隔软骨或多或少被切除，增加了鼻整形的难度。因此歪鼻的同时鼻中隔弯曲的话，需要同时进行歪鼻矫正整形和改善鼻腔堵塞的功能性手术。

鼻中隔弯曲症引起的鼻部弯曲修复手术

由于歪鼻而接受鼻子修复手术的患者，第一次接受鼻子整形时，大部分都没能顾及鼻中隔弯曲症的矫正，而单单只是将鼻尖或者鼻梁垫高。但是，患有鼻中隔弯曲症的基础上再垫高，中心支柱弯曲会直接导致术后鼻子歪曲的结果。

即使接受过鼻中隔软骨手术或者鼻腔堵塞手术，仍然可以利用剩余的鼻中隔软骨、耳软骨或者肋软骨，获得值得期待的效果。

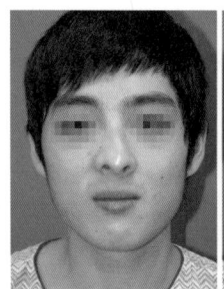
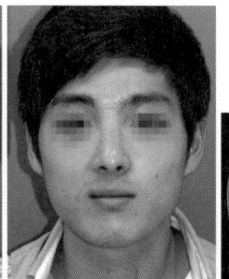
弯曲症手术前后对比

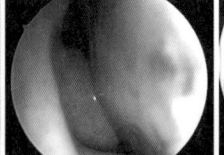
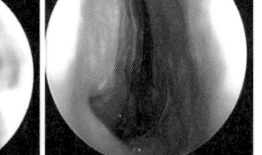
弯曲症手术前后内视镜对比

Tip

手术时间	麻醉方法	是否住院	恢复时间	停留时间
2~3个小时	全身麻醉	不需要	一周	8~9天

안면윤곽(面部轮廓)

안면윤곽술(面部轮廓术)
프로필성형(侧面整形)

> "360° 어떤 각도에서도
> 당당하고 자신있게!"

> "360° 无论哪个角度,
> 都让您充满自信!"

과도하게 발달된 광대와 턱 부위 등의 뼈를 절골하거나 깎아내어 갸름하고 부드러운 달걀형의 얼굴로 만든다. 전체적으로 얼굴형을 작게 만들어 드라마틱한 변화를 주는 최선의 방법이다.

将过度发达的颧骨和下颌骨等部位通过截骨或磨骨的方法, 塑造柔和的鸡蛋形脸型, 让整体脸变小, 带来显著变化的最佳方法。

에이블성형외과의원(ABLE整形外科医院)

이진규(李真圭)

Profile
성형외과 전문의(整形外科专门医)
대한성형외과학회 정회원(大韩整形外科学会正会员)
국제성형외과학회 정회원(国际整形外科学会正会员)
대한두개안면성형외과학회 정회원(大韩颅面整形外科学会正会员)
대한미용성형외과학회 정회원(大韩美容整形外科学会正会员)

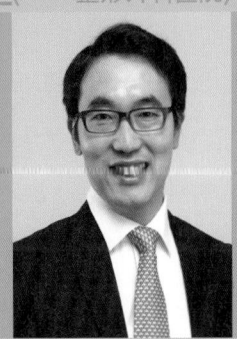

www.ableclinic.co.kr

3 아름다운 얼굴라인 부드러운 곡선을 살린다!

아름다움에 대한 욕구가 성형기술의 발전 높여

더 아름다워지고 싶고 더 예뻐지고 싶은 성형수술의 기원은 아마도 지금처럼 예뻐지기 위한 수술이 아니라 신체 부위의 손상을 복원시키기 위해서 시작되었을 것으로 보고 있다.

인류의 역사는 전쟁의 역사라고 불릴만큼 수많은 전쟁과 크고 작은 이민족간의 전투가 있었다. 신체가 손상되는 사람들이 늘면서 재건성형기술의 발달이 이루어지고 페니실린과 같은 항생제의 개발과 보급도 이루어졌다. 사람의 수명을 연장하면서 좀 더 디테일하고 다양한 외과적 수술이 가능하게 되었다고 볼 수 있다.

현재의 성형수술은 미용성형수술이 더 많이 이루어지고 있고 눈, 코와 같이 신체의 일부분에만 국한된 것이 아니라 신체의 전반적인 부위까지 확대되고 있다.

안면윤곽술

얼굴의 윤곽라인은 부드러움의 곡선이 적절하게 조화와 균형감 있게 잡혀야 아름다운 얼굴라인이 살아난다. 얼굴라인의 부드러운 곡선을 살리는 안면윤곽술.

안면윤곽술은 섬세함의 술기

에이브러햄 링컨이 구레나룻과 턱수염을 기른 이유가 광대뼈를 감추고, 길고 뾰족한 턱선을 감추는 방법으로 사용했다. 이는 광대와 턱이 튀어나와 보이는 날카로운 인상을 부드럽게 하기 위함이었다.

안면윤곽술을 필요로 하는 사람들의 고민은 사진촬영을 싫어하여 머리카락으로 얼굴을 가리거나 일행보다 뒤에서 사진을 찍거나 손으로 V모양을 만들어 얼굴을 가려 작은 얼굴의 로망을 표현하곤 한다. 얼굴의 윤곽라인은 부드러움의 곡선이 적절하게 조화와 균형감 있게 잡혀야 아름다운 얼굴의 라인이 살아난다.

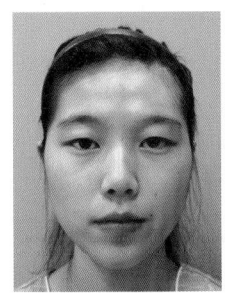
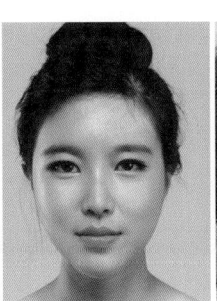
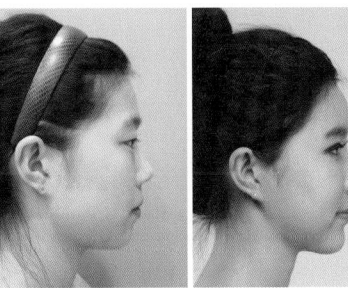

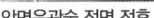
안면윤곽술 정면 전후

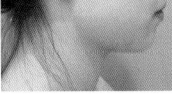
안면윤곽술 측면 전후

아름다움은 일반적으로 시각과 청각의 감각을 매개로 하여 기쁨과 즐거움의 근원적 체험을 주는 것으로 이 아름다움의 존재 이유가 조화나 균형에 있다고 볼 수 있다.

특히 얼굴의 윤곽을 나타내는 아름다움은 3차원적인 입체적인 모습에서 조화로움을 간직한 '균형의 미'라고 할 수 있다. 얼굴의 구성을 이루는 눈과 코, 입, 얼굴선 등의 형태와 크기가 적당한 비율로 구성되었을 때 보편적인 아름다움에 매력까지 더하는 얼굴이 된다. 눈과 코, 입과 같이 얼굴을 구성하는 요소와 함께 입체적인 구조로써 전체적인 조화를 이루고 균형을 맞추어주는 수술을 안면윤곽술이라고 한다.

안면윤곽술은 크게 광대뼈축소술, 사각턱축소술, 이마성형술, 무턱수술 및 지방이식이나 지방흡입을 통한 윤곽교정, 귀족수술과 더불어 볼이나 관자놀이를 비롯한 연조직, 코와 입술, 헤어라인 등의 교정을 포함한 모든 수술이 포함될 수 있다. 일반적으로 광대뼈와 사각턱, 무턱, 이마, 귀족성형 등이 안면윤곽술의 대표적인 수술이라 할 수 있다.

광대와 턱이 튀어나오거나 얼굴에 각이 져서 인상이 강하고 사나워 보이는 경우와, 갸름한 얼굴형이지만 입체적이지 못한 편평하고 밋밋한 이마, 턱이 짧아 보이는 경우, 안면윤곽술을 필요로 하게 되고 이러한 경우 수술 후 개선효과가 뚜렷하여 만족도가 높게 나타나게 된다. 갸름하고 입체감 있는 얼굴형을 기대하는 경우 안면윤곽술 후 자신감을 높일 수 있다.

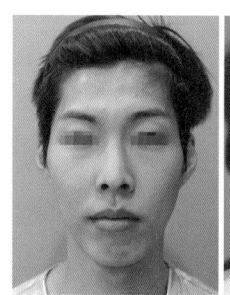
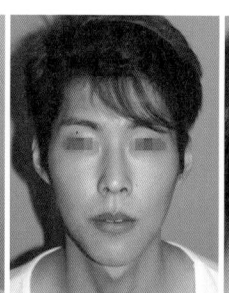
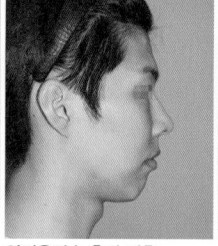
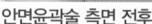
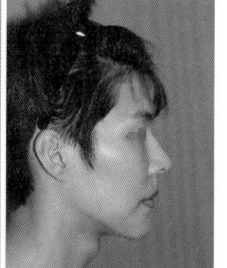

안면윤곽술 정면 전후   안면윤곽술 측면 전후

안면윤곽술의 종류

01_ 3D 광대축소술

광대축소술은 두드러진 광대를 줄여 부드러운 인상으로 바꾸어주는 것이다. 옆광대, 앞광대의 상태에 따라, 연령별 발달 정도에 따라 달라질 수 있으며 박리 상태를 좁게 하고 정확하게 고정하여 빠르고 안전하게 수술을 진행하는게 중요하다.

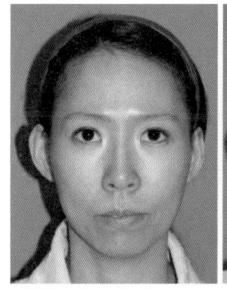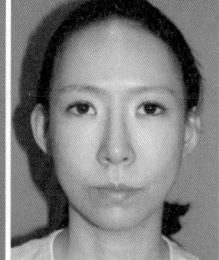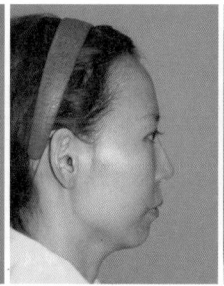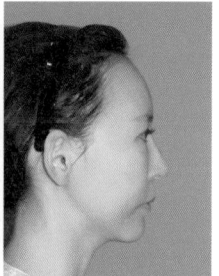

광대축소술 정면 전후 　　　　　　　　 광대축소술 측면 전후

02_ 소프트3D 사각턱축소술

소프트3D 사각턱축소술은 작은 입안 절개를 통해 절제되는 뼈의 양을 조절하여 얼굴형에 맞게 턱선의 모양을 만들어 사각턱을 축소하는 방법이다. 통증이 적고 회복이 빨라 수술 후 작은 얼굴형과 자연스러운 턱라인이 살아나면서 입체감을 주는 수술이다.

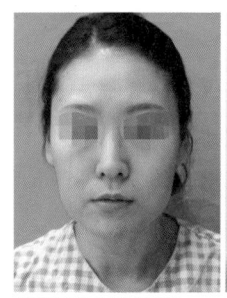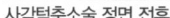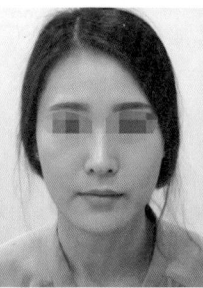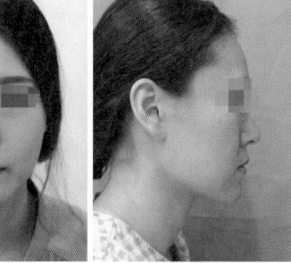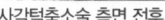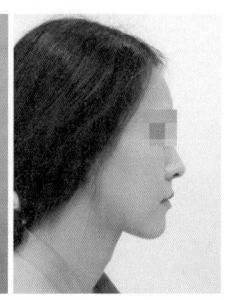

사각턱축소술 정면 전후 　　　　　　　　 사각턱축소술 측면 전후

03_ 이마성형술

이마성형술은 꺼지거나 솟은 혹은 좁고 넓은 이마의 모양에 변화를 줌으로써 보다 좋은 인상을 얻을 수 있게 하는 수술방법이다. 무엇보다 사람의 독특한 개성미를 살리는 자연스러운 방법을 선택하는 것이 중요하다.

수술방법은 보형물삽입방법과 자가지방이식의 방법이 주로 이용되고 있다. 보형물을 이용한 이마성형은 자신의 이마 형태에 맞는 본을 떠서 보형물을 삽입하게 되는데 절개 부위가 눈에 뜨이지 않도록 이마의 헤어라인 4~5cm 뒤에서 수술하게 되며 영구적인 결과를 유지할 수 있다는 장점이 있으나 초기 이물감을 느낄 수가 있다.

자가지방이식은 자기 자신의 지방(아랫배, 허벅지 또는 엉덩이 부위)을 채취하여 원심분리를 통해 정제된 순수 지방세포만을 주입하여 이마의 윤곽과 볼륨감을 주는 방법이다. 자신의 지방을 이용하기 때문에 이물감 등은 없으나 지방이 빠질 수 있기 때문에 지방의 생착률을 높이기 위해 추가 이식이 필요할 수도 있다.

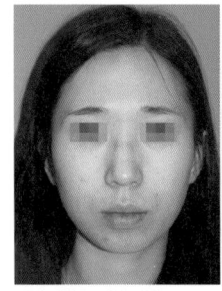 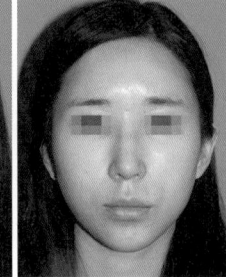 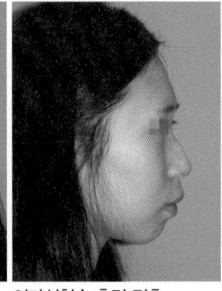 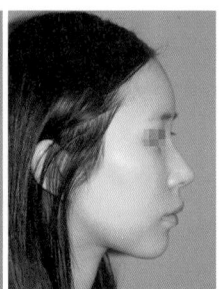

이마성형술 정면 전후   이마성형술 측면 전후

04_ 귀족성형

귀족성형은 코주변부, 콧망울옆 팔자주름이 시작되는 입주변이 꺼져 입이 돌출되어 보여 빈곤해 보이거나 나이가 더 들어 보이게 되는 경우에 하게 된다. 형태에 맞게 조각된 보형물을 넣어줄 공간을 만들어 삽입하여 움직이지 않게 고정함으로써 코주변의 꺼진 부위를 개선시켜 준다.

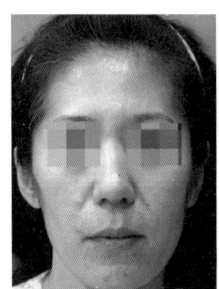 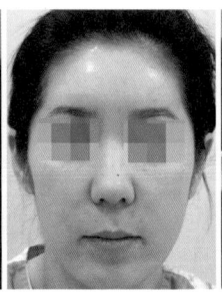 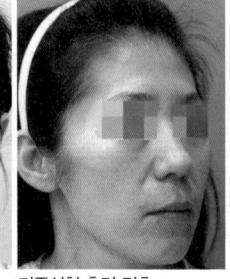 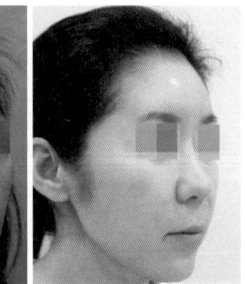

귀족성형 정면 전후   귀족성형 측면 전후

또한 자가지방이식을 통해 꺼진 부위의 볼륨을 채워줄 수도 있다. 지방이식은 지방의 생착률에 따라 추가 이식이 필요할 수 있으며 자가지방이식으로 귀족성형 및 팔자주름, 꺼진 이마, 관자놀이 등 얼굴 전체에 지방이식술을 병행하면 만족도는 더 높아진다.

05_ 무턱성형

일반적으로 앞턱이 작은 경우를 무턱이라고 하는데 턱이 발달하지 못하여 턱이 없어 보이며 얼굴이 짧아 보이는 경우 약한 인상을 주게 되고 얼굴과 목의 경계가 불분명하여 얼굴 전체의 균형이 조화롭지 못해 보이기도 한다.

무턱성형은 보형물을 이용한 방법과 앞턱절골이동술을 통해 교정이 가능하다. 보형물삽입술은 이의 맞물림이 정상이면서 턱끝 부분의 무턱 증상이 아주 심하지 않은 경우 효과적이다.

앞턱절골이동술은 턱의 길이가 짧은 경우는 절골된 하악골 사이에 자기 뼈를 넣어 길게 만들어 주거나, 턱의 길이는 적당하나 턱끝이 너무 뒤에 있는 경우에는 절골된 하악골을 앞으로 내어 원하는 위치에 고정시켜 주는 방법을 사용한다.

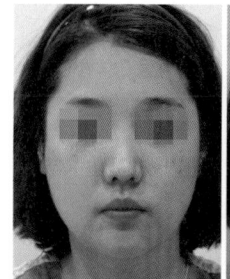
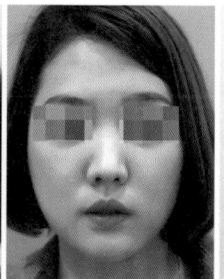
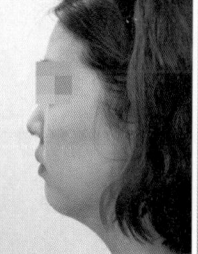
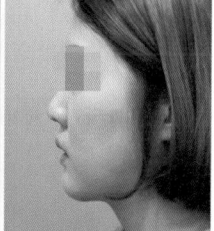

무턱 정면 전후   무턱 측면 전후

Tip

수술시간	마취방법	입원여부	회복기간	체류기간
40분	전신마취	당일	1주일 경과 후	8~9일

06_ V라인 슬림주사

V라인 슬림주사란 불필요한 지방을 녹이고 체내에 노폐물이 배출되도록 하여 한 번의 시술로 탄력 있는 피부와 작고 갸름한 얼굴의 윤곽을 잡아주는 시술이다. 돌출광대와 늘어진 볼살, 이중턱 등에 효과적이며 수술 없이 주사시술만으로 작고 갸름한 얼굴라인을 만들 수 있다.

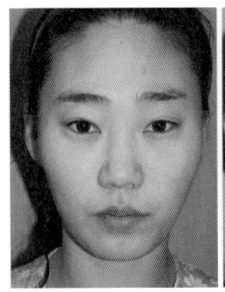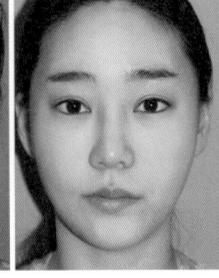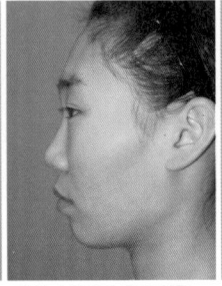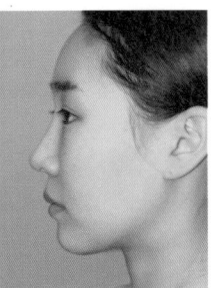

v라인 슬림주사 정면 전후   v라인 슬림주사 측면 전후

미용성형고수의 Advice_ 02 》

프로필성형

프로필성형이란 이마에서 코를 지나 턱끝까지의 측면 모습을 이상적인 비율로 자연스럽고 매끄럽게 이어지게 만들어 주는 성형을 말한다.

자연스럽고 매끄러운 얼굴의 옆라인을 만든다

프로필성형은 이마에서 턱끝까지 이상적인 비율로 매끄럽게 만들어 주는 수술이다. 이마성형으로 꺼진 부위를 채워 볼륨감을 높이고 얼굴라인에 조화로운 코의 모습을 입체적으로 분석하여 적합한 수술방법을 찾아 수술한다. 사각턱, 무턱 등 턱이 각지거나 작은 턱을 절골술이나 보형물로 깎고 다듬어 아름다운 턱선을 만들게 된다.

프로필성형은 작고 어려보이는 얼굴, 세련된 옆라인과 여성스러운 얼굴라인을 찾아 이마, 코, 턱선이 자연스럽게 조화를 이루는 얼굴을 만들어 준다. 큰 문제는 없지만 밋밋하고 편평한 얼굴형에게 효과적인 수술방법으로 무조건 볼륨 있는 이마, 높은 콧대, 갸름한 V라인을 만드는 것이 프로필성형의 목적은 아니다. 개개인의 얼굴 특성에 맞게 자연스럽고 매끄러운 얼굴의 옆라인을 만드는 것이 프로필성형이라 할수 있다.

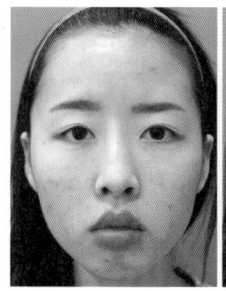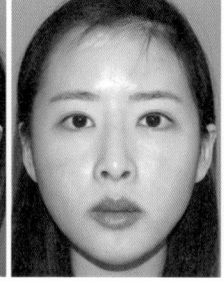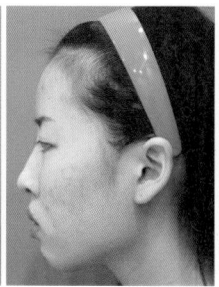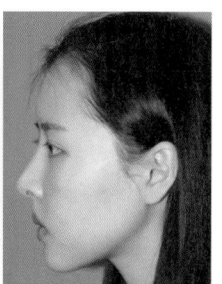

프로필성형 정면 전후   프로필성형 측면 전후

프로필성형 대상

01_ 이마가 낮고 밋밋해 보이는 경우

02_ 콧대가 낮아 옆모습에 자신이 없는 경우

03_ 턱이 너무 들어가거나 너무 나온 경우

04_ 정면에 비해 측면 사진촬영에 자신이 없는 경우

05_ 얼굴이 전체적으로 밋밋하고 편평해 보이는 경우

안면윤곽술은 뼈를 깎는 아픔을 동반한다?

광대축소술과 사각턱축소술 등 뼈를 깎는 안면윤곽술을 흔히 뼈를 깎는 아픔이 있을 것이라고들 하지만 사실 뼈에는 아픔을 느끼는 통점은 없다. 얼굴의 골격수술을 하게 되는 안면윤곽술은 오히려 통증이 적은 편에 속하는 수술이기도 하다.

Tip

수술시간	마취방법	입원여부	회복기간	체류기간
1~2시간	전신마취	당일	1주일 경과후	8~9일

3 美丽的脸部曲线
重塑柔和曲线！

对美的追求提高了整形技术的发展

整形手术的目的是变美变漂亮，而最初的整形手术并非以此为目的，而应该是起源于复原身体损伤的部位开始的。

人类的历史可称为战争的历史，经历了无数的战争和大大小小民族间的战争。身体损伤者的增加，促进了重建整形术的发展，也使青霉素等抗生素药物得到开发和普及。可以说随着人类的寿命延长，有了更加细分化和多样的外科手术。

目前的整形手术更多以美容整形手术为主。不仅仅局限在眼、鼻等局部的整形，已经扩大到整个身体部位的整形。

美容整形高手之 Advice_ 01 》

面部轮廓术

脸部的轮廓线条要求柔和的曲线相协调并匀称，才能完成完美脸型。柔和曲线脸型的面部轮廓手术。

面部轮廓术是细腻的技术

亚伯拉罕·林肯之所以留络腮胡和胡子是因为要隐藏颧骨和尖长的下巴，而颧骨和突出的下巴会给人凶狠的印象，留胡子就是为了使印象柔和。

据了解想做面部轮廓手术的顾客由于对自己不自信一般不喜欢拍照或着拍照时站在别人后面，或者特意用头发遮脸，做v手动作遮 盖一部分脸部看上去小一些。脸部的轮廓线条只有曲线恰当协调并匀称，才能实现美丽脸型。

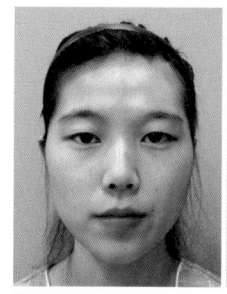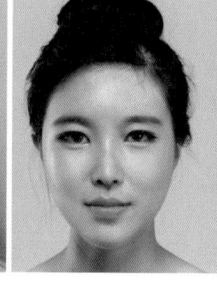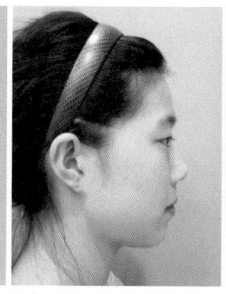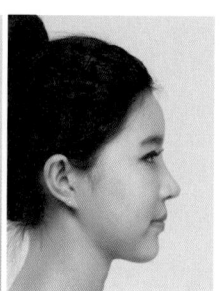

面部轮廓术正面前后对比　　　　　　　　面部轮廓术侧面前后对比

美一般以视觉和听觉为媒体给予喜悦和欢乐的体验，而和谐和均衡就是这种美存在的理由。特别是体现面部轮廓的美可谓是通过三次元的立体感相和谐的"均衡美"。构成面部轮廓的眼、鼻、嘴、面部线条等的形态和大小比例恰当时才能完成美丽，同时会增加人的魅力。面部轮廓手术就是将眼、鼻、嘴等构成面部的要素作为立体的构造整体和谐，并使其要素达到均衡。面部轮廓术大体分为颧骨缩小术、下颌角缩小术、额头整形术、无下巴手术、通过脂肪移植或吸脂的轮廓矫正、贵族手术以及包括脸颊和太阳穴的软组织、鼻和嘴唇、发髻线矫正的所有手术。一般面部轮廓手术的代表手术有颧骨缩小术、下颌角缩小术、无下巴手术、额头和贵族手术等。

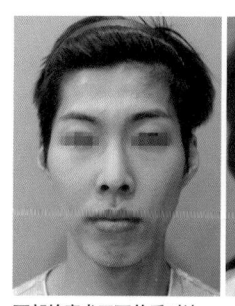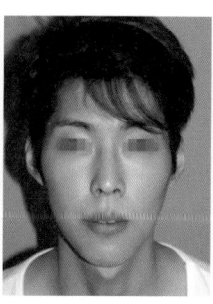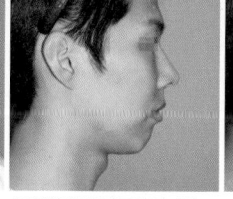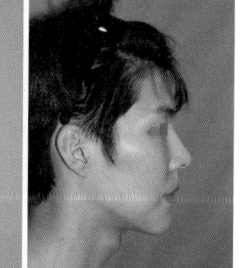

面部轮廓术正面前后对比　　　　　　　　面部轮廓术侧面前后对比

颧骨和下颌角突出或是有棱有角会给人强势和凶狠的印象，即使是瓜子脸，但脸部缺乏立体感或者额头平平，下巴短，都需要做面部轮廓术，术后效果显著，满意度很高。想要有立体感的瓜子脸的人，术后会大大增强自信心。

面部轮廓术的种类

01_3D颧骨缩小术

颧骨缩小术是将突起的颧骨缩小达到柔和印象的一种手术。根据侧颧骨、前颧骨的形态和年龄段的发达程度手术方法有所不同，缩窄剥离状态，正确固定，快速安全进行手术尤为重要。

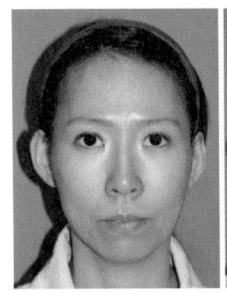 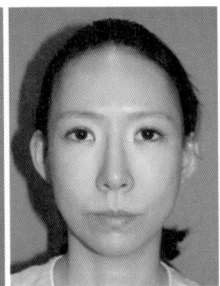 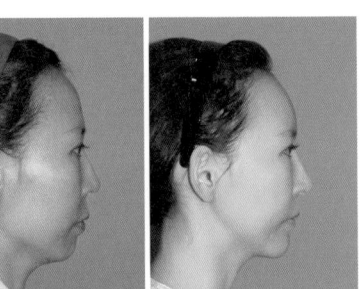

颧骨缩小术正面前后对比　　　　　　　　颧骨缩小术侧面前后对比

02_ Soft 3D下颌角缩小术

Soft 3D下颌角缩小术是通过口内切开，调整切除骨的量，使下颌角线条适合脸型而

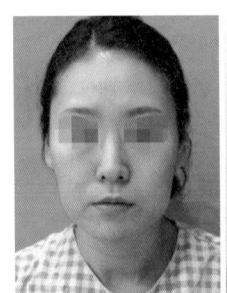 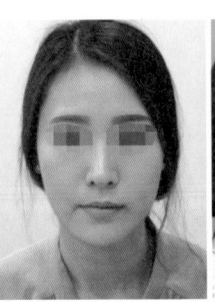 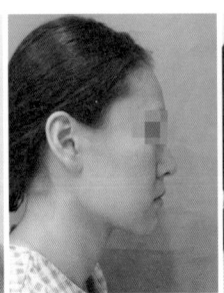 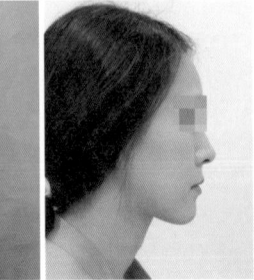

下颌角缩小术正面前后对比　　　　　　　　下颌角缩小术侧面前后对比

缩小下颌角的手术。痛症小，恢复快，术后可拥有小脸并使下颌线条自然，赋予脸型立体感的手术。

03_ 额头整形术

额头整形术是对凹陷或凸起的额头，或者过窄过宽的额头给予变化，从而改变印象的一种手术。选择突出个性独特魅力的自然的手术方法非常重要。

手术方法主要有植入假体的手术和自体脂肪移植的方法。利用假体的额头整形术是将适合本人额头的模型的假体植入到额头，切开部位在发际线后4~5cm处，手术部位不显眼，有永久保持效果的优势，但手术初期会有异物感。

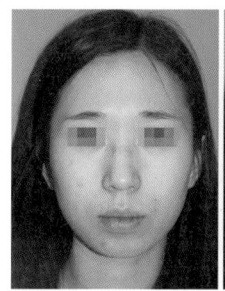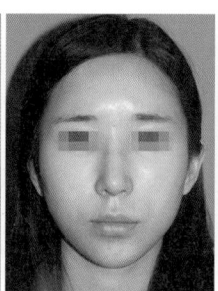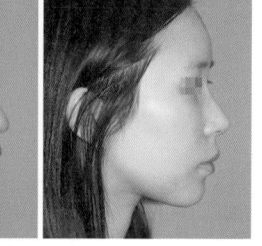

额头整形术正面前后对比　　　　　　　额头整形术侧面前后对比

自体脂肪移植手术是从自身腹部、大腿或者臀部抽脂，利用圆心分离，将提取的脂肪细胞注入到额头，增加额头的饱满度和立体感。由于利用自身脂肪，因此无异物感。但是根据人的体质脂肪会被吸收，为了提高脂肪的生存率，可能需要二次移植。

04_ 贵族手术

因为鼻部周边和鼻翼两侧八字纹部位凹陷看上去嘴突，给人感觉贫困或显老的情况下做贵族手术。将雕琢好的假体植入到所需部位并固定，从而改善鼻部周边凹陷部位。也可以通过脂肪移植的方法来填充凹陷部位。脂肪移植根据脂肪的生存率，可能需要二次填充，用自体脂肪进行贵族手术以及对八字纹、平平的额头、太阳穴等部位并行脂肪移植效果更佳。

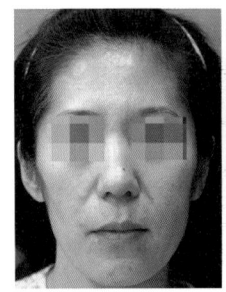
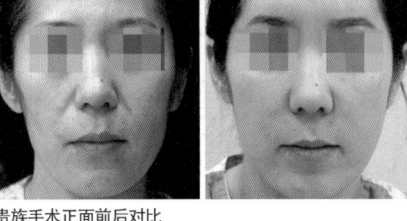
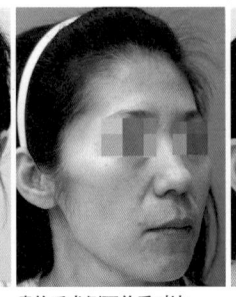
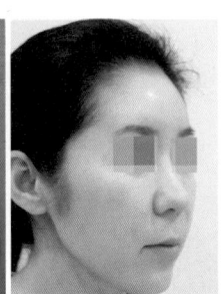

贵族手术正面前后对比　　　　　　　　贵族手术侧面前后对比

05_ 无下巴整形

一般前颏短小的情况叫无下巴，主要是因为下巴发育不全，看上去没有下巴并且脸短，会给人软弱的印象，同时脸部和颈部界线不够分明，使整体面部比例失调不够协调。

无下巴整形可以通过垫假体和截骨移位的方法来进行矫正。假体植入术适合于牙齿咬合正常、下巴短小不太严重的情况，术后效果显著。

截骨移位术是下巴极短的情况下在截骨的下颚骨中间植入自体骨，或者下巴长度适中却后缩的情况下，将截骨的下颚骨向前拉至适当位置并固定的方法。

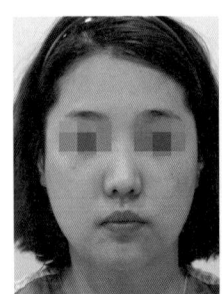
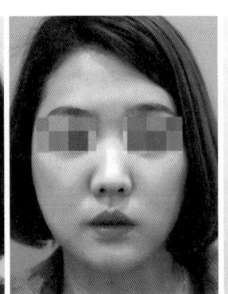
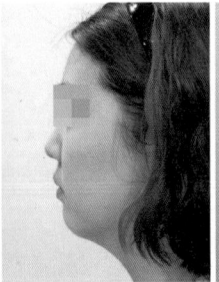
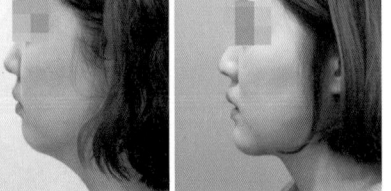

无下巴整形正面前后对比　　　　　　　无下巴整形侧面前后对比

手术时间	麻醉方法	是否需要住院	恢复时间	停留时间
40分	全身麻醉	当日	一周左右	8~9天

06_ 溶脂针瘦脸打造精致V脸

溶脂针瘦脸指溶解脸部多余的脂肪，使体内废物排出体外，通过一次的注射也能达到紧致皮肤和小脸轮廓的效果。对于颧骨突出、松弛的脸颊、双下巴效果显著，无需手术，仅用注射也可达到瘦脸的效果。

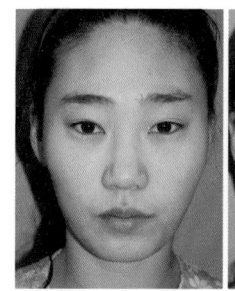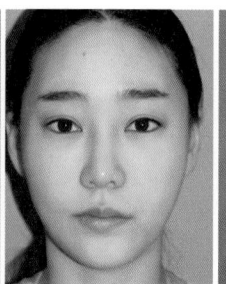
V线条瘦脸注射正面前后对比

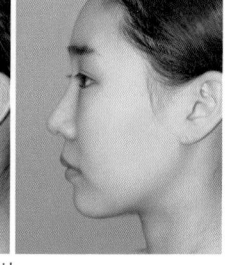
V线条瘦脸注射侧面前后对比

美容整形高手之 Advice_02 》

侧面整形

侧面整形是指从额头到鼻部、再到下巴的侧面线条以理想的比例使其线条自然流畅的整形手术。

塑造自然流畅的侧面线条

侧面整形是将额头至下巴以更加理想的比例使其线条流畅的整形。通过额头整形给凹陷的额头增加饱满度，分析与脸部线条相协调的鼻形，选择适当的方法进行手术。下颌角棱角分明或无下巴的情况，可通过截骨术或植入假体的方法来塑造美丽的下颌线条。

侧面整形以小脸、童颜脸型、精致的侧面线条和更加女性化的面部线条为美的标准，使额头、鼻子、下颌线自然协调。对缺乏立体感的脸型效果显著，但侧面整形的目的并非只是饱满的额头、高挺的鼻梁、纤瘦的下颌角。根据每个人的脸型特点来塑造自然流畅的面部侧面线条才是真正的侧面整形。

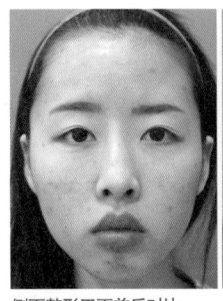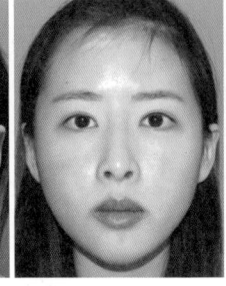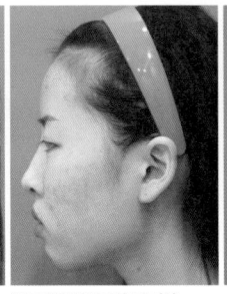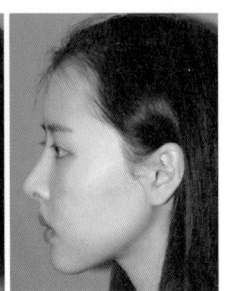

侧面整形正面前后对比　　　　　　　　　　侧面整形侧面前后对比

侧面整形的推荐对象

01_ 额头缺乏饱满感

02_ 鼻梁太低，对自己的侧面缺乏自信

03_ 下巴后缩或前突

04_ 比起正面，对侧面拍照，缺乏自信

05_ 面部整体平平，缺乏立体感

面部轮廓术要与截骨痛症相伴？

颧骨缩小术和下颌角缩小术等面部轮廓术，通常被认为伴有截骨痛症，但实际上骨骼感受不到痛症。做截骨的面部轮廓术反而属于痛症较少的手术。

Tip

手术时间	麻醉方法	是否需要住院	恢复时间	停留时间
1~2个小时	全身麻醉	当日	一周左右	8~9天

주름제거(Ⅰ)(祛除皱纹)

내시경눈썹이마성형술(内窥镜眉毛额头提升术)
얼굴 및 목주름제거수술(面部及颈部皱纹祛除术)
하안검성형술 및 중앙안면거상술
(下眼睑整形术及中央面部提升术)

"왜 동안수술을 해야 하나?"

"为什么做童颜手术?"

노화의 근본 원인을 해결해야만 젊었을 때의 생기 넘치던 자신의 모습을 찾아가는 즐거운 여정이
될 수 있고 또한 만족스럽고 행복한 결과가 지속될 수 있다.

最重要的是要先解决老化的根本原因, 才能找回曾经年轻时充满青春活力, 朝气蓬勃的容貌并
享受其快乐旅程。同时, 还可以持续性地保持满意又幸福的结果。

라봄성형외과의원(拉本整形外科医院)

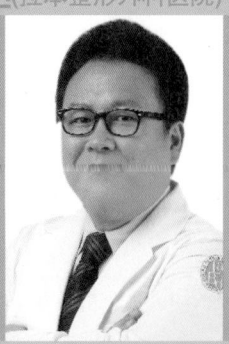

김태헌(金泰宪)

Profile

성형외과 전문의(整形外科专门医)
대한성형외과학회 정회원(大韩整形外科学会正会员)
국제성형외과학회 정회원(国际整形外科学会正会员)
대한비만학회 정회원(大韩肥胖学会正会员)
대한줄기세포치료학회 정회원(大韩干细胞治疗学会正会员)

www.labomps.com

4 동안수술은 자연스러운 젊음을 찾아 가는 수술

우리는 곱게 늙기를 희망한다

의학의 발전으로 100세 시대가 도래한 현대사회에서 젊고 건강하게 생활을 한다는 것은 우리 모두의 소망이다. 70~80세까지도 왕성하게 사회활동을 하는 분들을 주위에서 쉽게 볼 수 있다.

이렇듯 나이가 들면서도 충분히 일을 할 수 있음에도 불구하고 얼굴에 나타나는 세월의 흔적은 쉽게 지울 수가 없다. 값비싼 화장품도 써보고, 레이저나 보톡스치료도 받아 봤지만 처지고 주름진 피부를 개선하는 데는 분명 한계가 있다.

동안수술은 노화의 원인을 치료하는 것이다. 동안수술에서 만족한 결과를 얻기 위해서 가장 중요한 것은 환자의 상태를 정확히 관찰하고 그 원인을 면밀히 파악하는 것이다.

내시경눈썹이마성형술

내시경을 이용하여 눈썹을 아래로 고정하는 유지인대와 미간 주름을 만드는 근육을 섬세하게 잘라주면, 눈썹은 이마를 올리는 근육(전두근)에 의해 자연스럽게 올라가게 된다.

노화의 신호가 가장 빨리 나타나는 눈

눈은 마음의 창이다. 사람의 인상을 결정하는데 눈처럼 중요한 부위는 없다. 그리고 노화의 신호가 가장 빨리 나타나는 부위 또한 눈 주위이기 때문에 젊어지기 위해서는 눈 주위를 아름답게 만들어 주는 것이 가장 중요하다.

중년 이후 눈수술은 신중하게 결정하여야 한다.

중년 이후 성형수술 중 가장 흔한 수술은 눈꺼풀 처짐을 교정하기 위한 성형수술이다. 눈꺼풀이 처지면 눈매가 답답할 뿐 아니라 인상이 사나워 보이므로 생동감을 잃게 된다. 이런 경우, 늘어진 피부를 잘라주는 상안검성형술만을 시행하게 되면 눈썹과 눈 사이 거리가 짧아지고, 눈꼬리와 눈앞쪽의 주름이 더욱 깊어지므로 인상이 수술 전보다 나빠지게 된다. 처진 눈꺼풀 피부는 눈에 보이는 현상일 뿐 실제로는 눈썹과 이마가 아래로 처져 있기 때문이다.

눈이 답답하다고 생각되면 손으로 눈썹을 올려보라. 그러면 눈꺼풀이 얇아지고 시원한 눈매를 볼 수 있다. 이를 경험한 사람은 내시경눈썹이마성형술을 고려하는 것이 좋다.

두피와 이마 경계 부위에 작은 절개(1cm 미만)를 하고 최신 Full HD 내시경을 이용하여 눈썹을 아래로 고정하는 유지인대와 미간 주름을 만드는 근육을 섬세하게 잘라준다. 그러면 눈썹은 이마를 올리는 근육(전두근)에 의해 표시나지 않고 자연스럽게 올라가게 된다

과거의 이마성형술처럼 피부나 이마 근육을 제거하지 않아도 되고 강제로 올리는 것이 아니므로 자연스러운 표정은 계속 유지할 수 있게 된다.

내시경눈썹이마거상술의 유형

01_ 전체적으로 눈썹이 처져 있는 경우

– 눈썹의 유지인대와 미간 근육을 잘라주어 눈썹의 위치와 주름을 완화시켜 준다.

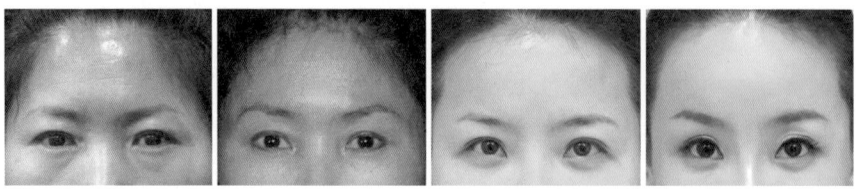

눈썹이마거상수술 전후(47세 여성)　　　　　눈썹이마거상수술 전후(32세 여성)

02_ 안쪽 눈썹이 처져 있는 경우

– 연예인이나 미간의 근육이 과도하게 발달되어 있는 경우는 눈썹의 머리 부분을 강하게 당기게
　되므로 사무라이 같은 인상이 된다.

– 미간의 발달된 근육을 철저하게 제거해줘야 한다.

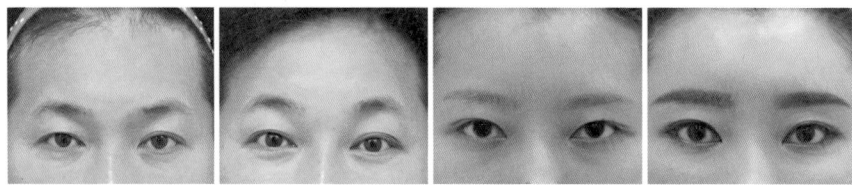

처진 안쪽눈썹수술 전후(45세 남성)　　　　　처진 안쪽눈썹수술 전후(31세 여성)

03_ 비대칭 눈썹

– 비대칭 눈썹의 원인은 뼈의 크기가 다르거나 전두근이 비대칭으로 발달한 것으로 이마 중앙의
　골막을 절개하고 양쪽의 이마를 다르게 올려주어야 교정이 된다.

– 쌍꺼풀 비대칭의 대부분 원인은 좌우 비대칭눈썹에 기인한다. 눈썹거상으로 비대칭을 교정할
　수 있다.

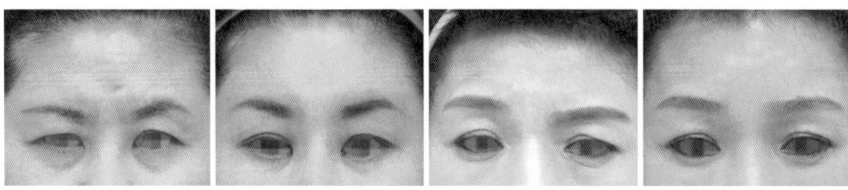

비대칭눈썹수술 전후(60세 여성)　　　　　비대칭눈썹수술 전후(48세 여성)

04_ 팔자눈썹

– 미간 중앙 부위 골막을 유지하고 눈썹 가장자리 이마를 올려주면 생동감 있는 얼굴이 된다.

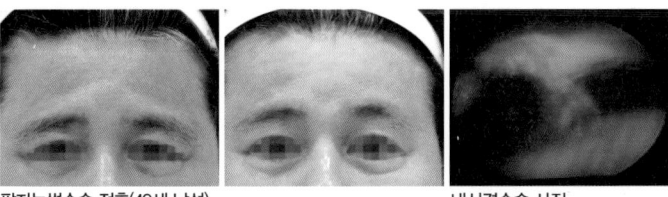

팔자눈썹수술 전후(49세 남성)

내시경수술 사진
(중앙 부위 골막을 보존하여 준다)

05_ 눈꺼풀의 피부 이완증이나 안검하수가 함께 있는 경우

– 눈꺼풀 피부의 늘어짐이나 노인성 안검하수가 함께 있을 때는 내시경수술로 눈썹의 위치를 교
　정하고, 2~3개월 후에 눈매교정술을 시행하면 아름답고 선명한 눈매를 만들 수가 있다.

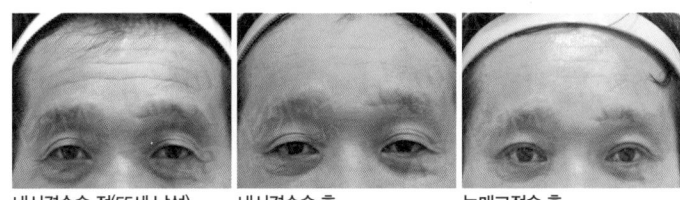

내시경수술 전(55세 남성)　　내시경수술 후　　눈매교정술 후

06_ 이물질이나 골종이 함께 있는 경우

– 이마에 혹이 있거나 보형물을 삽입한 경우 이마의 내시경수술로 함께 제거한다.

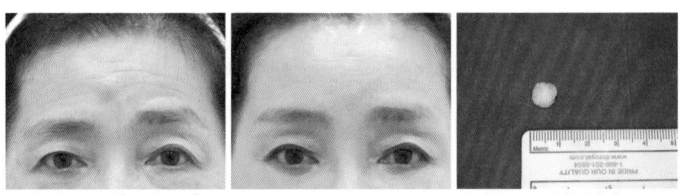

내시경수술 전후(63세 여성)

내시경으로 이마의 혹을
제거하였다

Tip

수술시간	마취방법	입원치료	내원치료	회복기간(실밥제거)
1시간 이내	수면 / 전신마취	당일 퇴원 가능	2~3 회	3~7일

얼굴 및 목주름제거수술

얼굴 및 목주름제거술의 목표는 새로운 자신을 만드는 수술이 아니라 10~15년 전 자신의 젊은 모습으로 되돌아가는 수술이라 자연스러운 결과가 나와야 한다.

왜 나이가 들면 얼굴이 커질까?

얼굴에는 유지인대라는 것이 있다. 유지인대란 광대뼈와 턱뼈와 같이 단단한 골막에서 피부를 연결하여 탱탱하게 유지해주는 역할을 한다. 하지만 나이가 들거나 양악수술 등 뼈를 줄여주는 수술을 하게 되면 뼈와 근육이 약해지면서 자연스레 유지인대도 늘어나게 된다. 그렇게 되면 얼굴의 표정근육과 지방주머니가 처지게 되고 인디언 주름, 팔자주름, 심술보가 생기게 된다. 얼굴과 목의 지방주머니와 피부가 처지면 턱선이 없어지고 결과적으로 얼굴이 커져 보이게 된다.

의료의 기본원칙은 병의 원인을 파악하고 그 원인을 치료하는 것이다. 밖으로 나타나는 증상만을 치료해서는 완전한 치료가 되지 않는다. 얼굴이 처지는 근본원인은 피부보다는 뼈에 붙어있는 유지인대의 처짐이다. 그래서 얼굴라인을 동안으로 돌리고 그 결과가 오래 지속되기 위해서는 늘어진 유지인대를 박리해서 처지기 전의 위치로 재배치해주는 것이 근본적 치료이다.

심부 피부 – 근육거상술

주름제거술은 자연스럽고 부작용이 적어야 하고 효과가 오래 지속되어야 한다. 가장 좋은 방법은 심부 피부–근육거상술이다. 그 이유는 피부와 근육을 한꺼번에 올려주기 때문에 혈액순환이 좋아서 부작용이 줄어들고 유지인대가 붙어있는 위치에서 박리하기 때문에 최대한의 주름제거를 할 수 있다.

동안수술은 처진 피부를 올려주는 것뿐만 아니라 꺼진 피하지방을 채워주고 피부 콜라겐 생성을 해주는 포괄적인 치료가 필요하다.

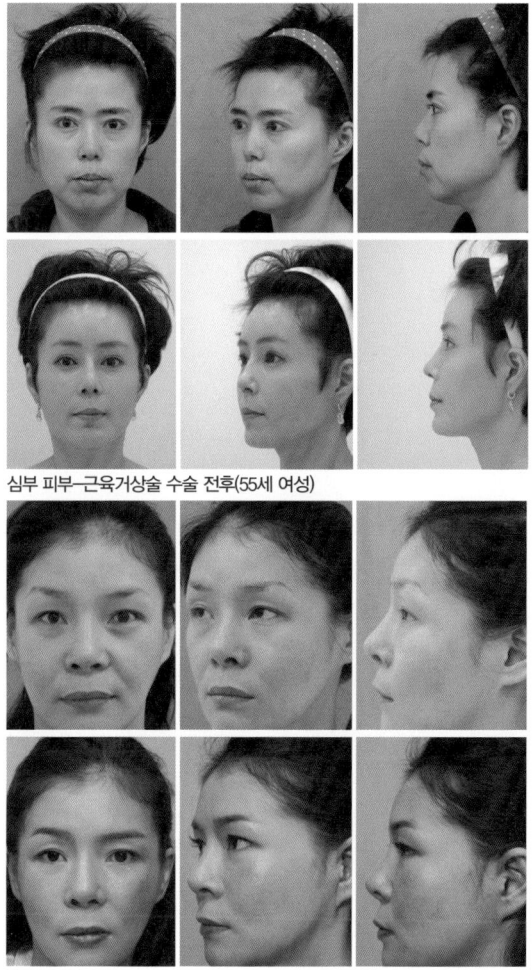

심부 피부-근육거상술 수술 전후(55세 여성)

심부 피부-근육거상술 수술 전후(38세 여성)

턱과 광대 유지인대를 박리하고, SMAS와 Platysma를 당겨 주어야만 효과가 오랫동안 지속될 수 있다.

Tip

수술시간	마취방법	입원치료	내원치료	회복기간
2~3시간	수면 / 전신마취	1~3일	3~4회	1~2주

하안검성형술 및 중앙안면거상술

다크서클은 눈 주위에 어두운 골이 생겨 피곤하거나 화난 인상이 되는 것을 일컫고, 얼굴의 노화는 눈 주위에서 가장 먼저 오기 때문에 젊은 나이에도 고생하는 사람이 많다.

다크서클의 유형

01_ 눈밑 지방주머니가 꺼지면서 까맣게 보이는 경우

– 선천적으로 눈밑 지방이 발달되지 못한 경우로 피부도 까만 경우가 많다. 눈밑 광대와 지방주머니에 미세지방이식으로 볼륨감을 주고, 속눈썹 아래의 까만 피부는 잘라주거나 애교살을 만들어 주면 생동감 있는 얼굴로 만들 수 있다.

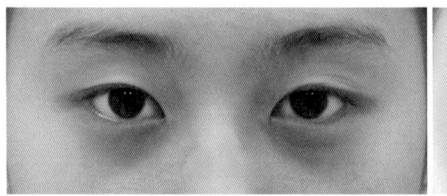 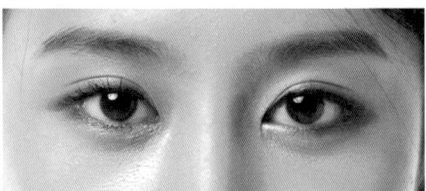

하안검성형술 전후(21세 여성)

02_ 눈밑 지방주머니가 불룩하게 나오고 눈물고랑이 패여 골이 만들어진 경우

– 결막을 통해 눈밑 지방제거를 하고, 눈물고랑이 심한 경우는 인대를 박리하여 눈밑 근육과 유리지방을 재배치한다.
– 가장 흔한 경우로 노화로 인해 눈밑 광대뼈가 약해지고, 그 약해진 공간으로 눈밑 지방주머니가 내려와서 눈물고랑에 걸치므로 다크서클이 생기게 된다.
– 눈밑 앞광대와 미세지방이식으로 볼륨감을 만들어 준다.

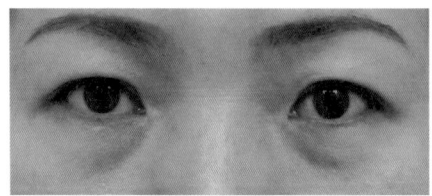 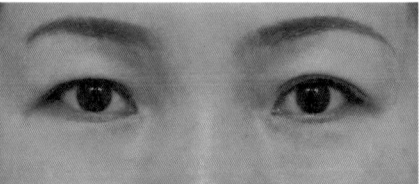

하안검성형술 전후(39세 여성)

03_ 눈물고랑과 함께 인디언주름이 생기고 팔자주름이 심해진 경우

– 앞광대뼈의 발달이 부족하면 지방주머니와 유지인대(눈물고랑인대, 안와인대, 광대인대)가
  처지면서 인디언주름과 팔자주름이 깊어진다.

– 인디언주름을 해결하기 위해서는 뼈에 단단하게 고정되어 있는 유지인대를 끊어서 위로 올려
  주는 MIFT(Midface-lift)수술을 해주면 된다.

＊ 필러나 지방이식만으로 인디언주름을 교정하려고 하면 강력한 유지인대가 볼륨이 채워지는
  것을 방해해서 인디언주름이 더 악화될 가능성이 높아지기 때문에 주의를 요한다.

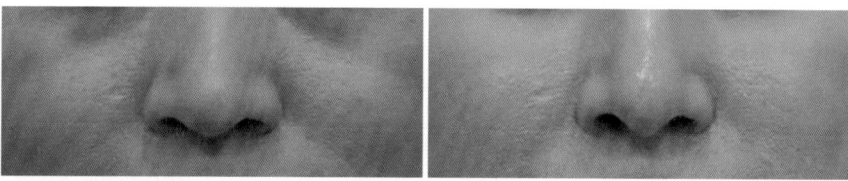

MIFT수술 전후(40세 여성)

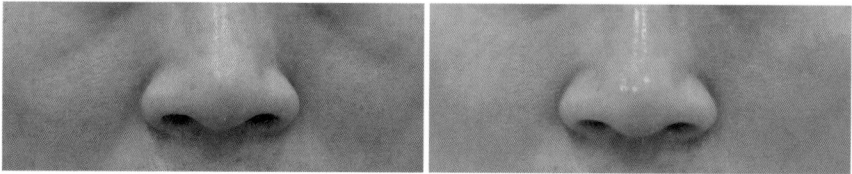

MIFT수술 전후(41세 남성)

노터치 테크닉

하안검성형술은 피부와 안륜근을 함께 절개하여 수술하는 방법과 눈안 결막을 절개하
는 방법이 있다. 노터치 테크닉이란 결막 절개를 통하여 수술을 진행하므로 안륜근(눈
꺼풀을 탱탱하게 집아주는 근육)과 격막을 온전하게 보존하여 주는 수술법이다. 그러
므로 수술 후에는 눈이 뒤집히거나 흉터가 심하게 생기는 것을 예방해줄 수 있다. 또
한 애교살을 보존하여 주므로 자연스러운 눈밑의 라인을 회복하여주는 수술법이다.

Tip

수술시간	마취방법	입원치료	내원치료	회복기간(실밥제거)
30~60분	수면마취	당일 퇴원	1~2회	3~4일

4 童颜手术是寻找
自然的青春的手术

我们都希望即使老也要老得漂亮

随着医学的发展，百岁时代的社会已经到来，在现时代社会里我们每个人都追求渴望拥有年轻健康的美好生活。观察周围的生活圈，明显可以看出虽已是年过70~80岁的老年人，但是还在不断的参加活力充沛的社会活动。

这就说明脸上的岁月痕迹并不代表身体上的衰老，年纪大了也同样可以和年轻人一样正常工作。那脸上的衰老痕迹该怎样解决呢？我想有很多人试过各种昂贵的化妆品，还有做激光或者打肉毒素，但到最后这些方法还是有限的。

童颜手术是治疗老化的根本原因。童颜手术要想获得满意的结果，最重要的是正确观察患者的状态，紧密的掌握其根本原因。

美容整形高手之 Advice_ 01 》

内窥镜眉毛额头提升术

利用内窥镜细致地剪掉固定眉毛的支持韧带和形成眉间皱纹的肌肉，眉毛就随着额头的肌肉（前头肌）自然地提升。

最快显示老化的眼

眼睛是心灵之窗。决定人的第一印象没有比眼睛更重要的部位了。但老化最快产生的部位也是眼周围。所以想要变年轻，最重要是把眼周围变漂亮。

中年以后整形手术中最常见的手术就是矫正眼皮下垂。眼皮下垂不仅眼睛看起来无神，而且有强势的感觉失去生动感。这种情况下主要是利用上眼睑整形术来切除下垂的皮肤进行手术。但是做完手术之后眉毛和眼睛的距离会变窄，眼角和眼内侧的皱纹也会变的更深。因此比起手术之前的印象没有那么乐观。

觉得眼睛无神请用手把眉毛往上提，会使眼皮变薄视野宽广。试过这种方法的人群要考虑内窥镜眉毛额头提升术。头皮和额头境界线上切开小的切口(1厘米左右)，利用最新Full HD内窥镜细致地剪掉固定眉毛的支持韧带和形成眉间皱纹的肌肉，眉毛就随着额头的肌肉(前头肌)自然地提升。不同于以前的额头整形术，把皮肤和额头的肌肉祛除，强制性的提升等方法，所以会长时间保持自然的表情。

内窥镜眉毛额头提升术的类型

01_ 整体眉毛下垂的类型

— 切开眉毛的支持韧带和眉间肌肉缓和眉毛位置和皱纹。

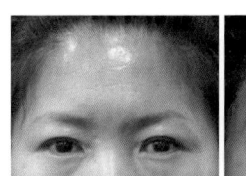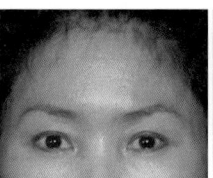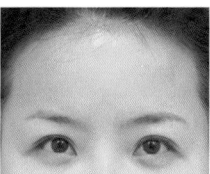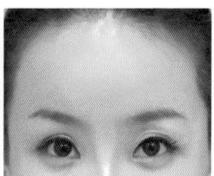

眉毛额头提升术前后(47岁女性)　　　　　　眉毛额头提升术前后(32岁女性)

02_ 整体眉毛下垂的类型

— 演艺明星或眉间肌肉过度发达类型的人群，强拉眉头形成日本武士道的印象。

— 彻底祛除眉间发达的肌肉。

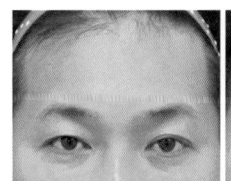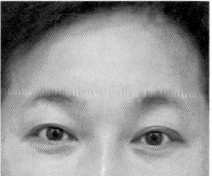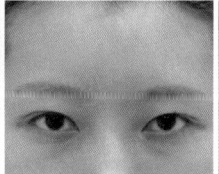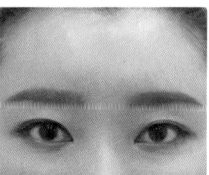

下垂内侧眉毛手术前后(45岁男性)　　　　　　下垂内侧眉毛手术前后(31岁女性)

03_ 不对称眉毛

- 眉毛不对称的原因是骨骼大小不同或前头筋发达的不对称，需要切开额头中央的骨膜，不同程度地提升两边额头才能矫正。
- 大部分双眼皮不对称的主要原因归于不对称的眉毛。可利用眉毛提升矫正此不对称的情况。

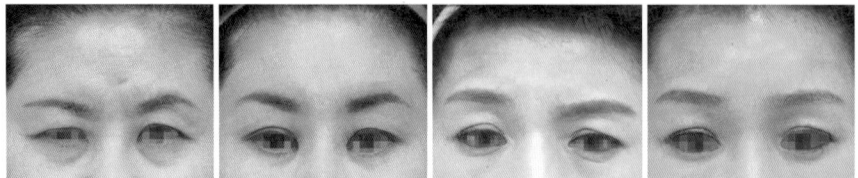

不对称眉毛手术前后(60岁女性)　　　　　不对称眉毛手术前后(48岁女性)

04_ 八字眉

- 维持眉间中央部位的骨膜，提升眉毛周围的额头完成有生动感的脸。

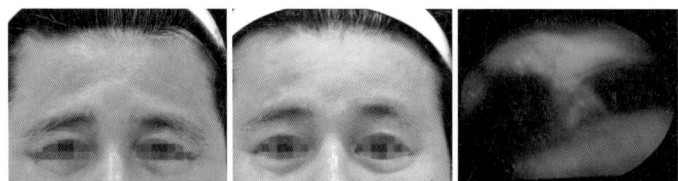

八字眉手术前后(49岁男性)　　　　内窥镜手术照片
　　　　　　　　　　　　　　　　（保存中央部位骨膜）

05_ 眼睑皮肤弛缓症或同时眼睑下垂的类型

- 双眼皮皮肤松弛或同时有老年性眼睑下垂时利用内窥镜手术矫正眉毛的位置，2~3个月后实行眼肌矫正术完成更美丽明亮的眼睛。

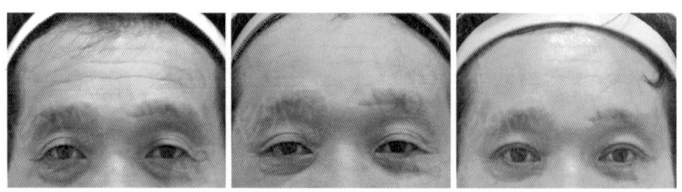

内窥镜手术前后(55岁男性)　　内窥镜手术后　　　　眼肌矫正术后

06_ 异物或骨肿同时存在的类型

- 额头有鼓包或植入了假体时可利用内窥镜手术一并祛除。

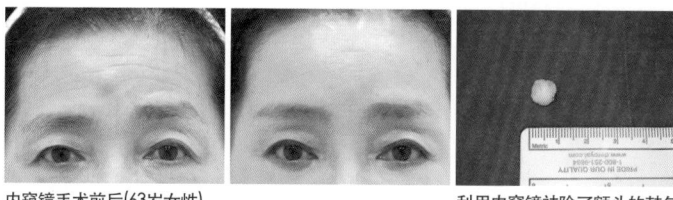

内窥镜手术前后(63岁女性)　　　　　　　　利用内窥镜祛除了额头的鼓包

Tip

手术时间	麻醉方法	住院治疗	访院治疗	恢复时间(拆线)
1小时以内	睡眠 / 全身麻醉	当日可出院	2~3次	3~7天

美容整形高手之 Advice_02 》

面部及颈部皱纹祛除术

面部及颈部皱纹祛除术的主要目的不在塑造我的新形象，而是帮助自己回到10~15年前年轻时的模样，所以手术一定要达到自然效果。

为什么年龄大了脸会显大呢？

面部有支持韧带。所谓支持韧带就是如颧骨和下颌骨坚硬的骨膜上连接皮肤，使其维持紧致感作用的。可是，年纪大了做双颚手术等缩骨术时骨骼和肌肉变弱，自然而然的支持韧带也会松弛。这时面部表情肌肉和脂肪袋下垂，形成印第安皱纹、法令纹、下颌肉(jowl)。由于面部和颈部脂肪袋下垂下颌线变粗，最终显得脸更大。医疗的基本原则是确定疾病的原因并治疗其原因的。只治疗表面上的症状是不能完全被治愈的。比起皮肤下垂，紧贴在骨骼的支持韧带的下垂才是面部下垂的根本原因。所以想变回年轻时的面部线条，使其持续效果长，根本性的治疗方法是剥离松弛的支持韧带，再配置到松弛前的位置。

深层皮肤-肌肉提升术

除皱术要自然、副作用少、效果持续。为了得到这种结果最好的方法是深层皮肤-肌肉提升术。其原因是可以一次性的将皮肤和肌肉一并提升，有助于血液循环，减少副作用，从贴在支持韧带的位置开始剥离，所以能最大限度的祛除皱纹。童颜手术不仅需要提升下垂的皮肤，还包括填充凹陷的皮下脂肪，形成皮肤胶原蛋白的综合治疗。剥离下巴和颧骨支持韧带，只有提升SMAS和platysma才能使效果持续。

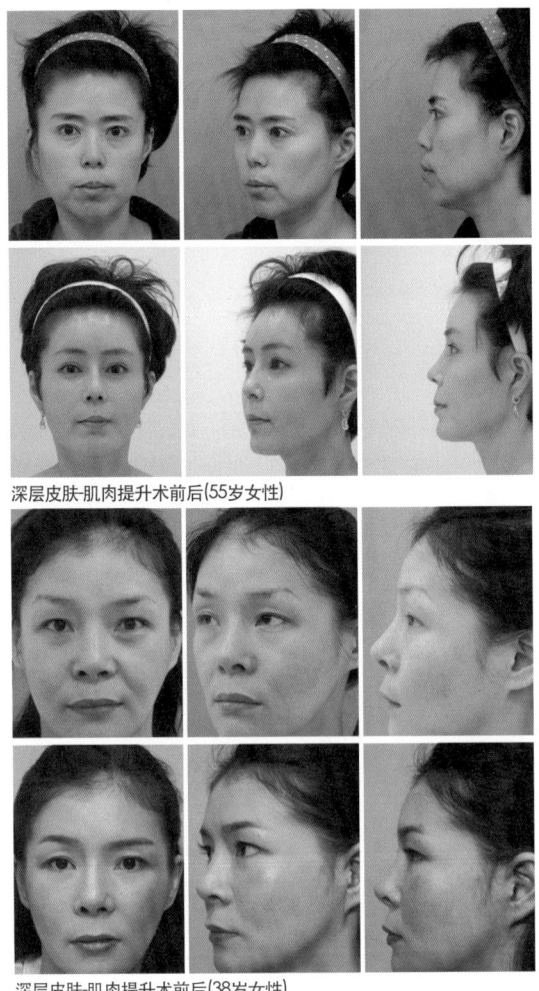

深层皮肤-肌肉提升术前后(55岁女性)

深层皮肤-肌肉提升术前后(38岁女性)

Tip

手术时间	麻醉方法	住院治疗	访院治疗	恢复时间
2~3小时	睡眠／全身麻醉	1~3天	3~4次	1~2周

美容整形高手之 Advice_03 》

下眼睑整形术及中央面部提升术

黑眼圈是眼周围产生深色沟，形成疲惫或愤怒的印象的术语，眼周围是面部老化最先开始的部位，很多年轻人也因此而苦恼。

黑眼圈的类型

01_ 眼底脂肪袋凹陷，显暗淡的类型

－ 这是先天性眼底脂肪不发达的情况，皮肤黝黑者居多。眼底颧骨和脂肪袋利用微细脂肪移植增加饱满度，祛除眼睫毛下黑色皮肤或添加卧蚕，使面部有生动感。

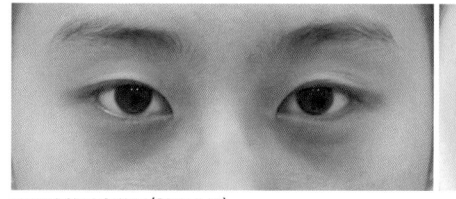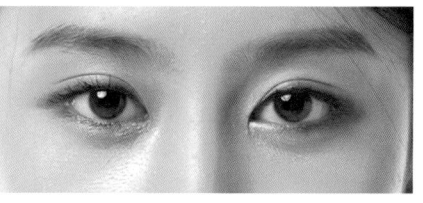

下眼睑整形术前后(21岁女性)

02_ 眼底脂肪袋凸出，泪沟凹陷形成沟的类型

－ 通过结膜祛除眼底脂肪，泪沟严重时剥离韧带，进行眼底肌肉和游离脂肪的再配置。

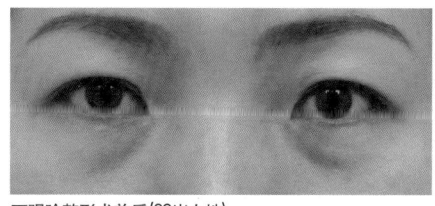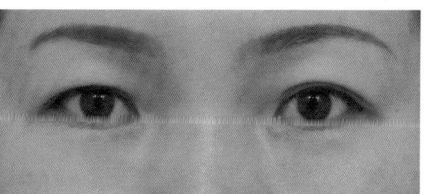

下眼睑整形术前后(39岁女性)

– 是最常见的情况。由于老化眼底颧骨变弱，眼底脂肪袋垂到变弱的颧骨，一直跨到泪沟产生黑眼圈。

– 眼底前颧骨利用细微脂肪移植增加饱满度。

03_ 同时产生泪沟和印第安皱纹，法令纹严重的类型

– 由于老化面部骨骼变弱，支撑韧带(泪沟韧带，眼窝韧带，颧骨韧带)拉长，脂肪袋下垂，最终形成印第安皱纹加深法令纹。

– 为了解决印第安皱纹实行切开并提升牢固在骨骼的支撑韧带的MIFT(midface-lift)手术。

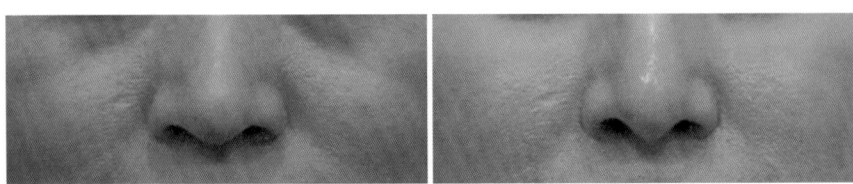

MIFT 手术前后(40岁女性)

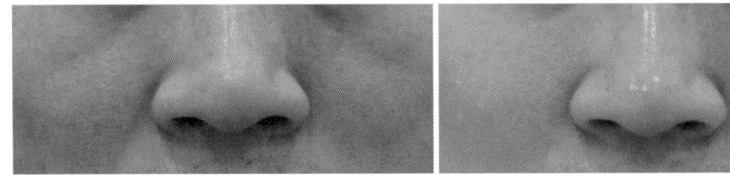

MIFT 手术前后(41岁男性)

无触摸技术

下眼睑整形术的方法有祛除皮肤和眼轮筋的手术方法和切开眼底结膜的手术方法。无触摸技术是，通过切开结膜进行手术，完整的保存眼轮筋(使眼皮紧致的肌肉)和隔膜的手术方法。所以可预防手术后眼底外翻或形成严重疤痕。也是保留卧蚕，恢复自然的眼底曲线的手术方法。

Tip

手术时间	麻醉方法	住院治疗	访院治疗	恢复时间(拆线)
30~60分钟	睡眠麻醉	当日出院	1~2次	3~4天

주름제거(Ⅱ)(祛除皱纹)

안면거상술(面部除皱术)
중안면 노화에 대한 기술적 치료
(对中央面部老化的技术性治疗)

" 왜 나이는
나만 먹는거야? "

"老去的为什么只有我?"

왜 나만 나이를 먹어야 하나? 왜 나만 늙어가는 것이지? 누구는 무슨 수술을 했다는데 정말일까?
수술을 해서 젊어 보이는 건가? 얼굴의 주름이 자신의 나이를 결정짓는다.

为什么只有我老去? 为什么只有我会老? 听说某某做了什么手术, 是真的吗? 是因为做了手术
才显年轻吗? 面部皱纹决定年龄。

강원경성형외과의원(姜元景整形外科医院)

강원경(姜元景)

Profile

성형외과 전문의(整形外科专门医)
대한성형외과학회정회원(大韩整形外科学会正会员)
대한미용성형외과학회 정회원(大韩美容整形外科学会正会员)
고려대학 의학박사(高丽大医学博士)
현 서울 서초구의사회 회장(现首尔瑞草区医学院会长)

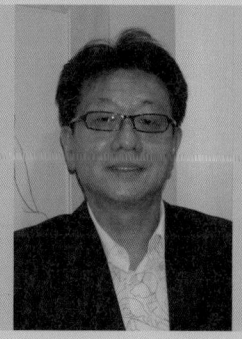

www.imagezoa.com

5 성형에도 철학이 있다

최상의 아름다움은 숙련도와 심미적 감각으로

자신에게 숨겨져 있는 내면의 미를 찾아내어 조화롭게 만드는 것이 진정한 성형일 것이다. 단지 성형을 통하여 일반적으로 정해진 미인의 전형을 만드는 것은 성형이 아니다.

만약에 당신이 많은 고민 끝에 성형을 선택한다면 자신의 모습 속에 숨겨져 있는 아름다움을 완성함으로써 자신감을 주고 스스로에 대한 애정을 갖도록 하는 기준을 제시하고 싶다.

흔히 성형의 기술을 한 가지만 고집하는 부분이 있지만 환자의 케이스에 따라 가장 적합한 방법을 찾는 것이 옳은 길이고 최상의 아름다움을 제시할 수 있는 노하우라 하겠다.

안면거상술

실을 이용한 방법은 물론 얼굴만 당기는 안면거상술부터 얼굴은 물론 목까지 한 번에 당겨 주는 다양한 방법의 안면거상술을 소개하겠다.

간단한 방법의 수술은 효과가 크지 않다

안면거상술이라 하면 제일 먼저 생각나는 것이 '수술할 부위가 넓기 때문에 수술 자체가 힘들거나 수술 후에 부기가 많고 이에 따른 부작용이 많지는 않을까'하고 걱정하는 것이다. 그리고 현재 많은 매체의 광고를 통해 알려진 것처럼 '여러 가지 실을 이용해 간단하게 할 수 있는 안면거상술도 많이 있는데 굳이 복잡한 수술을 할 필요가 있을까' 하는 생각도 있을 것이다. 그러나 간단한 방법들은 간단한 대신 효과가 크지 않거나 오래 지속되지 않는 단점이 있다. 뿐만 아니라 다양한 실을 이용한 방법들 역시 시술 후 부기가 있고 멍이 들 수 있으며 시술 후 실 때문에 여러 가지 부작용이 발생할 수 있다.

수술의 발전으로 기존의 안면거상술과 최신의 방법은 무엇이 다른 점일까?

01_ 부기가 많지 않다.

다양한 종류의 실을 얼굴에 삽입하는 방법보다 오히려 부기가 적은 경우가 대부분이다. 다양한 실을 이용한 방법이 많이 사용되고 있으며 매우 간단한 것처럼 알려지고 있지만 실상은 이것 역시 멍이 들거나 부기가 있다. 이번에 새로 소개하는 최신의 안면거상술은 수술 후 부기가 매우 적어 수술을 경험한 환자들은 한결같이 놀란다.

절개하여 시행하는 쌍꺼풀수술도 2~3개월이 지나야 모양이 제대로 나오는 경우가 많이 있다. 간단하다고 생각되는 쌍꺼풀보다 오히려 부기가 적고 회복이 빠르다는 것이 놀랍다 할 수 있겠다. 이렇듯 특별히 개발한 안면거상술은 수술 후 부기가 매우 적어 수술 다음날 확인해 보면 부기가 현저히 적음을 알 수 있다. 오히려 수술 전보다 안면거상수술의 효과로 인해 빠르게 얼굴이 작아진 것을 느낄 수도 있다.

02_ 수술 후 효과가 미미하지 않을까 걱정할 필요가 없다.

대부분의 경우 늘어진 목까지 당겨주는 수술을 시행하기 때문에 그 효과를 확실히 느낄 수 있다.

많은 성형외과에서는 목을 제외한 안면거상술을 많이 시행하고 있지만 나이가 들어가면 목의 늘어짐 또한 무시할 수 없는 정도이고 옷으로 가릴 수 없을 정도로 심각한 지경에 이를 수 있다.

따라서 늘어진 턱선과 목주름을 확실하게 개선하기 위해서는 제대로 된 안면거상술을 이용하여 늘어진 목까지도 한 번에 당겨주는 것이 더 효과적이다. 거울을 볼 때마다 스트레스가 쌓인 처진 목이 수술 후 매끈해진 모습으로 간단히 변화할 수 있다면 얼마나 좋을까?

03_ 수술 후 흉이 거의 눈에 띄지 않는다.

절개하여 늘어진 피부를 제거하였는데 왜 흉이 문제가 되지 않을까? 이는 바로 늘어진

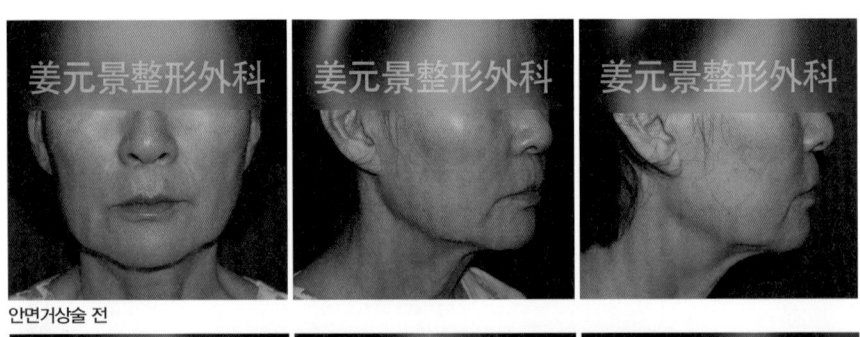

안면거상술 전

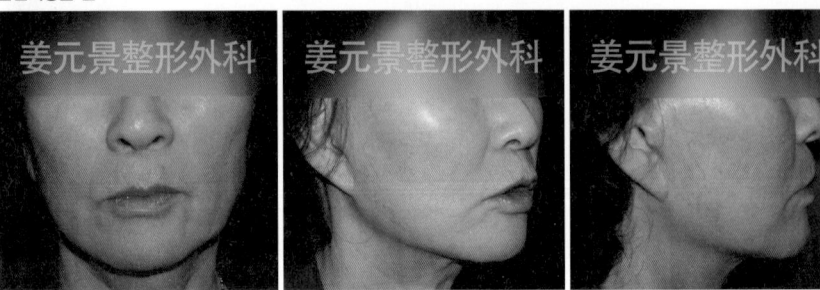

안면거상술 후

피부만 당겨주어 봉합하는 방법이 아니라 피부 아래 층의 얇은 근육까지 미리 당겨주는 제대로 된 방법을 시행하기 때문이다.

이 방법은 피부를 봉합하기 전에 늘어진 얇은 근육을 먼저 당겨 올린 후에 여유 있는 피부를 절제해내고 봉합함으로써 수술 후 봉합한 피부에 가해지는 긴장감이 없기 때문에 흉이 발생할 가능성이 매우 적기 때문이다.

하안검의 재수술도 함께 시행

옆 페이지 환자의 경우에는 하안검의 재수술도 함께 시행하였기 때문에 수술 초기에 다른 환자들처럼 안면거상술만 시행한 경우보다는 더 많은 부기가 있어 보기에도 어색한 면이 없지 않았다.

물론 안면거상술만 시행한다면 수술 초기에도 이 보다는 멍이나 부기가 훨씬 적겠지만 수술 후 다음날도 그다지 부은 것을 느낄 수 없고 오히려 더 작아진 얼굴형을 느끼게 되는 경우가 대부분이다.

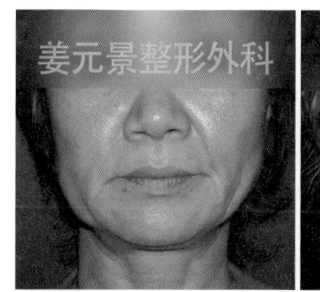
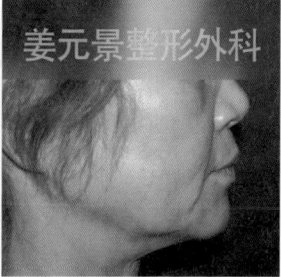

안면거상술 전

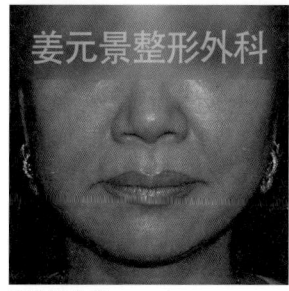
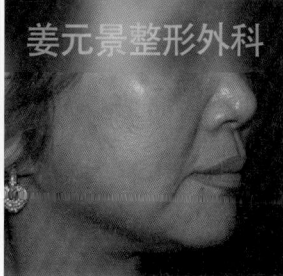
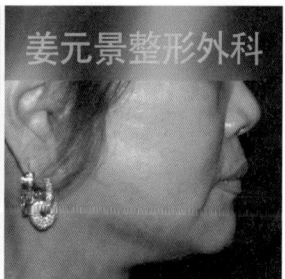

안면거상술 후

수술 후 주의할 점

누워서 쉬는 것보다 많이 움직이는 것이 더 좋다. 힘이 가해지는 활동은 수술 초기에는 피하는 것이 좋지만, 많이 걷고 움직이는 집안일은 평소대로 하는 것이 좋다. 가만히 누워서 쉬는 것은 오히려 부기가 빨리 빠지는 데에는 방해가 된다.

수술 후 경과

수술 후 실밥은 필요하면 2~3일부터 제거하기 시작하여 7일 내에 얼굴의 보이는 곳에 있는 실밥은 모두 제거하게 된다. 모발 속의 보이지 않는 곳의 실밥은 10~12일 정도면 모두 제거한다.

Tip

수술시간	마취방법	입원여부	회복기간	체류기간
3~4시간	전신 / 국소마취	당일	2주일 경과 후	2주

미용성형고수의 Advice_02 »

중안면 노화에 대한 기술적 치료

얼굴의 중심인 중안면 부분이 처져 내려오게 되면 얼굴의 볼륨감이 없어지고 눈밑의 깊은 주름이 점차로 아래로 내려오게 된다. 얼굴의 중심, 중안면의 노화에 대한 수술적 치료.

눈밑의 노화된 모습을 개선하는 하안검성형술

눈을 중심으로 하여 그 윗부분에는 상안검과 눈썹, 이마가 있으며 눈을 중심으로 하여 아래 부분은 하안검(아래 눈꺼풀)과 뺨으로 이루어져 있다. 눈 주위는 피부가 얇고, 미세한 근육의 움직임이 많을 뿐 아니라 해부학적으로 근육이 바로 피부에 연결되어 있어 감정에 따른 미세한 변화까지 바로 겉으로 표현되는 특수한 부위이다. 그러므로 노화에 따른 변화가 가장 일찍부터 발생하는 곳이 바로 눈 주위이다.

특히 하안검의 나이 듦에 따른 변화는 매우 일찍부터 시작되는 경향이 있어 20대 후반만 되어도 눈밑이 불룩해지고 깊은 주름이 발생하는 사람도 있다. 30대 후반 혹은 40대 초반만 지나도 눈밑의 변화된 모습에 고민하는 경우를 많이 볼 수 있으며, 거의 예외 없이 40대 중반 이후에는 정도의 차이가 있을 지라도 눈밑의 변화로 늙어 가는 모습을 먼저 느끼게 된다.

그러므로 일찍부터 하안검의 노화된 모습을 개선하는 많은 방법들이 고안되어 왔으며 얼굴에서 가장 많이 수술하는 것 중의 하나가 하안검성형술이다.

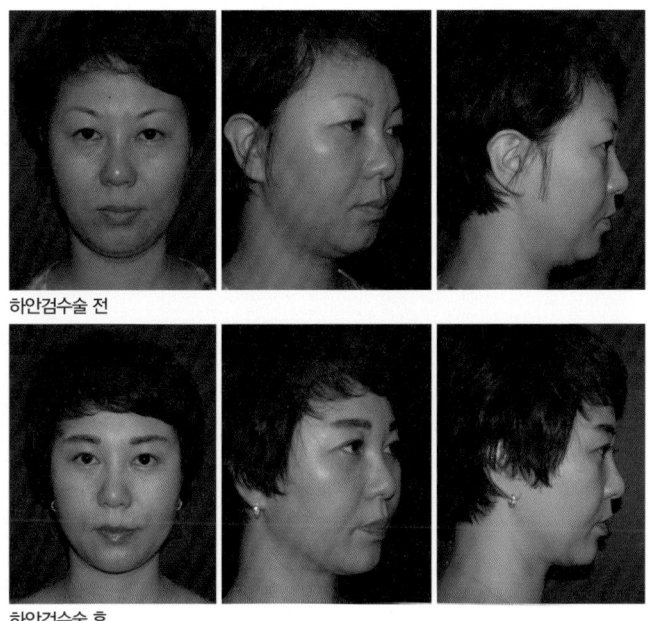

하안검수술 전

하안검수술 후

하안검성형술시 고려해야 할 중요한 한 가지

눈의 윗부분인 상안검과 이마 사이에는 눈썹이 있어 이 두 부위를 나누어 주고 있지만 반면에 눈의 아랫부분인 하안검과 뺨 사이에는 눈썹이 없다. 이는 누구나 알고 있는 사실이기는 하나 매우 중요한 포인트이다.

대부분의 환자나 의사들이 하안검 자체만 보고 이 부분을 개선하고자 하는 경향이 있으나 눈의 아랫부분에는 눈썹이라는 가로막는 구조물이 없기 때문에 하안검과 함께 처진 뺨의 모습이 동시에 개선되어야 스스로 보기에 혹은 다른 사람이 보기에도 뭔가 더 젊어지고 활기찬 모습을 느낄 수 있다는 사실이다. 다시 말해서 하안검과 동시에 처진 뺨이 함께 개선되어야 더 좋은 수술 결과를 나타낸다.

얼굴의 중앙에 위치하여 중안면이라고 불리는 부분이 처져 내려오게 되면 젊었을 때 가지고 있던 볼륨감이 없어지고 눈밑의 깊은 주름이 점차로 아래로 내려오게 되고 사람에 따라서는 광대뼈의 모양이 더 드러나는 모습으로 변하게 된다.

그래서 10여 년 전부터 내시경을 이용하여 중안면의 노화된 모습을 젊게 보이는 수술을 많이 시행하게 되었다. 그러나 내시경을 이용한 중안면거상술을 한다고 하더라도 하안검성형술을 추가로 해야 하였고 비싼 수술비, 수술 후 오래가는 부종, 환자가 심리적으로 느끼는 부담감이 많았던 것도 사실이었다. 새로운 개념에 따른 해부학적 지식의 발전과 수술방법의 발달로 인하여 하안검수술과 동시에 중안면부의 개선이 비교적 쉬울 뿐 아니라 더욱 좋은 효과를 나타낼 수 있게 발전되었다.

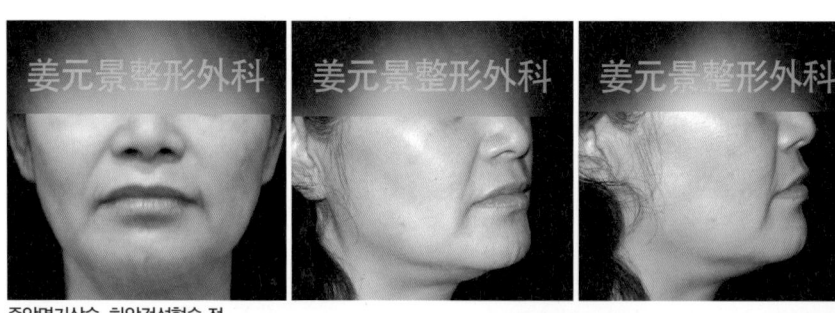

중안면거상술, 하안검성형술 전

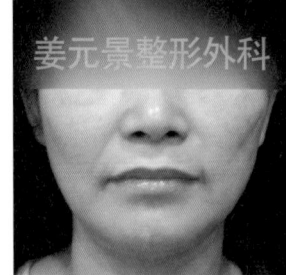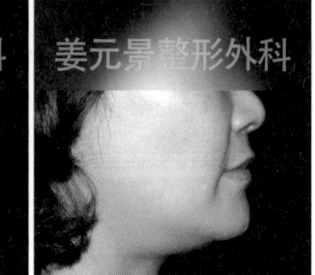

중안면거상술, 하안검성형술 후

수술의 결과

수술 후에 매우 자연스런 모습으로 변화된 모습을 느낄 수 있다는 것이 이 수술 최대의 장점이다. 수술 후 주변에 있는 친구들에게 뭔가 모르게 '얼굴이 좋아졌다'라는 말을 듣기도 한다.

수술 후 경과

수술 전 눈밑에 여러 겹의 주름들이 있었으나 중안면거상술과 함께 시행한 하안검거상술 후 자연스런 모습으로 변화된 얼굴의 굴곡을 볼 수 있다. 이에 따라 젊어진 효과가 더욱 커진 것을 알 수 있다.

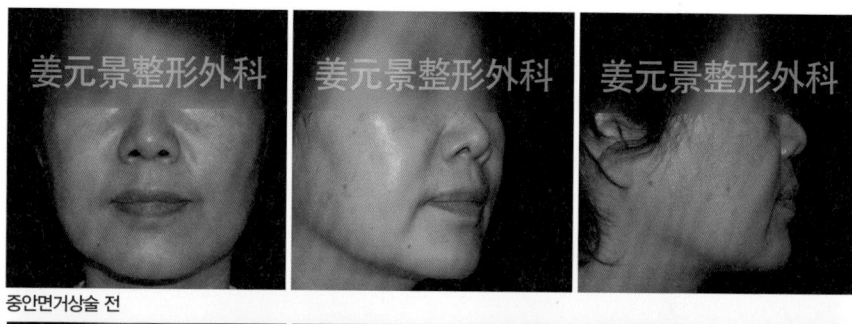

중안면거상술 전

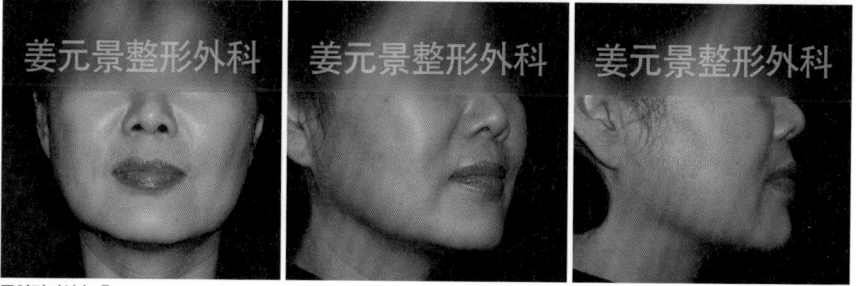

중안면거상술 후

Tip

수술시간	마취방법	입원여부	회복기간	체류기간
2시간 내외	국소마취	–	약 2주	1주일(혹은 7일) 내외

5 整形也是
一门哲学

至高无上的美在于医生的熟练度和审美感觉

至高无上的美在于医生的熟练度和审美感觉。

真正的整形是挖掘隐藏的内在美，使其协调和谐。通过整形塑造千篇一律的典型的美人并非真正意义上的整形。

如果你是经过反复苦恼之后决定的整形，那么很想提醒你，整形要完成内在隐藏的美，使得自己获得自信，还要让自己更加爱自己。

大部分的整形技术只限于一种，但根据患者不同的情况选择适合本人的方法才是正确的，也可谓提供至高无上的美的技术。

面部除皱术

以下介绍利用线只做面部提升的除皱术，以及面部到颈部都可以提拉的多种除皱术。

手术方法过于简单，则效果不显著

提到面部除皱术，很多人首先担心的是手术部位面积过大，手术本身有难度，或者术后肿胀严重，以至于会有严重的副作用。同时，很多宣传媒体上介绍可以简单地用线来做提拉术，对于非要用复杂的手术来做是否有必要提出疑问。

但简单的方法因简单还是有其短处的，例如效果不显著，持续时间比较短等等。而且利用各种线来提拉的方法，术后同样也会有浮肿或淤青，还可能因为线引发各种副作用。

随着手术技术的发展，最新的手术方法与过去的面部除皱术有哪些不同呢？

01_ 肿胀少

相比埋多种线的方法，大部分情况下反而肿胀少。很多人都知道埋线提升，也认为埋线很简单，但实际上埋线提升也会有淤青和肿胀。此次介绍的最新面部除皱术，术后肿胀少，连接受过手术的患者也都惊讶于有如此不肿的手术。切开双眼皮手术也需要2~3个月才能恢复到自然的形状，令人惊讶的是最新面部除皱术比简单双眼皮手术肿胀少，而且恢复更快。如此开发的面部除皱术术后第二天也不会有太多的肿，反而会感觉到短时间内因手术效果使得脸变小了。

02_ 术后无需担心效果微小

一般情况下，除皱术是将松弛的颈部也一并提拉，因此效果非常显著。很多整形外科的除皱手术是除颈部以外的除皱术，而随着年龄的增长，颈部松弛不容忽视，甚至可能会达到无法用服饰来掩盖的程度。

因此为了彻底改善松弛的下颌和颈纹，像这种连同颈纹一并提拉的面部除皱术效果更佳。每当照镜子时因松懈的脖颈而备感压力时，如果能通过手术还原光滑的颈部该有多好？

03_ 术后几乎看不出疤痕

通过切开将下垂的皮肤切除，为何不用担心疤痕问题呢？这是因为手术不仅是将松弛的皮肤提拉缝合，而且把皮肤下薄薄的肌肉层也同时提拉缝合的缘故。

这种方法是缝合皮肤前，先把松弛的薄薄的肌肉层提拉后再将多余的皮肤切除掉，使术后缝合的皮肤没有压力，因此减少留疤的可能性。

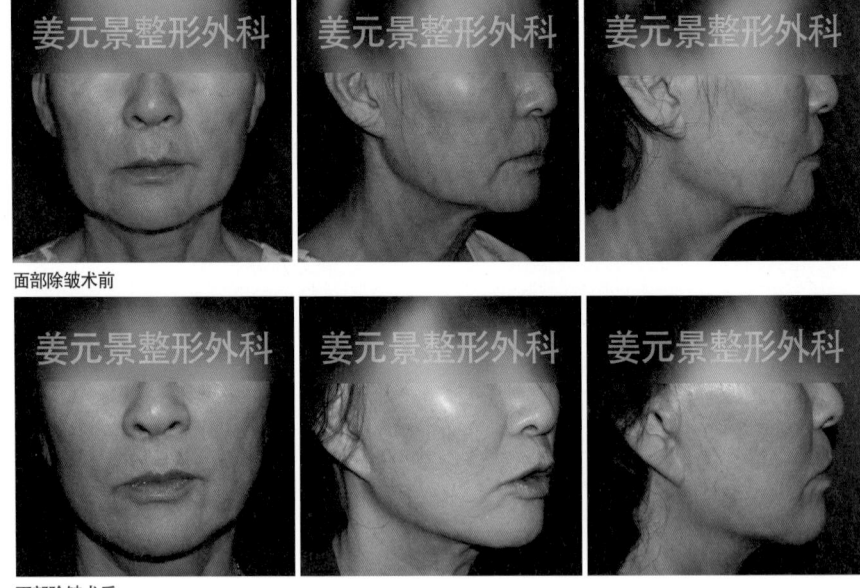

面部除皱术前

面部除皱术后

同时并行下眼睑的再手术

侧页照片中患者并行了下眼睑的再手术，所以手术初期会比只做面部除皱术的患者相对肿胀多一些，看上去也有些不太自然。如果只做面部除皱术，手术初期肿胀和淤青会少很多，即使第二天也不会肿，大部分情况下反而会觉得脸明显变小了。

术后注意事项

术后多活动会比躺着休息更有助于恢复。手术初期要避免需要用力的活动，但建议多走动，也可以如平常做家务。躺着静养反而会影响恢复。

术后经过

术后根据需要2~3天开始拆线，一周内面部可见的线都会拆掉，头发内的线一般术后10~12天拆。

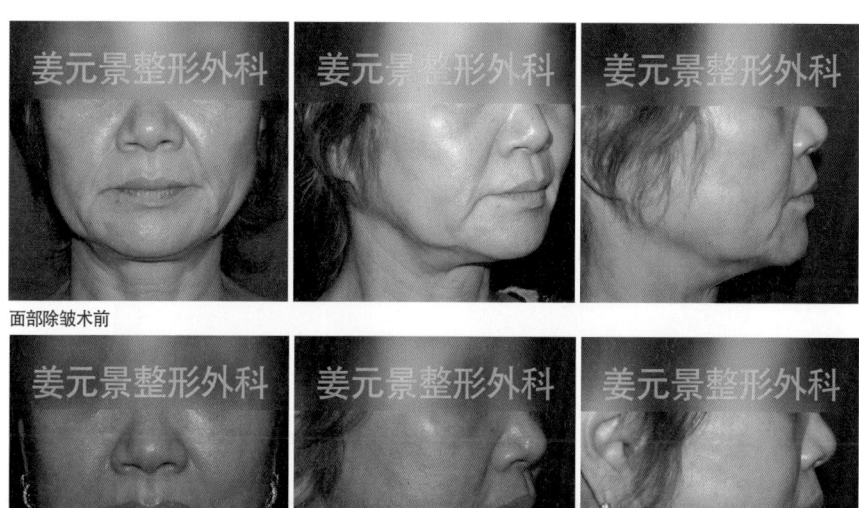

面部除皱术前

面部除皱术后

Tip

手术时间	麻醉方法	是否住院	恢复时间	停留时间
3~4个小时	全身／局部麻醉	当天住院	手术后两周	2周

中央面部老化的技术性治疗

面部中心的中央面部区下垂的话，不仅面部失去以往的立体感，还会使下眼睑皱纹加深并逐渐下垂。对面部的中心即中央面部老化的技术性治疗。

改善眼底老化的下眼睑整形手术

以眼睛为中心，上方有上眼睑、眉毛和额头，下方由下眼睑与脸颊组成。眼部周围皮肤薄，细微的肌肉活动较多，而且从解剖学来看，眼部作为肌肉与皮肤紧紧相连的部位，细微的感情变化也会直接体现出来，因此此老化最早出现在眼部周围。

尤其是下眼睑，根据年龄的变化会从早开始出现变化。有些人从20代后半起，眼底开始凸起，开始形成深纹。30代后半或40代初期，大部分人因为眼底变化而苦恼，到了40代中后期，即使有程度差异，但几乎都会感到因眼底变化而老去的模样。

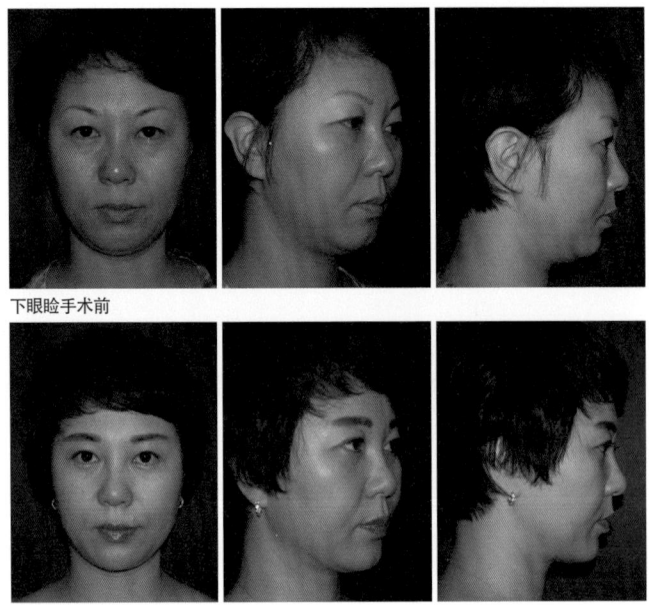

下眼睑手术前

下眼睑手术后

因此很早开始就研究并实行了各种改善下眼睑老化的手术方法，面部整形中做的最多的也是下眼睑整形手术。

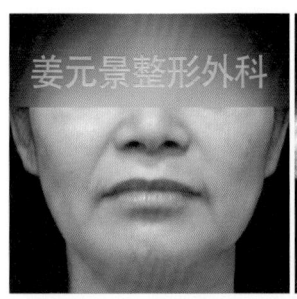
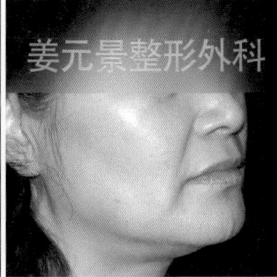
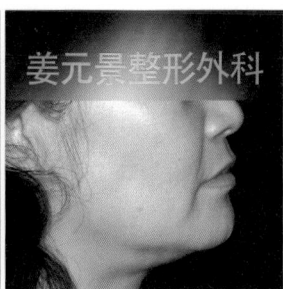

中央面除皱手术，下眼睑手术前

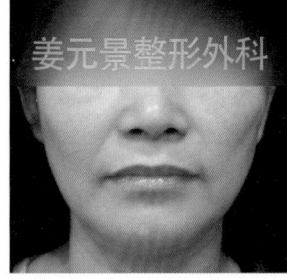
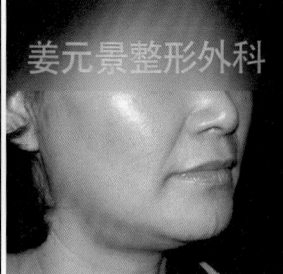
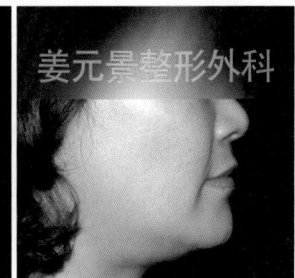

中央面除皱手术，下眼睑手术后

下眼睑整形手术的注意事项

眼睛上方的上眼睑与额头之间的眉毛将这两个部分分开，但是眼睛下方的下眼睑部分与脸颊间没有眉毛。这是人人皆知的且非常重要的部分。大部分的患者或是医生们只看到下眼睑问题，只针对下眼睑改善的情况较多。但事实上下眼睑没有可以横隔眼睑和脸颊的眉毛，因此要将下眼睑与下垂的脸颊同时改善，才能让自己或别人感觉到更年轻，更有活力。也就是说下眼睑与下垂的脸颊同时改善才能获得更好的手术效果。脸部中央的部位叫做中央面，这部分皮肤下垂的话，年轻时曾拥有的脸部立体感会消失，下眼睑下方的深纹也会渐渐下垂，根据不同个体其颧骨外突也变得更明显。所以从10多年前起就实行了很多利用内视镜改善老化的中央面的返老还童术。但利用内视镜的面部除皱术，还要追加下眼睑手术，因此对于患者来说，昂贵的手术费用、术后长久的肿胀以及心理负担重却是事实。

手术的结果

手术后能呈现自然变化的效果是该手术的长处。手术后会让周边朋友感觉到你的变化，也会经常听到'悄悄变美了'之类的话。

手术后的过程

手术前下眼睑有多层皱纹，但是与中央面的除皱手术并行的同时做下眼睑手术后，能看到自然变化的面部曲线，从而使年轻的效果更加明显。

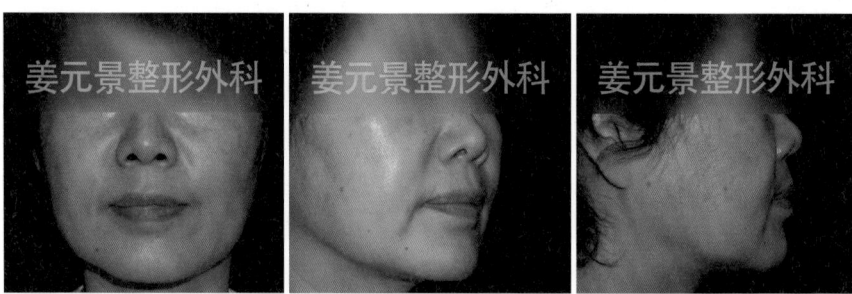

中央面除皱手术前

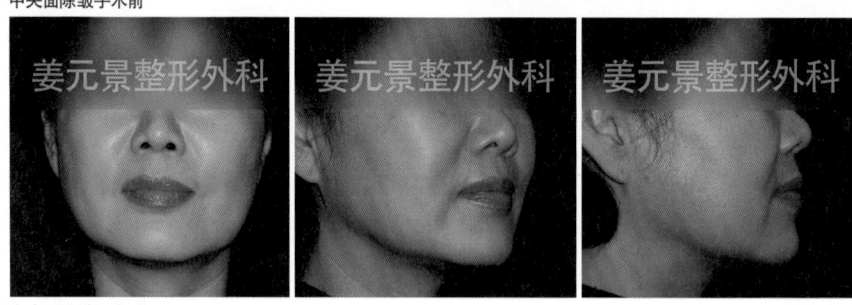

中央面除皱手术后

Tip

手术时间	麻醉方法	住院与否	恢复时间	停留时间
2小时以内	局部麻醉	–	2周左右	1周左右

" 미운 오리 새끼 하지정맥류 "

" 丑陋的下肢静脉曲张 "

하지정맥류는 질환 자체가 환자에게 치명적 질환이 아니며 미용적 개선을 위한 경우가 많으므로, 특히 합병증과 위험성이 적은 치료법을 택하는 것이 중요하다.

下肢静脉曲张不是致命性疾病, 主要以美容改善为目的, 因此要选择并发症和危险性低的治疗方法更为重要。

연세에스병원(延世S医院)

심영기 (沈荣基)

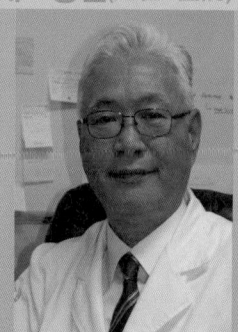

Profile
성형외과 전문의(整形外科专门医)
연세대학교 의과대학 의학박사(延世大医科大学医学博士)
중국 대련병원 설립(中国大连中山南山下肢静脉曲张专科设立)
대한정맥학회창립(大韩静脉学会创立)
중국 북경병원 설립(中国北京爱斯克静脉曲张专科设立)

www.yssh.kr

6 미용적 개선을 위해 시술받는 경우 많아

임신 출산 후 30대 여성 이상 중년에게서 많이 나타나

정맥류란 판막이 망가지게 되면 풍선에 바람을 불어 넣듯이 정맥 안에 피가 심장으로 올라가지 못하고 역류되면서 가득 차게 된다. 그러면 정맥에 혈압이 높아지며 장기간 방치하게 되면 정맥이 이 압력을 이기지 못하고 점점 튀어 오르고 구불구불해지면서 총 정맥의 길이도 늘어나는 것을 말한다.

정맥류는 30대 이상의 여성에서 임신 출산 후에 남성보다 많이 생긴다. 또 유전성이 있어 가족 중에 한 사람이 정맥류가 있으면 본인에게 정맥류가 생길 확률이 30~40% 이다.

하지만 하지정맥류는 질환 자체가 환자에게 치명적 질환이 아니며 미용적 개선을 위한 경우가 많으므로 정확한 진단과 함께 적절한 치료의 선택이 중요하다. 특히 합병증과 위험성이 적은 치료법을 택하는 것과 재발되지 않는 방법을 선택하는 것이 가장 중요하다.

초기에는 불편함과 통증이 없고 서서히 진행되기 때문에 대부분 심해져서 병원을 찾는다. 정맥류가 심해지면 무릎과 허리가 아프고 관절염이 생기기도 하고 다리 피부가 썩기도 한다. 일단 정맥류가 생기면 운동이나 기타 민간요법으로 좋아지지 않는다. 오히려 시간이 지날수록 심해진다.

미용성형고수의 Advice _ 01 »

하지정맥류

정맥 판막이 망가져서 혈관이 밖으로 지렁이같이 흉하게 튀어나오는 질환이다. 정맥순환이 원활하지 못하여 노폐물이 조직 사이에 쌓이고 피부염, 혈전성정맥염, 피부궤양 등을 일으킨다.

다리에 쥐가 나고 쉽게 피로

하지정맥류는 초기에는 고장난 판막에서 역류되는 피의 양이 적어서 증상을 거의 느끼지 못하지만 시간이 지남에 따라 점점 역류되는 혈액량이 많아지기 때문에 다리의 중압감이나 다리에 쥐가 잘나고 쉽게 피로해지는 등 증상이 생긴다.

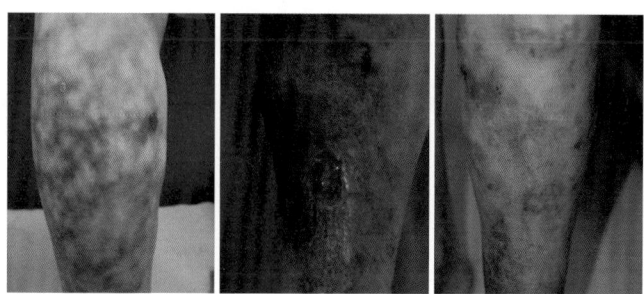

하지정맥류 합병증 모습

정맥류 초기에는 1~2㎜ 굵기의 붉은 혈관이 가늘게 나타난다.(1기_ 모세혈관확장증, 거미상정맥 Spider Vein) 푸른빛을 띠며 2~3㎜로 굵어지면서 구불구불해진다.(2기_ 냉면

발 굵기) 3~4㎜ 굵기의 푸른 정맥이 라면발과 같이 돌출된다.(3기_ 라면발, 4기_ 우동발) 손가락 굵기의 굵은 정맥이 보기 흉하게 튀어나와 있다.(5기_ 손가락 굵기) 정맥류가 있는 부분에 피부궤양이 있다.(6기_ 혈전성정맥염, 피부궤양)

쉽게 알아보는 자가진단법

집에서 가장 쉽게 알 수 있는 대표적인 초기증상은 다리에 파란 혈관이 구불구불해지고 튀어나와 보이는 것이다. 만약 이런 증상이 있다면 일단 정맥류를 의심해야 한다. 또 정맥류는 유전되므로 부모님이나 일가친척에 정맥류가 있다면 일단 의심해 보는 것이 좋다.

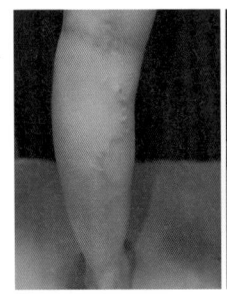 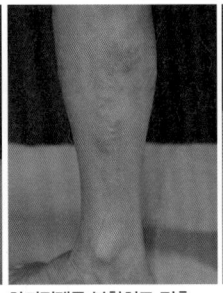 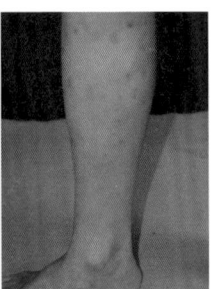

하지정맥류 복합치료 전후   하지정맥류 복합치료 전후

어떤 병이든 조기에 치료하면 고생도 덜하고 후유증도 적다. 자신이 스스로 진단할 수 있는 정맥류의 증상을 알면 일찍 병원에 조기검사를 받으러 갈 수 있다. 다음 항목 중 3가지 이상의 증상이 있으면 일단 자세한 혈류검사를 받는 것이 좋다.

01_ 다리가 무겁다.
02_ 조금만 걸어도 다리가 쉽게 피로해진다.
03_ 다리에 쥐가 잘 난다.
04_ 다리가 자주 붓는다.
05_ 다리를 올리고 있으면 다리가 아주 편해진다.
06_ 다리 혈관이 꼬불꼬불하다.

07_ 다리 혈관이 남보다 튀어나와 있다.

08_ 다리에 피부병이 생기면 잘 낫지 않는다.

정맥류의 진단

조기에 정확히 진단받고 치료받는 것이 고생을 덜하는 지름길이다. 정확한 치료와 재발을 최소화하기 위해서는 정확한 혈류 진단이 필수적이다. 정밀검사를 해서 어느 부분의 혈관이 망가졌는지를 정확히 알아내야 좋은 치료결과를 얻을 수 있다. 가장 대표적인 진단 장비는 PPG, 도플러 혈류 측정기, 칼라 초음파 진단기 등이 있다.

정맥 질환에서 진단은 초음파, 도플러 등의 비침습적인 검사가 필수적이며, 복잡하고 통증이 있었던 정맥조영술을 대체하여 외래에서 정맥 질환을 실시간으로 정확하게 진단할 수 있게 되었다. 정확한 진단을 위해서는 의사의 혈역학적(Hemodynamic) 지식과 숙련된 기술이 요구된다.

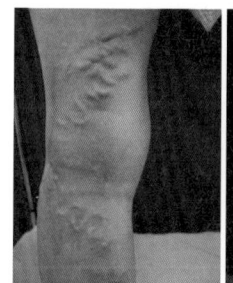
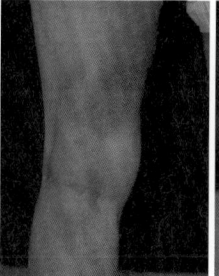
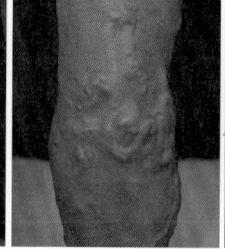
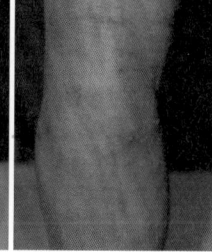

하지정맥류 복합치료 전후   하지정맥류 복합치료 전후

초기에 일찍 정맥류로 밝혀지면 혈관경화요법(주사요법)과 같이 아주 간편하게 수술하지 않고 주사로 완벽하게 치료할 수 있다. 출혈도 없고 통증도 없으며 당연히 흉터도 없다.

대부분의 환자들은 정맥류가 무엇인지 잘 모르고 초기에는 통증이 없으므로 관심이 없다. 이렇게 오래 방치하면 정맥 판막이 점점 심하게 망가져서 간단한 치료로는 치료되지 않고 거의 모두 재발되므로 수술해야 한다.

하지정맥류의 치료

하지정맥류는 미용적 개선을 위해 치료받는 경우가 많으므로 합병증과 위험성이 적고 재발되지 않는 치료법을 선택해야 하는 것이 가장 중요하다.

정확한 진단과 적절한 치료의 선택이 중요

하지정맥류의 치료는 크게 보존요법, 혈관경화요법 및 수술요법이 있으며 정확한 진단과 함께 적절한 치료가 중요하다. 질환 자체가 환자에게 치명적인 질환이 아니며 미용적 개선을 위한 경우가 많다. 특히 합병증과 위험성이 적은 치료법을 택하는 것이 중요하다. 또한 재발되지 않는 방법을 선택하는 것이 가장 고려해야 할 사항이다. 정맥류 치료 목적은 혈액순환의 개선, 하지궤양의 예방 및 치료, 미용적인 개선, 증상의 완화 등이다. 가장 이상적인 치료법은 수술시 안전한 국소마취법 및 정맥마취법을 채택하고 최소 흉터, 최소의 재발율, 최소 통증, 최소한의 신경손상을 주는 것이다.

하지정맥류의 치료법

1. 보존법

01_ 고탄력 압박요법

의료용 고탄력 스타킹(Medical Compression Stocking)은 증상을 완화시키고 증상이 악화되는 것을 방지해주는 역할을 한다. 발목의 압력을 100%로 보았을 때 무릎 부분은 70%, 서혜부는 40%로 압력이 위로 올라갈수록 약해지게 제작되어 정맥의 순환을 촉진시켜 준다. 주로 압력등급 2등급을 사용하며 수술 후 3개월 착용이 원칙이다.

02_ 정맥학에서의 약물치료

정맥류가 있을 경우 정맥강장제, 모세혈관강장제, 임파강장제 등의 약물치료로 증상이 완화될 수는 있으나 근본 치료는 되지 않는다.

2. 혈관경화요법

혈관경화요법은 주로 미용 목적으로 보기 싫은 가는 혈관을 없애는 치료법이다. 정맥 혈관 내에 혈관경화제를 주입하여 혈전을 만들고 영구적으로 섬유화시켜 보기 싫은 혈관을 없애 준다. 유럽에서는 이미 30~40년 전부터 안전하게 사용되어 왔다. 혈관경 화요법은 수술을 대체하는 치료 혹은 수술 후의 보충적 치료로 사용된다.

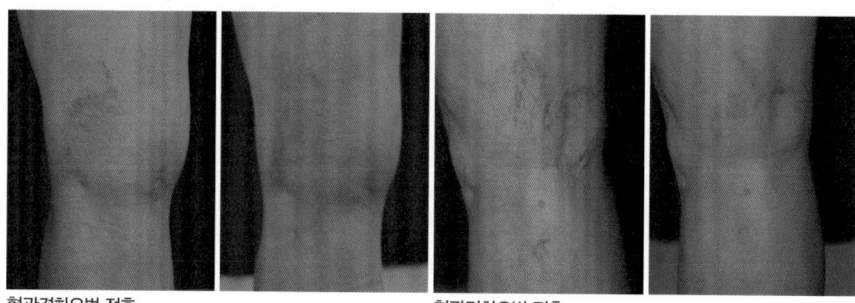

혈관경화요법 전후   혈관경화요법 전후

3. 초음파 유도 혈관경화요법

초음파 유도 혈관경화요법(DGS, Duplex Guided Sclerotherapy)은 1989년 프랑스에 서 개발된 치료법이다. 초음파 화상을 통해 혈액의 역류가 되는 정맥의 혈관 내경에 직접 경화제를 주입하여 혈액의 역류가 되는 근원을 치료할 수 있는 탁월한 방법이다.

4. 수술요법

정맥류가 아주 심할 때 사용해왔던 치료법으로서 병원에 입원해서 전신마취로 모 든 혈관을 제거하는 방법이다. 단점은 흉터가 크게 남고 일상생활에 지장을 받는다.

5. 최신요법

01_ 레이저 FVI T_ 입원 없이 부분마취로 정맥류 부분을 레이저로 응고시키는 레이저수술
02_ 고주파 열응고요법 VNUS_ 입원 없이 부분마취로 정맥류 부분을 고주파로 응고시키는 수술
03_ 냉동수술요법_ 입원 없이 부분마취로 정맥류 부분을 냉동수술기로 냉동시키는 수술

6. 복합수술요법의 결과

복합수술요법이란 정맥류의 경중에 따라 그리고 혈관의 굵기에 따라 치료법을 양주 칵테일하듯이 치료법의 장점을 취합하여 치료하는 방법을 말한다. 모든 치료에 기본 적이며 공통적으로 포함되는 것은 혈관경화요법 + 압박스타킹요법이다.

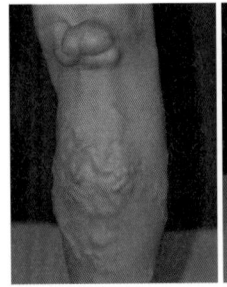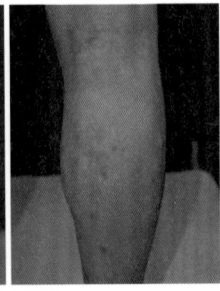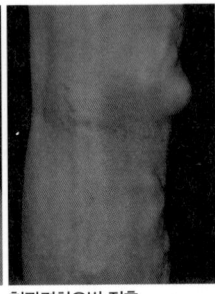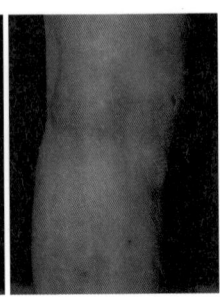

혈관경화요법 전후   혈관경화요법 전후

복합(칵테일)요법의 여러 가지 응용사례

01_ 모세혈관 확장증, 세정맥확장증 등 경증의 정맥류_ 혈관경화요법 + 압박스타킹요법

02_ 중간 정도의 정맥류_ 초음파유도혈관경화요법, 레이저요법, 고주파 응고, 냉동수술요법, 혈관
경화요법 + 압박스타킹요법

03_ 심한 정맥류_ 전통적 수술요법, 정맥절제술 + 초음파유도혈관경화요법, 레이저요법, 고주파
응고, 냉동수술요법, 혈관경화요법 + 압박스타킹요법

7. 복합수술요법의 결과

1995년부터 4만명 이상의 하지정맥류 환자를 복합요법으로 치료한 결과 0.1%에서 재 발한 경우를 제외하고는 합병증이나 부작용이 거의 없었다.

Tip

수술시간	마취방법	입원여부	회복기간	체류기간
1시간	국소마취	당일	1주일	8~9일

림프부종

림프부종은 암수술시 림프절 제거가 주원인이다. '줄기세포치료'를 이용하여 평균 80%의 부종이 감소
된다.

림프부종은 림프계의 순환장애를 말한다

림프액이 순환계로 빠지지 못하고 피부 및 피하지방 안에 비정상적으로 림프액이 축
적되면서 고농도 단백질로 변화되어 팔과 다리가 비정상적으로 크게 붓는 증상을
말한다. 림프부종은 유방암의 경우 수술만 한 경우 2~27%, 방사선 치료만 한 경우
9~36%의 환자에서 림프부종이 발생한다.

특히 암수술 환자의 증가로 림프부종 환자가 늘어나는 추세다. 암세포가 다른 부위로
전이되는 것을 막기 위해 림프절 절제수술, 방사선 치료, 항암제 치료 등을 한다. 환
자에 따라 미세림프수술 및 림프흡입수술 등 복합요법을 이용해 치료 후 평균 70% 이
상 림프부종이 감소했고, 효과가 좋은 경우에는 80~100%까지 부종을 줄일 수 있다.

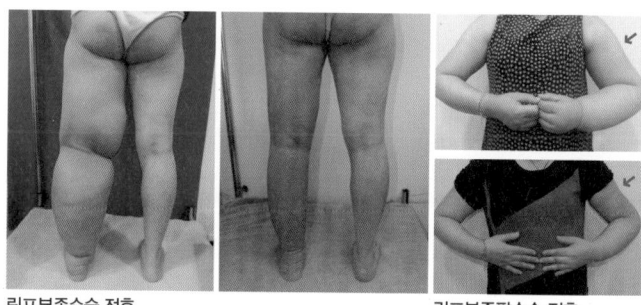

림프부종수술 전후   림프부종팔수술 전후

Tip

수술시간	마취방법	입원여부	회복기간	체류기간
5시간	전신마취	2주	2주	3주

6

为美容改善
而接受治疗

妊娠分娩后的30代以上中年女性患者较多

所谓静脉曲张是指瓣膜损坏的情况下，静脉内血液不能流向心脏而产生逆流，静脉如同吹气球一样被充满。静脉血压增高，长时间放置不管，静脉承受不住其压力而渐渐歪歪曲曲突起的同时，总静脉的长度也会增加。

相对于男性来说，静脉曲张在妊娠分娩后的30代以上女性比例更高。而且具有遗传性，如果家族中有一人患有静脉曲张的话，那么自己患有静脉曲张的比率为30~40%。

但是下肢静脉曲张并非致命性疾病，主要以美容改善为目的的患者较多，因此需要正确的诊断和适当的治疗，特别是选择并发症和危险性低的治疗方法最为重要。

病症初期没有不便和痛感，但随着病症的加重大部分人会入院治疗。静脉曲张严重时，膝盖和腰部有痛感，还会引发关节炎，腿部皮肤也会出现溃烂。患有静脉曲张时，通过运动和民间疗法是得不到改善效果的，反而会随着时间加重病情。

下肢静脉曲张

下肢静脉曲张是指静脉瓣膜损坏，血管如同蚯蚓一样凸露出来的疾病。静脉循环不畅通，废物堆积在组织之间导致皮肤炎、血栓性静脉炎、皮肤溃疡等疾病。

腿部小腿抽筋容易疲劳

下肢静脉曲张初期，由于损坏的瓣膜中逆流的血量较少，因此几乎感觉不到病症，但是随着时间的推移，逆流的血量增多，腿部会感到重压感或者小腿抽筋以及易疲劳等症状。

静脉曲张初期，将呈现1~2㎜的红色纤细血管。(1期_ 毛细血管扩张症、蜘蛛网型静脉Spider Vein) 呈蓝色，增至2~3㎜粗细时会变得弯弯曲曲。(2期_ 冷面丝粗细) 3~4㎜粗的蓝色静脉像泡面丝一样突出。(3期_ 泡面丝，4期_乌冬面丝) 手指粗细的静脉凸露出来。(5期_ 手指粗细) 有静脉曲张的部分会产生皮肤溃疡。(6期_ 血栓性静脉炎、皮肤溃疡)

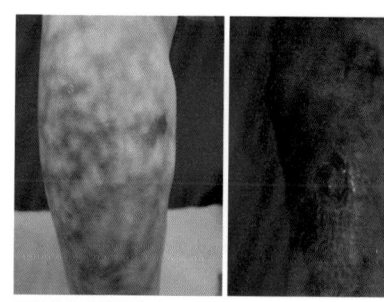
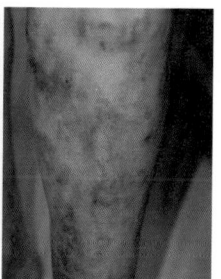

下肢静脉曲张并发症图

简单的自我诊断法

在家中最容易诊断的代表性的初期症状是腿部蓝色血管呈弯弯曲曲状并凸起。如果有以上症状，那么必须怀疑是否是静脉曲张。另外，静脉曲张具有遗传性，父母或者亲戚中有静脉曲张患者更需尽早诊断。无论什么疾病早期治疗会减少痛苦，并且后遗症也少。若自我诊断有静脉曲张症状，应早去医院接受检查。以下项目中如有3种以上症状，则要及时进行血流检查。

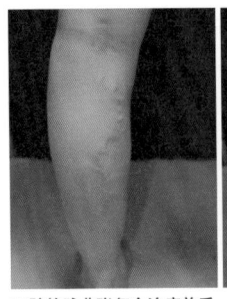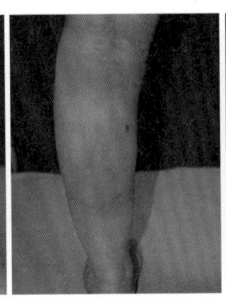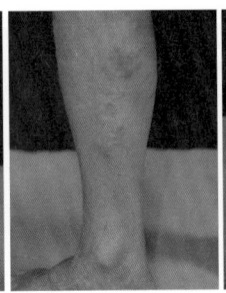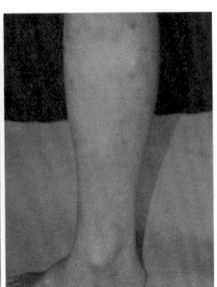

下肢静脉曲张复合治疗前后　　　　　　　　下肢静脉曲张复合治疗前后

01_ 腿部有重压感。

02_ 稍有移动腿部便会产生疲劳。

03_ 腿部经常抽筋。

04_ 腿部总是肿胀。

05_ 抬高腿会感到很舒服。

06_ 腿部血管弯弯曲曲。

07_ 腿部血管比别人凸出。

08_ 腿部患皮肤病时久难治愈。

静脉曲张的诊断

早期正确诊断并接受治疗是减少痛苦的捷径。为了正确的治疗和减少复发，准确的血流诊断是必需的。通过精确检查判断是哪一部分的血管坏死才能获得更好的治疗效果。最具代表性的诊断设备是PPG、多普勒血流测量仪、彩超诊断等。

对于静脉疾病的诊断，超声波、多普勒等非创伤性检查是必需的，可代替复杂且有痛感的静脉造影术实时准确诊断静脉疾患。为了准确的诊断，要求医生具有血力学知识(Hemodynamic)以及熟练的技术。

若早期发现静脉曲张，则不用实施手术，只用简单的血管硬化疗法(注射疗法)等简单方法便可完全治愈。没有出血，也没有痛症，当然也不会留下疤痕。

大部分的患者不清楚静脉曲张到底是什么，由于早期没有什么痛症，因此容易被疏忽。但长久搁置将使静脉瓣膜损坏加重，这时通过简单治疗已无法治愈，而且几乎都会复发，因此必须要接受手术。

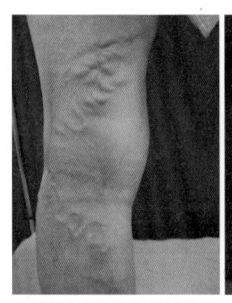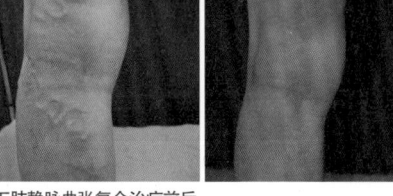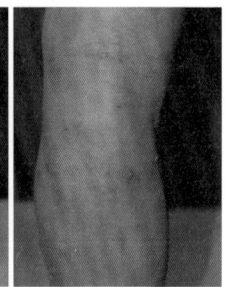

下肢静脉曲张复合治疗前后　　　　　　　　下肢静脉曲张复合治疗前后

美容整形高手之 Advice_02 》

下肢静脉曲张的治疗

下肢静脉曲张，主要是为了达到美容改善效果而接受治疗，因此选择并发症和危险性低、不会复发的治疗方法是最重要的。

准确诊断和合适的治疗方法的选择很重要

下肢静脉曲张的治疗一般分为保存疗法、血管硬化疗法以及手术疗法。准确的诊断和合适的治疗很重要。

疾病本身不会对患者产生致命性伤害，大部分人是为美容性改善进行治疗。尤其是选择并发症和危险性低的治疗方法很重要。另外，选择不再复发的治疗方法也很重要。

静脉曲张治疗的目的是改善血液循环、预防和治疗下肢溃疡、美容性改善、缓解病症等。最理想的治疗方法是手术时，采取安全的局部麻醉以及静脉麻醉法，达到最小疤痕、最低复发率、最少痛苦以及最少的神经损伤的效果。

下肢静脉曲张的治疗方法

1. 保存疗法

01_高弹力压迫疗法

医疗用高弹力长筒袜(Medical Compression Stocking)具有缓解症状以及防止病症恶化的作用。若视脚裸的压力为100%时，膝盖部位是70%，腹股沟部位是40%，越向上医疗用高弹力长筒袜的压力逐渐越低，以此来促进血液循环。主要使用的压力等级为2等，遵循术后穿着3个月的原则。

02_静脉学中的药物治疗

患有静脉曲张时，通过静脉强壮剂、毛细血管强壮剂以及淋巴强壮剂等药物治疗能够缓解病症，但不是根本性的治疗。

2. 血管硬化疗法

血管硬化疗法主要是以美容为目的，消除难看的血管的疗法。向静脉血管内注入血管硬化剂，使其产生血栓并永久性纤维化，从而使难看的血管得以消除。在欧洲国家，已经在30~40年前安全使用此疗法了。血管硬化疗法一般可以代替手术治疗或者作为术后补充治疗使用。

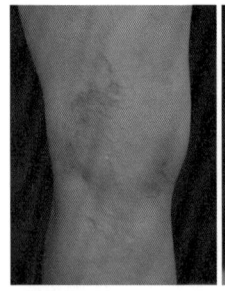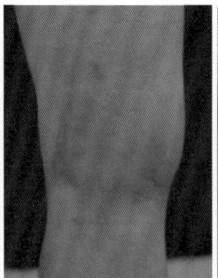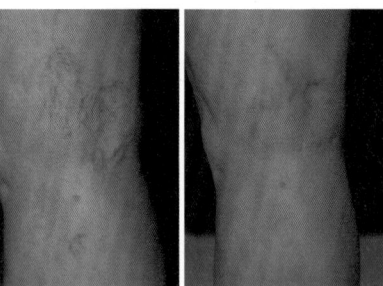

血管硬化疗法前后   血管硬化疗法前后

3. 超声波诱导血管硬化疗法

超声波诱导血管硬化疗法(DGS, Duplex Guided Sclerotherapy)是1989年在法国研制的治疗方法。通过超声波图在形成血液逆流的静脉血管内直接注入硬化剂从而遏制血液逆流根源的卓越性疗法。

4. 手术疗法

静脉曲张严重时使用手术疗法，需要住院，手术时全身麻醉去除所有血管的治疗方法。缺点是术后会留下明显的伤疤，对日常生活会产生一定的影响。

5. 最新疗法

01_ 激光EVLT_ 无需住院，局部麻醉后利用激光凝固静脉曲张部分的激光疗法

02_ 高频热凝固疗法VNUS_ 无需住院，局部麻醉后利用高周波凝固静脉曲张部分的手术

03_ 冷冻手术疗法_ 无需住院，局部麻醉后利用冷冻手术仪器冷冻静脉曲张部分的手术

6. 复合手术疗法的结果

所谓复合手术疗法是指根据静脉曲张的轻重以及血管的粗细汇聚各疗法的优点，如同洋酒中的鸡尾酒一样，结合多种优势的治疗方法进行治疗。所有疗法中均包含的共同疗法是血管硬化疗法与压迫长筒袜疗法。

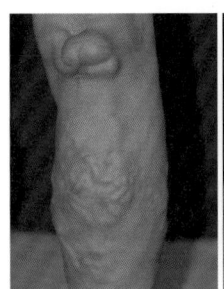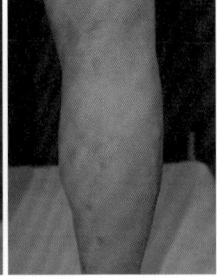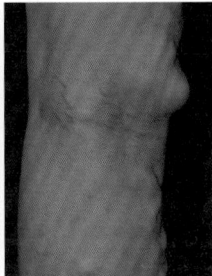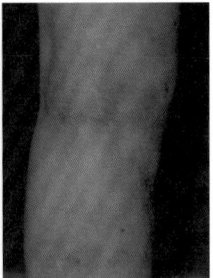

血管硬化疗法前后　　　　　　　　　　　　血管硬化疗法前后

复合(鸡尾酒)疗法的各种应用方法

01_ 毛细血管扩张症、细静脉扩张症等轻度静脉曲张_ 血管硬化疗法+压迫长筒袜疗法

02_ 中度静脉曲张_ 超声波诱导血管硬化疗法、激光疗法、高频凝固、冷冻手术疗法、血管硬化疗法+压迫长筒袜疗法

03_ 重度静脉曲张_ 传统手术疗法、静脉切除术+超声波诱导血管硬化疗法、激光疗法、高频疗法、冷冻手术疗法、血管硬化疗法+压迫长筒袜疗法

8. 复合于术疗法的结果

从1995年起共有4万名以上的下肢静脉曲张患者，通过复合疗法的结果是：除了0.1%的患者再复发以外，没有并发症与副作用。

手术时间	麻醉方法	是否住院	恢复时间	停留时间
1个小时	局部麻醉	当日	一周	8~9天

淋巴水肿

癌症手术时淋巴结的去除是"淋巴水肿"的主要原因。利用干细胞治疗能有效减少80%的水肿。

淋巴水肿是指淋巴系统的循环障碍

淋巴液无法通过循环系统排出，而是在皮肤及皮下脂肪内非正常地蓄积使其变化为高浓度蛋白质，导致上肢和腿部非正常地增粗的症状。最近由于癌症患者的增加，淋巴水肿患者也有逐渐增多的趋势。为了预防癌细胞转移至其他部位，经常会做淋巴结去除手术、放射线治疗和抗癌治疗等。根据患者的不同情况，利用微细淋巴手术和淋巴吸出手术等复合治疗方法，治疗后可平均减少70%的淋巴水肿，效果明显时可减少80%~100%。

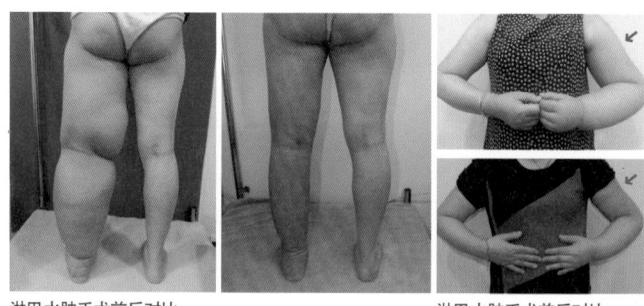

淋巴水肿手术前后对比　　　　　　　　　　　淋巴水肿手术前后对比

Tip

手术时间	麻醉方法	是否住院	恢复时间	停留时间
5个小时	全身麻醉	2周	2周	3周

양악수술 (双颚手术)

양악수술(双颚手术)
얼굴뼈수술, 꼼꼼하게 체크하자(脸骨手术, 认真地检查吧)

> ## 얼굴의 균형 잡힌
> ## 비율과 조화가 중요하다
>
> ## "想抓住脸部的均衡,
> ## 比率和和谐很重要"

예쁜 눈과 오똑한 코를 가지고 있어도 턱이 주걱턱이거나 광대가 심하게 나와 있다면 예뻐 보일
수가 없다. 얼굴뼈의 균형과 비율을 맞추는 수술이 양악수술과 안면윤곽수술이다.

即使拥有漂亮的眼睛和高耸的鼻子, 下巴却是地包天或者颧骨很严重的突出来, 这就不能称之
为美, 使脸骨的均衡和比例协调的手术就是双颚手术和颜面轮廓手术。

에버엠치과의원(爱宝牙科医院)

윤규식(尹奎植)

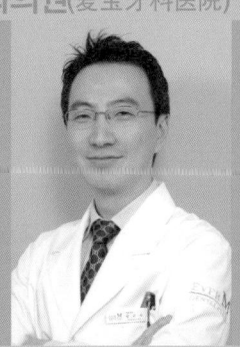

Profile
대한악안면성형재건외과학회 정회원(大韩颌面部整形再建外科学会正会员)
대한구강악안면외과학회 정회원(大韩口腔颌面部外科学会正会员)
대한구강악안면임플란트학회 정회원(大韩口腔颌面部种植牙学会正会员)
대한심미치과학회 정회원(大韩审美牙科学会正会员)
이대목동병원 외래교수(梨大木洞医院口腔颌面外科门诊教授)

7 치과에서 얼굴뼈수술을?

치료와 심미, 두 가지를 만족하기 위한 양악수술

외모가 경쟁력이자 스펙이라고 생각하는게 요즘이다. 얼굴은 그 사람의 첫 인상이다. 호감 가는 이미지가 주는 이점들은 여러 리서치를 통해서도 알려진 바가 많다. 반대로 호감이 가지 않는 외모를 가진 사람은 손해를 보는 경우가 그렇지 않은 사람에 비해 더 많다. 외모에 대한 현실이다. 얼굴라인을 결정짓는 중요한 부분은 어디 일까? 바로 턱이다.

양악수술의 학문적 명칭은 '악교정수술'이다. 악교정수술은 잘못된 위턱과 아래턱의 위치를 바로 잡는 수술로 주걱턱이나 안면비대칭, 돌출입 등으로 인한 부정교합의 기능적 개선과 함께 조화로운 얼굴을 되살려주는 수술이다. 따라서 치료 목적과 미용 목적 두 가지를 모두 만족시켜야만 하는 수술이 바로 양악수술이다.

지금은 많은 사람들이 알고 있지만 과거에는 의아해 하는 사람들이 많았다. 얼굴뼈수술을 성형외과에서만 한다고 생각했기 때문이다. 치과의 많은 영역 중에서 구강악안면외과라는 전문분야가 있다.

구강악안면외과는 이름 그대로 구강(입안), 악(턱), 안면(얼굴)과 관련된 수술만 진행하는 전문분야로 바로 양악수술과 안면윤곽수술 등 얼굴뼈수술에 특화된 전문분야이다.

턱의 위치를 바로 잡는 수술(양악수술, 상악수술, 하악수술, 돌출입수술 등)과 안면윤곽수술(사각턱수술, 턱끝수술, 광대수술 등)을 진행하고 있다. 특히 턱의 위치를 바로 잡는 수술의 경우 교합(치아의 맞물림)이나 턱관절과 관련이 있기 때문에 치과 지식이 없이는 올바른 기능의 회복을 만들기 어렵다고 할 수 있다.

미용성형고수의 Advice_ 01 »

양악수술

전문용어로 악교정수술(Orthognathic Surgery)이라고 한다. 악은 턱을 뜻하는 글자로 악교정수술은 친근하게 턱교정수술이라고도 한다.

턱이 정상적인 위치로 교정되면 얼굴 모습도 바뀐다

위턱과 아래턱의 위치를 바로 잡고 치아의 맞물림을 교정해주며, 얼굴의 조화를 맞추어 턱의 위치가 앞뒤로, 위아래로 변화되거나 또는 회전되면서 턱끝, 볼, 입술, 코끝의 모양도 턱의 변화되는 위치에 따라 움직여 조화로운 위치로 변하게 된다.

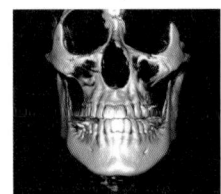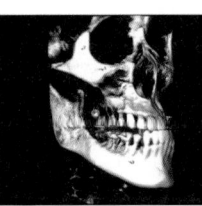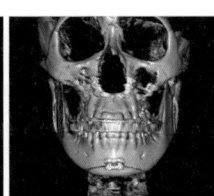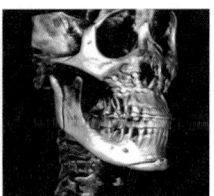

IVRO양악수술을 통한 얼굴뼈의 변화(CT 사진) 수술 전후

턱이 정상적인 위치로 교정되면 얼굴 모습도 따라서 바뀌어 아름다운 형태가 된다. 얼굴은 피부, 피하조직, 근육, 뼈, 치아의 조합이다. 조화로운 균형을 이루는 비율을 생각하여 얼굴뼈의 기형을 분석하고 기형의 치료를 위한 특별한 기술을 사용하게 된다. 그 특별한 기술이 바로 양악수술이다.

많은 경우에 있어서 연조직의 수술만으로도 어느 정도의 개선은 일어나지만 바탕의 골격적인 기형에 대한 교정(턱교정수술과 안면윤곽수술) 없이는 근본적인 해결책이 될 수는 없다.

그럼 골격적인 기형은 어떤 것을 말하는 것일까? 아래의 사진을 보자. 사진에서 보이듯이 이 환자는 심한 3급 부정교합(이를 주걱턱이라고 한다)과 안면비대칭을 가지고 있다.

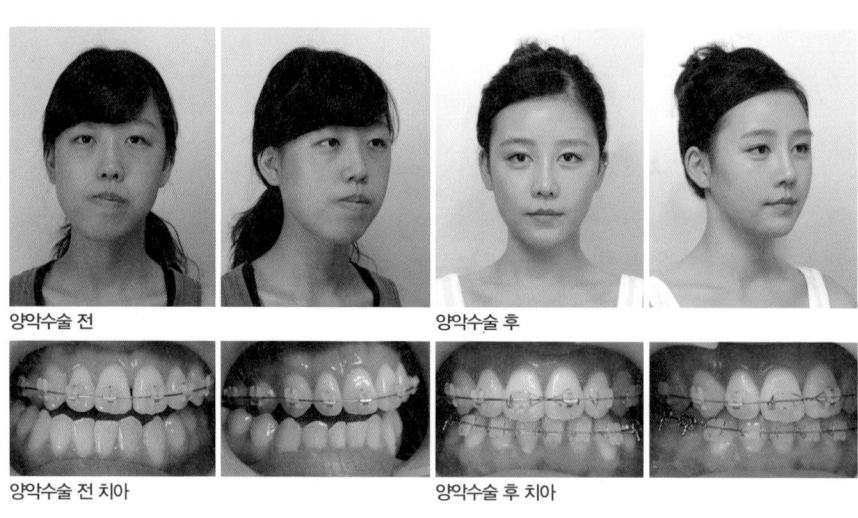

양악수술 전

양악수술 후

양악수술 전 치아

양악수술 후 치아

양악수술과 안면윤곽(V라인수술)을 통해 어떻게 바뀌었을까

상기 환자는 유치원 교사로서의 꿈을 가지고 있는 젊은 여성이다. 하지만 틀어진 얼굴과 주걱턱으로 인해 아이들이 때로는 피하기도 하고 무서워서 울기도 하는 상황으로 매우 힘든 나날을 보내고 있었다.

방송을 통해 병원에 내원했을 당시에도 수술이 절실하게 필요한 상황이었다. 양악수술로 틀어진 턱의 위치를 바로잡고 V라인 안면윤곽수술을 통해 갸름하고 자연스러운 얼굴라인이 만들어졌다.

현재는 자신의 꿈을 이뤄 유치원에서 아이들과 함께 즐거운 나날을 보내고 있다. 지금까지 살아왔던 삶과는 전혀 다른 삶을 살고 있다. 또한 진작에 왜 이 수술을 받지 않았을까 하는 후회도 된다고 말한다. 이처럼 양악수술은 잘못된 턱뼈의 위치를 바로 잡아 숨어있던 아름다운 얼굴을 되찾아 주는 수술이다.

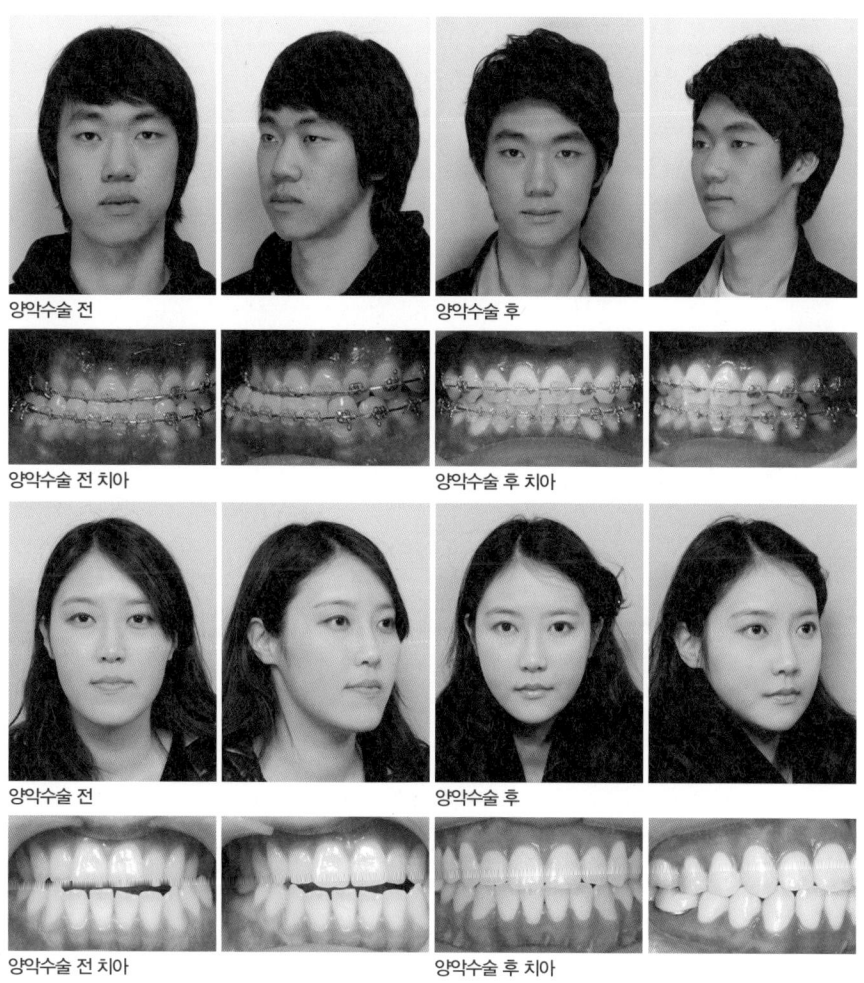

양악수술 전　　　　　　　　　　　　　양악수술 후

양악수술 전 치아　　　　　　　　　　　양악수술 후 치아

양악수술 전　　　　　　　　　　　　　양악수술 후

양악수술 전 치아　　　　　　　　　　　양악수술 후 치아

그렇다면 턱이 틀어진 경우에만 효과적인가? 그렇지 않다. 아래 사진을 확인해 보자.

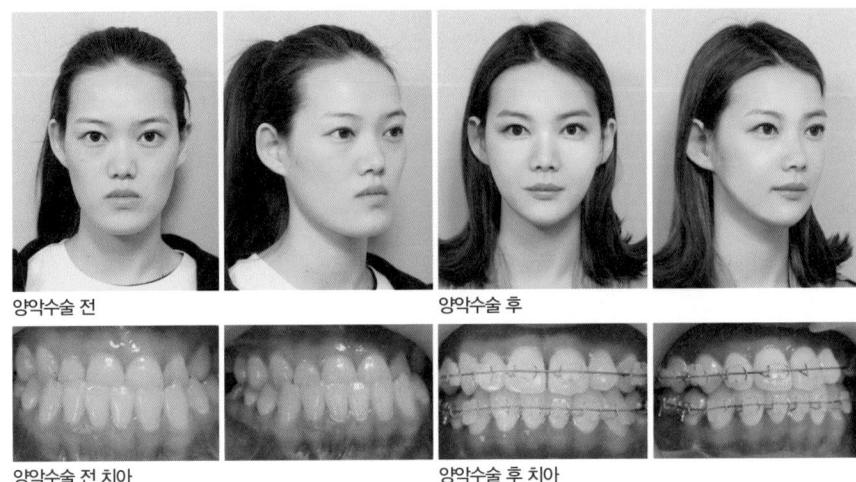

양악수술 전   양악수술 후

양악수술 전 치아   양악수술 후 치아

양악수술은 턱이 틀어진 것뿐만 아니라 긴 얼굴에서도 효과적인 수술이다. 틀어진 턱을 바로 잡아줄 뿐만 아니라 긴 턱도 보기 좋은 모양으로 잡아줄 수가 있기 때문이다. 상악과 하악을 올바른 위치로 바로 잡아주면서 얼굴의 길이 또한 줄어들어 긴 얼굴의 길이를 축소하는 효과를 가지고 있다.

돌출입, 무턱의 경우에도 양악수술이 진행될 수 있다
환자의 상태에 따라 양악수술을 시행할지 또는 돌출입수술을 진행할지를 판단하게 된다. 양악수술로 돌출입을 해결한 케이스를 보도록 하자. 아래 체크리스트에 해당하는 경우가 바로 돌출입을 해소하는 양악수술의 경우이다.

돌출입을 해소하는 양악수술이 필요한 경우는 다음과 같다.
01_ 돌출입과 함께 긴 얼굴이거나 얼굴의 비대칭이 있는 경우
02_ 예전의 치아교정으로 인해 작은 어금니를 뽑았던 경우
03_ 현재의 치아 각도나 치아의 맞물림이 좋은 경우

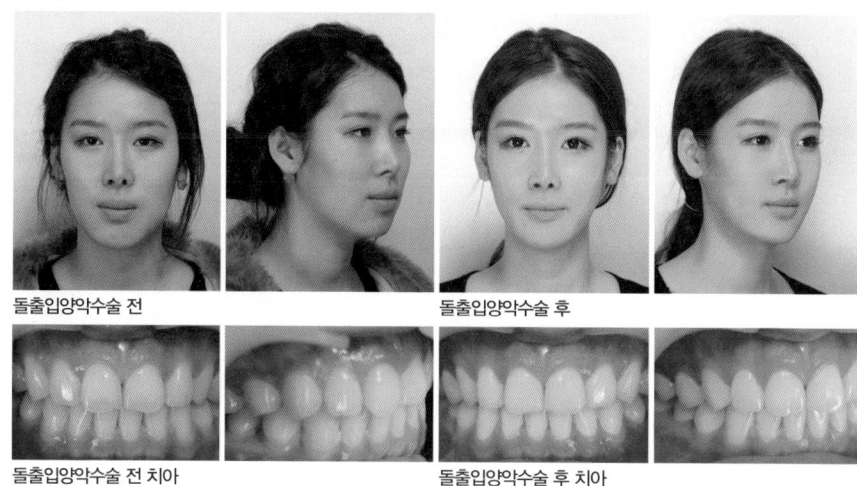

돌출입양악수술 전 · 돌출입양악수술 후

돌출입양악수술 전 치아 · 돌출입양악수술 후 치아

위와 같은 경우 돌출입수술(전방분절골절단술)보다는 양악수술이 최선의 선택이 될 수 있다. 상기 언급된 경우가 아닌 단순 돌출입의 경우에는 양악수술보다 작고 간단한 돌출입수술이 해결책이다. 돌출입수술은 작은 어금니 4개를 발치하여 생기는 공간을 이용하여 돌출된 잇몸뼈를 후퇴시키는 수술로 앞쪽 잇몸뼈만 수술하기 때문에 턱뼈 전체를 수술하는 양악수술보다는 부담 없이 수술이 가능하다.

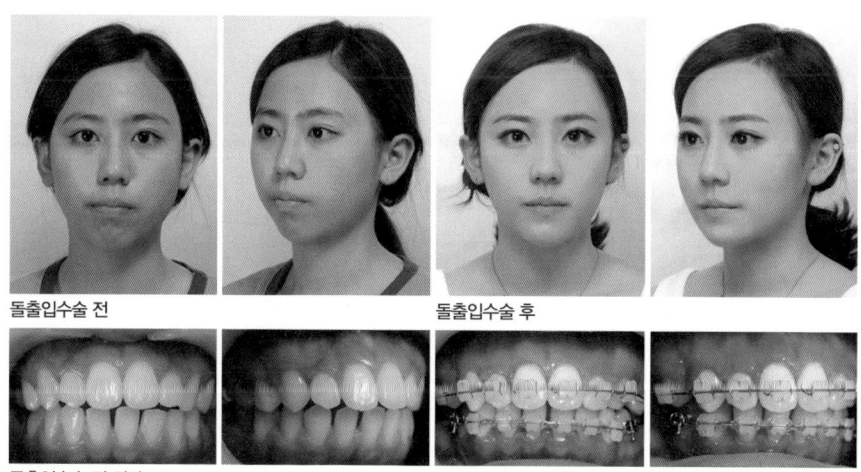

돌출입수술 전 · 돌출입수술 후

돌출입수술 전 치아 · 돌출입수술 후 치아

무턱의 경우에 부정교합이 없다면 양악수술 없이 턱끝수술만으로 개선이 가능하다. 아래 사진은 일반적인 양악수술 없이 광대와 턱끝수술만 진행된 케이스다.

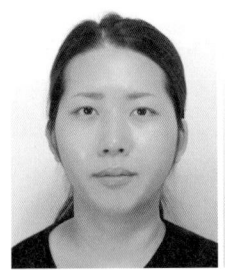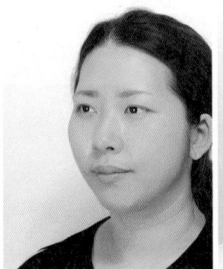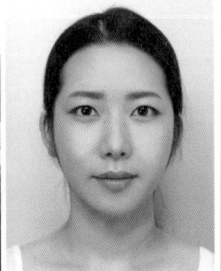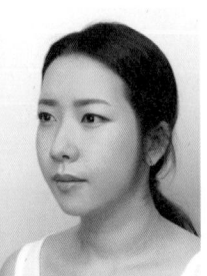

무턱, 광대수술 전　　　　　　　　　　　무턱, 광대수술 후

무턱과 부정교합의 정도에 따라 턱교정수술을 할지 이부(턱끝)성형술만 시행할지가 결정된다. 또한 돌출입과 동반된 경우가 많기 때문에 경우에 따라서는 돌출입수술(전방분절골절단술)과 이부성형술만으로 좋은 결과를 얻을 수 있다.

무엇보다 중요한 것은 정확한 진단을 통해 자신에게 맞는 수술을 정확하게 받아야 한다는 점이다.

Tip_ 양악수술정보

수술시간	마취방법	입원여부	회복기간	체류기간
1시간 30분~2시간	전신마취	3박4일	25일	25일

Tip_ 돌출입수술정보

수술시간	마취방법	입원여부	회복기간	체류기간
1시간~1시간 30분	전신마취	1박2일	14일	14일

Tip_ 안면윤곽수술정보

수술시간	마취방법	입원여부	회복기간	체류기간
1시간~2시간	전신마취	1박2일~2박3일	7일	7일

얼굴뼈수술 전, 꼼꼼하게 체크하자

얼굴뼈수술을 결정하기 위해 병원을 선택할 때에는 신중을 기해야 한다. 얼굴뼈수술이 집도의의 전문분야인지, 임상경험은 충분한지, 집도의가 직접 상담하고 수술하는지 확인해야 한다.

수술 받기 전에 꼭 체크해야 할 사항

얼굴뼈수술은 특히 큰 수술이기 때문에 안전에 대한 문제를 당연히 체크하여야 한다. 얼굴뼈수술은 전신마취 하에 진행되는 수술이다.

따라서 마취통증의학과 전문의가 상주하고 있는 병원이어야 하며 사용하는 약제는 문제가 없는지도 확인해야 할 사항이다. 아래는 기본적으로 체크해야 할 얼굴뼈수술 안전 체크리스트이다.

얼굴뼈수술 안전 체크리스트

01_ 집도의의 전문분야 확인

02_ 집도의의 얼굴뼈수술 횟수

03_ 집도의가 직접 진단 및 상담, 수술을 진행하는지 여부

04_ 마취통증의학과 전문의의 병원 상주 여부

05_ 무정전 전원공급장치 유무(갑작스런 정전에 대비한 전력공급장치)

06_ 응급장비 유무(심장 재세동기, 기관절개술세트, LMA 등)

07_ 정품 의약품 사용 유무

08_ 수술 후 모니터링 시스템은 갖추어져 있는지

09_ 수술 후 적절한 사후관리가 이루어지는 여부

7

在牙科，
脸骨手术?

治疗和审美，两样都满足的双颚手术

现在外貌几乎是竞争力中最重要的，脸是一个人的最初印象。通过调查得知，外貌的好感度会带来各方面的优势。换言之，令人反感的外貌所有者在各方面的损失都高于有着给人良好印象外貌的人。这就是关于外貌的现实。决定脸部线条最重要的部分是哪个部位呢? 就是下巴。

双颚手术的学名叫做"颌骨矫正手术"，颌骨矫正手术是将错位的上颚和下颚的位置固定，再改善因为地包天或者颜面不对称，凸嘴等原因造成的咬合不齐，使脸部的线条和谐的手术。再加上治疗和美容的目的都可以满足，这就是双颚手术。

现在虽然许多人知道，但是在过去疑问的人有很多。这是因为觉得脸骨手术只能在整形外科做的原因。牙科的很多领域中，有一个叫做口腔颌面外科的专门领域。

口腔颌面外科的意思，犹如其名，口腔(嘴巴里面)，颌(下巴)，面(脸部)，跟这些有所相关的手术，就是专门领域的双颚手术和颜面轮廓手术等脸骨手术了。

能固定下巴位置的手术(双颚手术，上颚手术，下颚手术，凸嘴手术等)和颜面轮廓手术(下颌角手术，尖下巴手术，颧骨手术等)都在进行着。特别是能固定下巴位置手术的情况，要看咬合(牙齿之间的上下稳合)或者下巴关节是否关联，如果没有牙科的知识，就无法正确的恢复机能。

美容整形高手之 Advice_01 》

双颚手术

专门用语叫做颌骨矫正手术，颌骨就是下巴的意思，所以也有下巴矫正手术的叫法。

如果将下巴矫正成正常的位置，脸部的样子也会改变。

将上颚和下颚的位置固定，矫正牙齿间的咬合，调整脸部的和谐，将下巴的位置前后，左右进行变化，再通过回转，下巴尖，脸蛋，嘴，鼻尖的模样也会随着下巴的变化而变化，从而变得更加和谐。

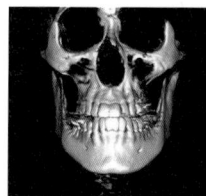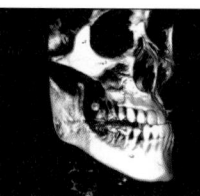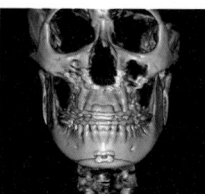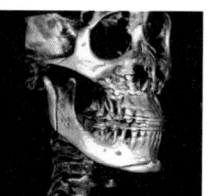

通过IVRO双颚手术脸骨的前后变化

如果将下巴矫正到正常的位置，脸部也会跟着变化到美丽的状态。脸部是皮肤，皮下组织，肌肉，骨头，牙齿组合而成。要考虑和谐的均衡比率，分析脸骨的畸形，为了治疗畸形而使用特别的技术。这个特别的技术，就是双颚手术。因为有很多种情况，软组织的手术虽然也能起到一定的改善作用，但是下面的骨骼因为畸形需要矫正(下巴矫正手术和颜面轮廓手术)如果没有这些手术，就解决不了根本的问题。那么对于骨骼的畸形，我们要说些什么呢？来看一下下面几组照片，从照片中可以看出，这个患者是严重的咬合不齐3度(这个叫做地包天)和颜面不对称。

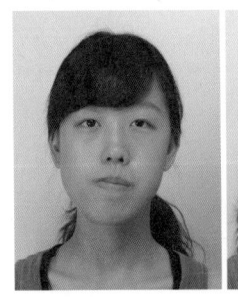
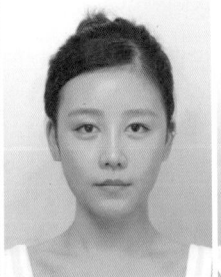
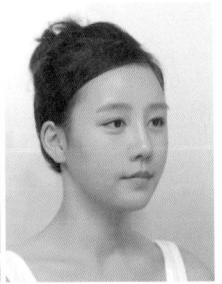

双颚手术前　　　　　　　　　　双颚手术后

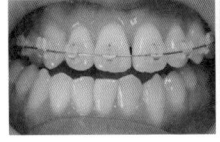
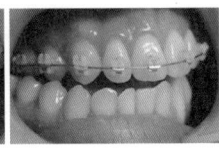
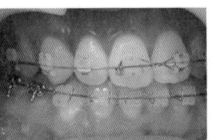

双颚手术前的牙齿　　　　　　　双颚手术后的牙齿

通过双颚手术和颜面轮廓(vline手术)做了怎样的改变

上面这个患者是个怀着幼稚园教师梦想的年轻女性。但是因为歪的脸和撅起的下巴，孩子们总是躲着她，害怕她，也总有哭泣的情况发生，她度过了非常辛苦的一段时光。通过节目找到医院的当时，是很急切需要手术的情况。通过双颚手术将歪的下巴重新固定到正确的位置，再通过vline颜面轮廓手术，打造了有弧度，自然的脸型。现在她说她实现了梦想，跟孩子们在幼儿园过着开心的日子。如今的生活是跟以前截然不同的生活。她甚至后悔为什么没有早一点接受这个手术。而这个手术就是能将错位的颌骨固定到正确位置，并且能帮助找回隐藏的美丽脸庞的手术。

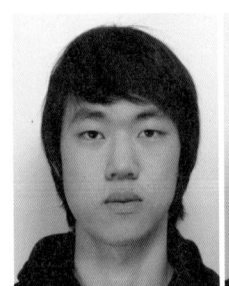
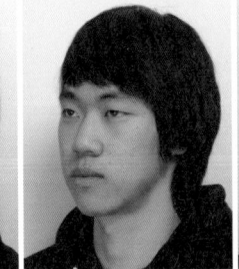
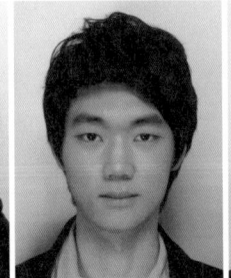
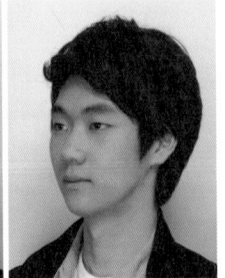

双颚手术前　　　　　　　　　　双颚手术后

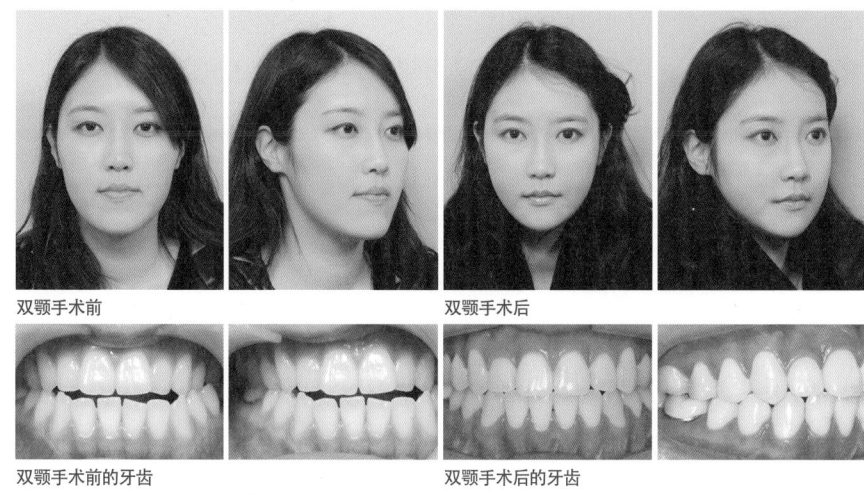

双颚手术前　　　　　　　　　　　　双颚手术后

双颚手术前的牙齿　　　　　　　　　双颚手术后的牙齿

那么只是对歪的下巴的情况有效果吗？不是，一起来看看下面的照片。

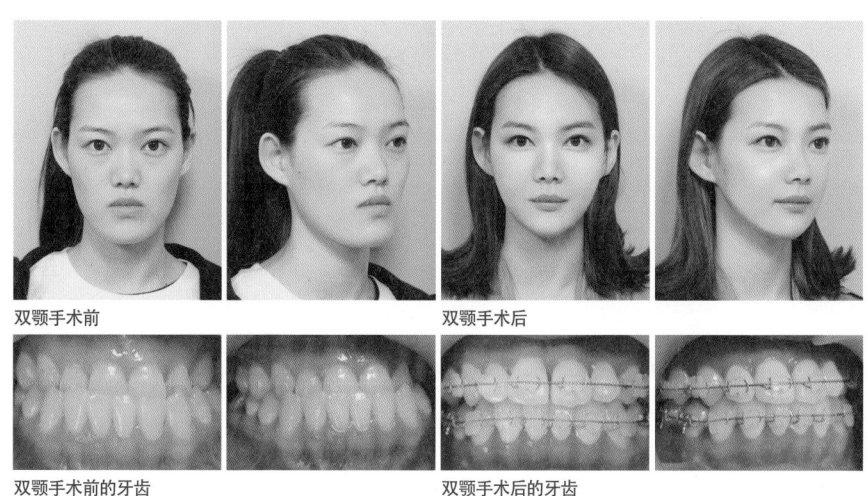

双颚手术前　　　　　　　　　　　　双颚手术后

双颚手术前的牙齿　　　　　　　　　双颚手术后的牙齿

双颚手术不只是对歪的下巴，对长脸的情况也能起到明显的效果。不单单能够将错位的颌骨固定，还可以将长的颌骨固定的同时，打造出漂亮的模样。同时固定上颚和下颚的位置，可以将长脸缩小到正常的长度。

突嘴，没有下巴的情况也可以通过进行双颚手术来解决

根据患者的状态，判断是不是要进行双鄂手术，或者突嘴手术。

首先看一下通过双颚手术来解决突嘴的例子。下面这个例子就是通过双颚手术解决突嘴的情况。

为了解决突嘴而需要双颚手术的情况如下

01_ 突嘴的同时伴有长脸或者脸部不对称的情况

02_ 以前因为牙齿矫正的关系拔掉了恒尖牙的情况

03_ 现在牙齿的角度或者牙齿的咬合很好的情况

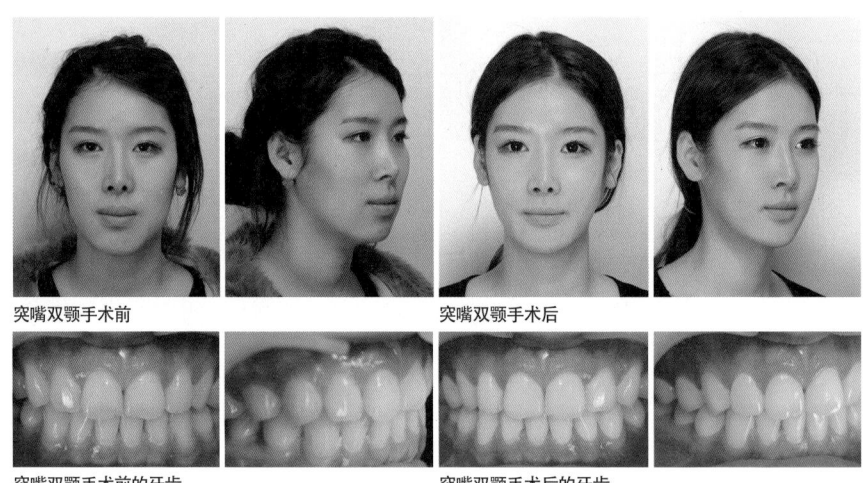

突嘴双颚手术前   突嘴双颚手术后

突嘴双颚手术前的牙齿   突嘴双颚手术后的牙齿

上面的情况是比起突嘴手术(前半部分切开骨切断术)双颚手术更适合的情况。跟上面提到的情况不同的是单纯突嘴的情况，比起双颚手术相对简单的突嘴手术就可以解决。

突嘴手术是把四颗恒尖牙拔掉的同时，利用出现的空间，将突出的牙龈骨后推，因为只是前面部分的牙龈骨手术，比起要动全部颌骨的双颚手术来说，是比较没有负担的手术。

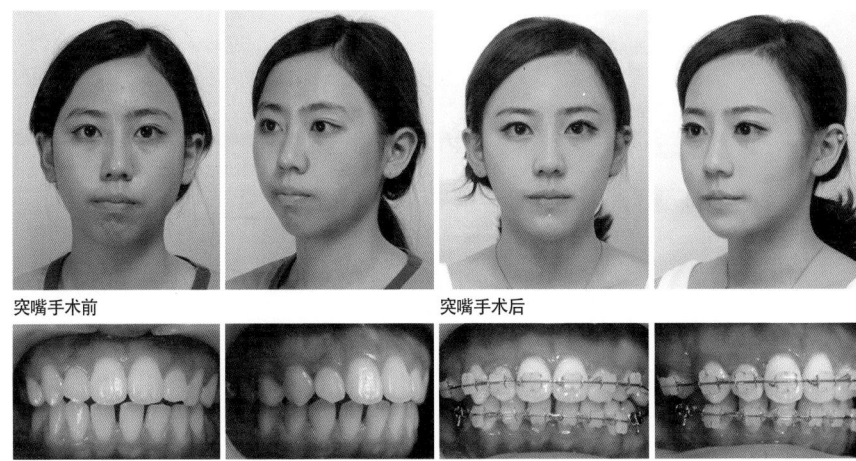

突嘴手术前　　　　　　　　　　　　　　突嘴手术后

突嘴手术前的牙齿　　　　　　　　　　　突嘴手术后的牙齿

无下巴的情况如果没有咬合问题，不用进行双颚手术，只做下巴尖手术就可以改善。下面这张照片就是一般的，没有双颚手术，只进行了颧骨和下巴尖手术的情况。根据无下巴和咬合的程度来决定是做下巴矫正手术还是(下巴尖)整形术。还有因为伴有突嘴的情况也很多，所以做突嘴手术(前半部分切开骨切断术)和下巴尖整形术就可以得到好的效果。比什么都重要的就是通过正确的诊断来做相应的手术。

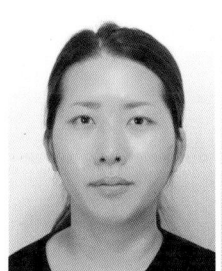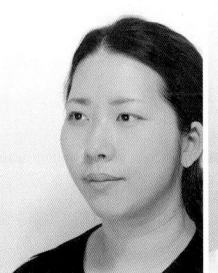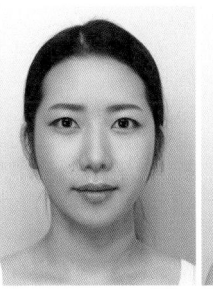

无下巴，颧骨手术前　　　　　　　　　　无下巴，颧骨手术后

Tip_ 双鄂手术情况

手术时间	麻醉方法	是否住院	恢复时间	停留时间
1小时30分~2小时	全身麻醉	4天3夜	25天	25天

手术时间	麻醉方法	是否住院	恢复时间	停留时间
1小时~1小时30分	全身麻醉	2天1夜	14天	14天

Tip_ 颜面轮廓手术情况

手术时间	麻醉方法	是否住院	恢复时间	停留时间
1小时~2小时	全身麻醉	2天1夜~3天2夜	7天	7天

美容整形高手之 Advice_02 »

脸骨手术前，认真地检查

为了决定做脸骨手术，在选择医院的时候应该慎重。要确定主刀医师是不是脸骨手术的专门领域，临床经验是不是丰富，是不是主刀医师亲自商谈。

接受手术前一定要检查的事项

因为脸骨手术是大手术的原因，安全问题当然是要检查的了。脸骨手术是在全身麻醉的情况下进行的手术。所以医院应该有常驻的麻醉痛症医学专家，还要确定使用的药品是否有问题。下面这些是脸骨手术安全检查清单。

脸骨手术安全检查清单

01_ 确认主刀医师的专门领域

02_ 主刀医师的脸骨手术次数

03_ 主刀医师直接诊断和商谈，是否亲自进行手术

04_ 麻醉痛症医学科专家是否在医院常驻

05_ 停电的时候是否有紧急备用电源(为了突然停电而设立的电力供给装置)

06_ 是否有紧急装备(心脏启动机，气管切开术套装等)

07_ 是否使用正品医药

08_ 术后是否有实时检测仪系统配备

가슴성형(胸部整形)

가슴재수술(胸部整形修复)

" 가슴이 예쁘면
여자가 아름다워진다 "

" 美丽乳房, 让女人更加美丽 "

아름답지 않은 가슴은 없다. 거꾸로 가장 아름다운 가슴도 없다. 크다고 다 예쁜 가슴은 아니며,
신체 움직임에 따라 자연스럽고 리듬감 있게 움직이는 가슴이 매력적이다.

没有不美丽的乳房, 也没有最美丽的乳房, 丰硕也不能称之为美丽乳房, 随着姿态变化, 自然
而有韵律蠕动的乳房最有魅力。

BR바람성형외과의원(BR整形外科医院)

심형보(沈炯甫)

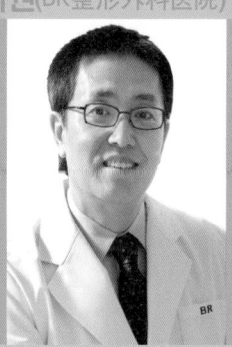

Profile
성형외과 전문의(整形外科专门医)
대한성형외과학회 학술의원(大韩整形外科学会学术委员)
유방성형연구회 학술의원(乳房整形研究会学术委员)
서울아산병원 외래교수(首尔峨山医院门诊教授)
서울대학병원 자문의(首尔大学医院咨询医)

www.breast.co.kr

8

가슴이 크다고
다 예쁜 가슴이 아니다!

첫 번째 수술은 1등급 도자기를 빚는 과정

가슴쇄골의 중심과 양 유두를 연결해 정삼각형을 이루는 가슴이 이상적인 가슴이다.
포유동물의 가슴은 새끼를 위한 모유를 만들어내는 기관에 그치지만 인간에게 있어서
는 모성의 기관임과 동시에 성적 매력을 발산하는 곳이기도 하다.

그렇기 때문에 가슴확대수술은 몇몇 나라, 특히 서구권 국가에서는 가장 많이 하는
성형수술이다. 우리나라나 중국과 같은 동양권 국가에서도 점차 순위가 높아지고 있
다. 수술의 건수가 늘어나는 만큼 그에 따른 부작용도 많아지고 있는 것이 현실이다.
얼굴처럼 바로 보이지는 않지만 가슴수술이 잘못 되었을 때의 신체적, 정신적 고통은
직접 겪는 사람에게는 이루 말할 수 없을 정도이다. 실제로 병원을 찾는 환자들과 상
담을 하게 되면 그 절박함을 더욱 뼈저리게 느끼게 된다.

모든 성형수술의 재수술이 그렇지만 특히 가슴재수술의 경우 재수술 자체가 수술 후 구축 등의 부작용을 높이는 요인이 되기도 한다. 재수술을 결정하는 환자의 입장에서도 첫 번째 수술보다 더욱 신중한 선택을 해야 하고 수술을 하는 의사의 입장에서도 이 재수술이 마지막이 되어야 하기 때문에 더욱 긴장하고 신중하게 수술에 임하게 된다. 그렇지 않으면 재수술이 세 번째, 네 번째 수술로 이어질 수 있고 실제로 대여섯 번 이상의 수술을 한 사람도 병원을 찾아오고 있다.

첫 번째 수술이 고운 진흙을 가지고 1등급 도자기를 빚는 과정이라면, 재수술은 깨진 도자기 파편을 이어 붙여 2등급의 도자기를 만드는 과정이다. 수술의 횟수가 늘어날수록 가슴 내부에는 수술 자국과 흉터가 늘어가고 깨진 도자기 파편이 늘어만 가니 점점 3등급, 4등급의 도자기가 만들어지게 된다.

재수술은 횟수가 늘어날수록 수술시간이 길어지고 난이도가 더더욱 높아지며 수술결과도 좋아지지 않는다. 이렇듯 가슴재수술은 매우 어렵고 신중한 수술이기 때문에 전문화되고 많은 경험과 노하우가 축적된 병원을 선택하는 것이 중요하다.

미용성형고수의 Advice _ 01 »

가슴재수술

가슴재수술을 받게 되는 경우는 크게 4가지 정도로 요약된다. 크기, 비대칭. 이중주름과 같은 모양, 구형구축으로 인한 촉감과 모양의 변형, 보형물 파열 등의 문제가 그것이다.

사람마다 조건이 다른 크기의 불만

환자들이 상담을 오게 되면 처음 물어보는 것이 원하는 사이즈이다. 보통은 본인의 몸에 맞게 해달라고 얘기하지만, 또 어떤 분들은 'B컵으로 해주세요, C컵으로 해주세요'라고 본인이 원하는 사이즈를 정하는 이들도 있다.

그런데 이렇게 가슴 사이즈를 얘기하다 보면 의외로 자신의 가슴사이즈나 속옷사이즈가 얼마인지, 어떻게 재는지 잘 모르는 이들이 많다. 우리가 흔히 얘기하는 컵 사이즈는 가슴의 밑둘레에서 가슴의 최고 돌출 부위의 둘레를 재서 그 차이로 결정하고 있다. 4인치 차이면 A컵, 5인치 차이면 B컵, 6인치 차이면 C컵이다.

하지만 속옷사이즈는 이와는 좀 다른데 회사들마다 각각의 기준으로 사이즈를 정해서 어떤 회사에서는 B컵인데 어떤 회사에서는 같은 사이즈가 C컵이기도 하다. 그리고 어떤 사람들은 자신의 정사이즈보다 크게 입기도 하고 작게 입기도 하기 때문에 속옷회사의 사이즈에 너무 집착할 필요는 없고, 자신의 원래 가슴사이즈를 알고 있는 것이 중요하다.

여성들이 선호하는 가슴사이즈는 나라, 문화, 인종에 따라 다양하지만 우리나라를 포함한 동양권에서는 보통 B컵 정도의 가슴을 이상적으로 생각한다.

하지만 최근에는 글래머러스한 몸매를 선호하는 경향이 두드러져 그 이상을 원하는 경우도 많아지고 있다. 그래서 수술에 사용되는 보형물도 10~15년 전에는 200cc 정도의 보형물이 주로 사용되었다면, 최근에는 250~300cc 정도의 보형물이 가장 많이 사용되고 있다.

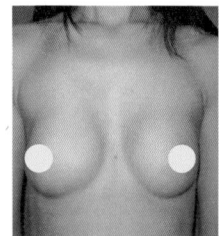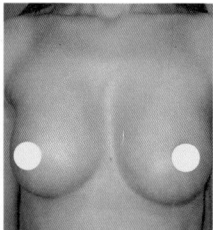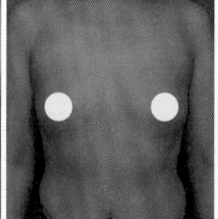

크기불만족재수술 전후   크기불만족재수술 전후

다시 원하는 크기의 문제로 돌아와서 사람마다 수술을 위한 조건이 모두 다르다. 가슴의 너비, 흉곽의 모양, 원래 가슴의 크기, 어깨나 골반의 크기, 피부의 두께, 탄력 등이 다 다르고 심지어 한 사람에게 있어서도 왼쪽과 오른쪽이 다른 경우도 많다.

그래서 이미 수술을 받았던 사람들의 경과 사진을 보고 사이즈를 가늠해 보지만 정확한 판단을 내리기 어려워서 3D카메라로 촬영한 후 시뮬레이션을 통해 선택을 하는데 도움을 주고 있다.

모양의 불만족

가슴은 양쪽에 달려 있기 때문에 양쪽의 모양이 너무 다르다면 보기에 매우 좋지 않다. 하지만 반대로 정확히 대칭인 사람은 아무도 없다. 사람의 얼굴도 반으로 나누어 보면 왼쪽 얼굴과 오른쪽 얼굴이 다르듯이 가슴도 완벽하게 똑같은 사람은 없다.

유두의 위치도 다르고 가슴밑선의 위치도 다르고, 가슴의 크기나 모양, 갈비뼈가 나온 정도도 다르며, 척추측만증이 있는 사람이라면 척추가 휘어서 어깨높이, 가슴의 높이도 다르게 된다.

01_ 모양의 불만족 중 가장 많은 것은 비대칭이다.

가슴수술로 불만족한 모양 모두를 정확하게 맞출 수는 없다. 특히 유두의 위치나 높이, 갈비뼈의 모양은 수술로 바꿀 수 없고, 유두의 위치를 바꾸기 위해서는 유륜주변의 피부를 잘라내어 교정해야 하기 때문에 2㎝ 이상의 차이가 나지 않으면 교정을 하지 않는 편이 더 나을 수 있다. 크기가 다른 비대칭의 문제는 보형물의 크기를 달리 해서 교정할 수 있지만 보형물이 30~40cc 정도의 간격으로 제작되기 때문에 그 이상 차이가 날 경우에 보형물로 교정할 수 있다.

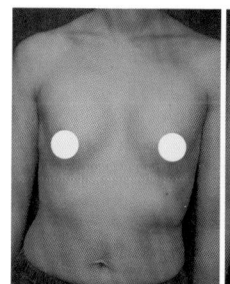
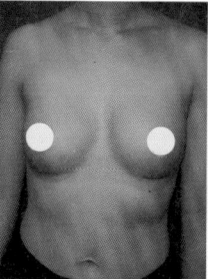
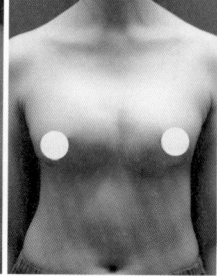
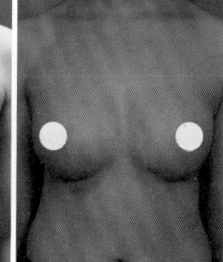

모양, 크기불만족재수술 전후 　　　　　　　　모양, 크기불만족재수술 전후

02_ 보형물이 들어간 위치가 잘못된 경우에 모양의 불만족이 발생한다.

보형물이 유두에 비해 위에 위치하게 되면 위는 볼록하고 유두에서 가슴밑선까지가 짧아 유두가 아래를 향하는 가슴이 되고, 반대로 보형물이 너무 아래에 위치하게 되면 유두에서 밑선까지의 거리가 길어져 가슴 위는 꺼지고 아래는 볼록하고 유두가 위를 향하게 되는 가슴을 가지게 된다.

이런 경우에는 보형물의 위치를 재조정해주어 모양을 바로잡을 수 있는데 보형물이 높이 위치한 경우는 수술계획을 잘못 세워서 발생하는 경우로 정위치로 공간을 만들어 주어 교정할 수 있다. 보형물이 낮게 위치한 경우는 수술계획을 제대로 세워 수술을 했다 하더라도 시간이 지나면서 중력의 영향이나, 갈비뼈의 돌출 여부에 따라 보형물이 아래로 떨어지는 현상이 발생할 수 있다.

특히 부드러운 타입의 보형물을 사용할 경우 그 가능성이 높아지는데 이 경우에는 이미 넓어진 아래쪽 공간을 막아주는 교정이 필요하고 정도가 심한 경우에는 이전에 어떤 절개를 사용했든지 가슴밑선에 절개를 하여 교정을 해주어야 재발을 막을 수 있다.

03_ 이중주름은 교정하기 힘든 부작용 중 하나이다.

이중주름은 처져 있는 가슴의 확대수술, 또는 유두에서 가슴밑선까지 거리가 매우 짧은 가슴의 확대수술, 튜브형 가슴의 확대수술 후에 발생할 수 있는 현상이다. 가슴확대수술을 할 때 보형물이 들어가는 공간은 유두를 중심점으로 동심원을 그려서 결정하게 된다. 그렇게 동심원을 그리면 대부분의 경우 가슴의 원래 밑선보다 5~7㎜ 정도 낮은 높이에 새로운 밑선이 정해져야 한다.

이 새로운 밑선이 가슴수술 후의 밑선이고 원래의 밑선은 펴져서 보이지 않아야 하는데 그렇지 못하고 남아 있는 것이 이중주름이다. 이런 이중주름의 교정은 반드시 유륜둘레절개나 가슴밑선절개를 통해 수술해야 하며, 겨드랑이절개로는 교정을 할 수가 없다. 그리고 보형물이 위치한 공간도 이중평면법으로 바꿔줘야 하고 원반형보다는 물방울형 보형물을 사용해서 가슴 아랫부분에 볼륨을 더해주는 것이 최선의 방법이다.

특히 교정이 어려운 이중주름은 유두에서 가슴밑선까지의 거리가 매우 짧고, 원래의 밑선이 매우 단단해서 잘 늘어나지 않는 튜브형 가슴의 확대수술 후 발생한 경우이다.

이 경우에는 유륜둘레절개나 가슴밑선절개를 통해 원래의 가슴밑선 내부의 단단하게 붙어 있는 조직을 잘 풀어줘야 한다. 그래야만 이중주름을 해결할 수 있고 단단히 붙잡고 있는 조직을 잘 풀어줬음에도 그 부위의 가슴조직의 양 자체가 부족한 경우에는 지방이식으로 볼륨을 채워 주어 교정할 수 있다.

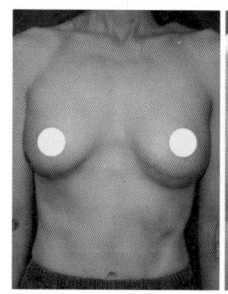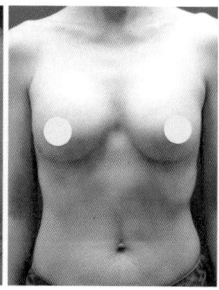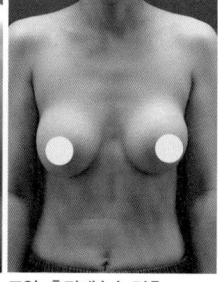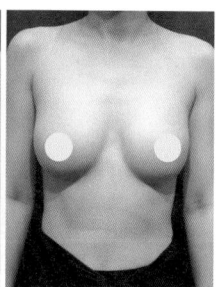

이중주름재수술 전후   모양, 촉감재수술 전후

가슴확대술에서만 발생하는 특이한 부작용인 구형구축

흔히들 감촉이 떨어지는 것으로 증상을 호소하는데 보형물이 딱딱해지는 것이 아니고 보형물을 싸고 있는 막이 두꺼워지고 딱딱해지는 것이 구형구축이다. 보형물이 가슴 아래에 들어가면 이물질이기 때문에 몸에서 방어를 위한 여러 과정들이 일어난다. 그 결과로 보형물을 싸는 피막을 형성하게 된다.

구형구축이 발생하지 않은 피막은 매우 얇아서 감촉이나 모양에 영향을 주지 않는다. 하지만 이 피막이 두꺼워지게 되면 감촉이 딱딱해지게 된다. 그리고 두꺼워진 정도가 심해지면 피막이 더욱 단단해지고 변형이 발생되어 가슴의 모양을 일그러트린다. 심한 경우에는 통증을 동반하기도 한다.

이런 구축이 발생하는 요인에 대해서는 아직 명확하게 밝혀지지 않았다. 하지만 오랜 기간의 연구 끝에 출혈과 감염이 구축을 일으키는 가장 중요한 요인임이 밝혀졌다. 그래서 가슴확대수술을 할 때 보형물을 넣기 전에 세척과 소독을 다시 하고 장갑도 새 것으로 바꾸는 등 감염을 막기 위한 무균 수술시스템을 거치고 있으며, 출혈을 막기 위해 내시경을 통한 시야 확보 후 전기소작술로 출혈을 완벽하게 지혈해야 하는 수술

적 테크닉이 요구된다. 성형외과에서는 구축의 심한 정도를 나타내는 척도로 베이커
(Baker) 분류법을 사용한다.

01_ 1도 구축_ 피막이 부드러워서 모양이나 감촉에 영향을 주지 않는 상태
02_ 2도 구축_ 약간 단단해져 있지만 겉으로 봤을 때 모양에는 영향이 없는 상태
03_ 3도 구축_ 아주 단단하고 모양도 일그러진 상태
04_ 4도 구축_ 매우 단단하고 모양도 변형이 심하며, 통증을 동반한 상태

이 가운데 재수술이 필요한 구축은 3도 이상의 구축이다. 구형구축의 재수술의 원칙
은 딱딱해진 피막을 완벽히 제거해서 보형물을 덮는 조직이 부드럽게 되어야 하고 경
우에 따라서는 첫 번째 수술에 보형물이 들어갔던 공간이 아닌 새로운 공간을 만들어
새로운 보형물을 넣어주는 것이다.

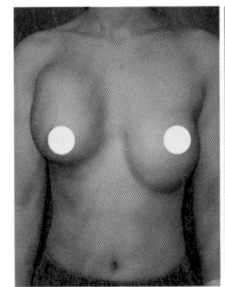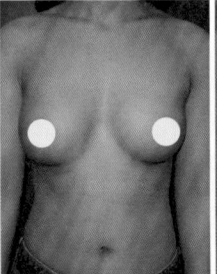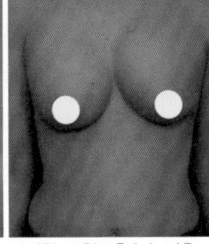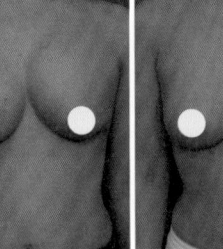

비대칭, 구형구축수술 전후   비대칭, 구형구축수술 전후

하지만 이전 수술로 이미 조직의 변형이 발생되었고 흉터로 변형되어 구형구축이 발
생되지 않을 깨끗한 새 공간을 확보하기 위해서는 세심하고 조심스러운 수술 테크닉
이 요구된다.
수술시간도 첫 수술의 2~3배 이상이 걸리고 그 이상의 노력과 정성이 의사에게 필요
하게 된다. 구축이 심한 경우에는 겨드랑이 절개를 통해서는 피막을 제거하고 새로운
공간을 확보하는 과정에 완벽을 기하기가 어렵다.

보형물의 파열

현재 사용되고 있는 보형물 중 어떤 것도 영구적이지 않다. 식염수 보형물은 10년 정도가 지나면 30~50% 정도 파열되었다. 그래서 일반적으로 가슴수술을 하고 10년 정도가 지나면 재수술을 해야 한다고들 알고 있다. 물론 식염수 보형물은 파열이 되어도 내용물이 식염수이기 때문에 인체에는 영향이 없지만 가슴이 납작하게 된다.

현재 광범위하게 사용되고 있는 코히시브젤 보형물은 이전의 식염수 보형물이나 실리콘 보형물보다 그 수명이 더 길어진 것으로 알려져 있다. 보통 20~30년 정도 지나면 파열될 확률이 높아지는 것으로 알려져 있지만 그때가 되어도 파열이 되지 않는다면 미리 교체할 필요는 없다.

코히시브젤 보형물은 점도가 높은 젤리 형태의 내용물로 채워져 있는데 파열이 되어도 액체처럼 밖으로 흘러나오지가 않는다. 파열이 되어도 인체에 영향을 줄 가능성이 낮다. 미리 교체하거나 제거하는 수술이 필요하지 않고 파열이 확인이 되면 그때 수술해주어도 된다. 그렇다 하더라도 보형물의 파열이 확인되면 한 달 이내에 교체하거나 제거해주는 것이 좋다.

보형물의 파열은 초음파나 MRI를 통해 확인할 수 있다. 일반적으로 유방암 검진을 1~2년마다 정기적으로 받게 되는데 이때 보형물의 파열 여부를 알 수 있다. 식염수 보형물은 파열이 된 경우에는 보형물 자체만 남아 있기 때문에 그냥 제거하면 되고 필요하다면 새로운 보형물로 교체하면 된다.

최근에 사용되는 코히시브젤 보형물은 제거할 때도 밖으로 흘러나오지 않기 때문에 비교적 안전하게 제거할 수 있다. 코히시브젤 이전의 실리콘 보형물들은 실리콘 내용물이 남아 있을 수 있기 때문에 많은 세척을 하여 완벽하게 제거해야 한다.

Tip

수술시간	마취방법	입원여부	회복기간	체류기간
2시간	전신 / 수면마취	필요없음	2~3일	1주일

8 大乳房，
不能代表美丽乳房!

第一次手术相当于塑造一等级陶瓷的过程

胸锁骨中心和两侧乳头连接线呈正三角形的乳房属于外形较理想的乳房。

哺乳动物的乳房只是孕育后代、哺乳喂养的器官，但对于人类，乳房为母性器官的同时，也是散发女性魅力的重要部位。正因如此，隆胸手术在几个国家，尤其在西方国家属于做的最多的整形手术。在我国或中国等东方国家，其排序逐渐提高。随着手术案例增多，随之而来的副作用也逐渐增多这也是不可避免的事实。胸部不像脸部，不会直接能看到，但是手术失败后给人带来的肉体上、精神上的痛苦不可一言讲述。现实中与来院就诊的患者商谈，会彻骨体会到他们迫切的渴望。

所有的整形手术如此，尤其乳房修复手术时，再手术本身会成为提高包膜挛缩等副作用的要因。决定接受乳房再手术的患者也要慎重选择，执刀医生也要铭记着本次手术应是最后一次手术，手术时更加紧张、更加慎重。要不然手术会延续至第3次、第4次，现实中也见过经历5、6次手术的患者来访医院。

假如第一次手术描述为利用好的淤泥捏造一等级陶瓷的过程，再手术将会是贴合陶瓷碎片，制造二等级陶瓷的过程。随着手术次数增多，乳房内部组织的手术痕迹和疤痕也会增多，陶瓷碎片增多，贴合碎片只能制造是3、4等级陶瓷。

随着再手术次数的增多，手术时间也会相应增加，手术难度也会提高，其手术结果也不理想。如此，乳房修复术是难度非常大而且需要谨慎着手的手术，选择专业化医院、富有经验和技术的医院也非常重要。

乳房修复术

乳房再手术情况大致分为4种。大小、不对称、类似于二重皱纹的形状、包膜挛缩引起的触感和形状变形、假体破裂等情况。

对乳房大小要求以及不满，因人而异

与患者咨询时间的第一句为希望的大小。一般会说根据本人体形设计，还有一些人会提出"想做成B罩杯或C罩杯"等自己希望拥有的大小。

但是，如此讲述乳房大小，很多人不清楚自己的乳房大小或内衣尺码。我们通常讲的罩杯为，沿女性乳头绕胸一周的长度，即胸围和女性乳根绕胸一周的下胸围长度之差。相差4in为A罩，5in为B罩，6in为C罩杯。

但是内衣尺寸与此有一定差异，每家公司都有各自的标准设定尺寸，有些公司的B罩杯到其他公司是C罩杯。而且有些人穿的胸衣尺寸比自己的罩杯偏大或偏小，所以我们没必要执着于胸衣大小，重要的是我们要正确理解自己的正确乳房罩杯。

根据其国家、文化、人种，女性们喜欢的乳房大小多样，包括我国在内的东洋国家人群较为理想的乳房大小为B罩杯。但是最近不少人希望拥有丰满身材，希望更大罩杯的人群也逐渐增多。因此手术使用的假体尺寸，10~15年前常用200cc左右大小，最近最常用的假体尺寸是250cc~300cc。

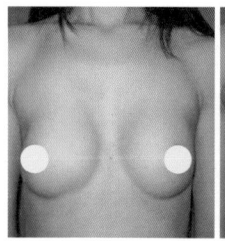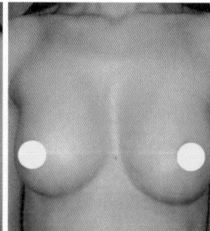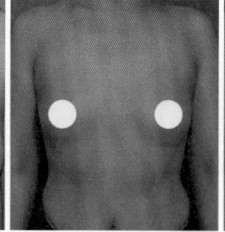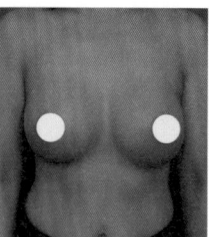

因大小不满，乳房重修前后　　　　　　　　　　　　　因大小不满，乳房重修前后

再回到患者希望大小问题，每个人手术的条件都有不同，胸部宽度、胸廓形状、原来乳房的大小、肩宽和骨盆大小、皮肤厚度和弹力等条件不同，甚至同一个人的左右两侧乳房也不一样。

所以之前做过手术的患者，根据术后经过图片推测尺寸，但很难正确判断其实际大小，为了正确选择我们利用3D成像摄影后，通过模拟形象帮助患者正确选择乳房尺寸。

形状不满意

乳房位置双侧，两侧乳房形状不同，会影响美观。但也没有人两侧乳房完全对称。人的脸部分为两半，左脸和右脸也不一样，乳房亦如此，没有两侧乳房完全对称的人。乳头位子也不同，乳房下线位置也不同，乳房大小和形状以及肋骨突出程度也有差异，有脊柱侧弯正的人，因脊柱歪斜，两侧肩高和乳房高度也不一样。

01_ 形状不满意中最常见的是不对称

通过乳房重修，不能将不满意的形状修成完全对称，尤其乳头位子或高度，肋骨形状不能通过手术调节，为了调节乳头位置，要切除乳晕周边皮肤来调整，因此不超过2m以上差距的情况，不做调整为好。大小不对称情况，可利用不同大小的假体调整，假体尺寸相差为30~40cc，因此两侧乳房大小差距超过该尺寸时可利用假体来调整。

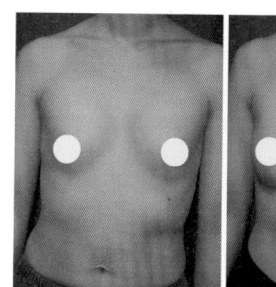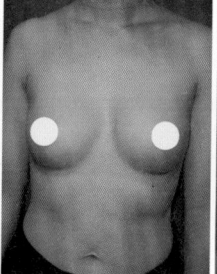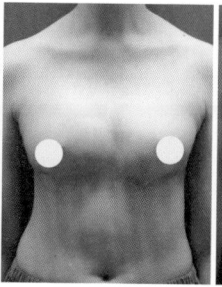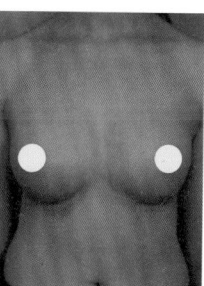

形状、大小不满意修复手术前后　　　　　　　　　　形状、大小不满意修复手术前后

02_ 放入假体的位置不对时时会发生形状不满意情况

假体位置高于乳头，乳房上半部位突出，而乳头到乳房下线距离变短，形成乳头朝下的乳房。相反，假体位置偏下，会导致乳头至乳房下线的距离拉长，乳房上半部塌陷，下半部乳房突出，形成乳头朝上的乳房。

上述情况要重新调整假体位置，改善形状。假体位置偏上情况多为手术计划有误引起，调整正确假体空间来矫正。假体位置偏下情况，即使当时手术计划方案正确，随着时间推移，因重力影响或肋骨突出程度，可能发生假体下滑现象。

尤其使用较软假体的情况，下滑可能性会更高，这种情况需要调整已变宽的下方空间，情况严重时，不管之前的手术切开部位是什么位置，都要通过乳房下线切开来调整，以防再次复发。

03_ 双重皱纹是很难矫正的副作用之一

双重皱纹多发生于隆胸术后或乳头至乳房下线距离较短乳房扩大术后、长管型乳房扩大手术后。乳房扩大手术时放入假体的空间为乳头为中心画出同心圆来决定其空间。如此画出同心圆，大部分情况，新的乳房下线位于原乳房下线的5~7㎝以下位置。

新的双重皱纹应该是术后乳房下线，原来的乳房下线应该是抻开看不到，但术后依然看得见原先的乳房下线皱纹，就会形成双重皱纹。这种情况必须通过乳晕切开或乳房下线切开法进行手术，腋下切口无法改善。假体所在空间需要二重平面法来调整，此时使用水滴形假体给乳房下半部增加丰满感，比圆形假体要好，是最佳治疗方法。尤其较难矫正的双重皱纹是，乳头和乳房下线的距离短，且原先的乳房下线硬，不易抻开的管状乳房扩大后发生的双重皱纹。

这种情况要通过乳晕切口或乳房下线切口松解原先乳房下线内部的粘连组织。这样才可以解决双重皱纹，如松解内部组织后该部位乳房组织缺损或不足情况，可通过脂肪移植矫正。

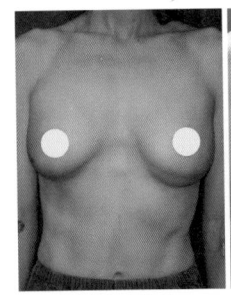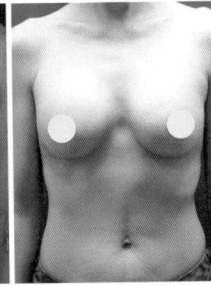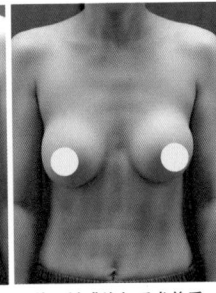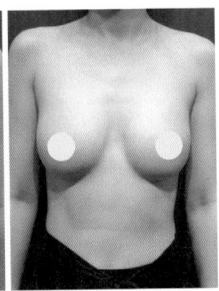

双重皱纹修复术前后　　　　　　　　形状，触感修复手术前后

隆胸手术特有的副作用包膜挛缩

通常所讲述的症状为触感变差，实际上不是假体变硬，而是假体周围形成的包膜变厚变硬情况，叫做包膜挛缩。人体植入假体后，因为有异物存在，机体防御功能被激活，体内发生种种防御反应，其结果在假体周围形成包膜。

没发生包膜挛缩的情况，包膜较薄，对触感和形状不会带来影响。但是该包膜增厚，触感会降低，变硬。增厚程度严重，包膜会变硬而且变形，导致乳房形状变形。严重情况可伴随疼痛。

此类包膜挛缩发生原因尚不明确。经长时间研究后发现出血和感染是引起包膜挛缩的重要原因，所以隆胸手术时，通过假体消毒，植入假体前更换无菌手套等一系列严格无菌手术操作，为减少出血量，通过内窥镜确保视野，通过电消法完全止血等需要一系列手术技术。在整形外科，包膜挛缩严重程度用·Baker分类法分类。

01_ **1度挛缩**_ 包膜较软，不影响形状和触感的状态

02_ **2度挛缩**_ 包膜稍硬，但表面上不会影响形状变形

03_ **3度挛缩**_ 包膜较硬，形状与变化

04_ **4度挛缩**_ 包膜硬度强，形状严重改变，伴随疼痛感

上述挛缩中需要修复的是3度以上包膜挛缩，包膜挛缩修复术原则是完全去除变硬的包膜，包住假体的皮膜要变软。修复时根据情况，重新打开新的假体植入空间，植入新的假体。

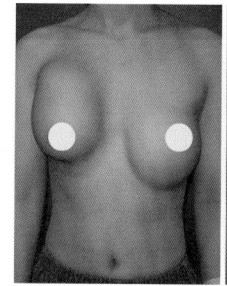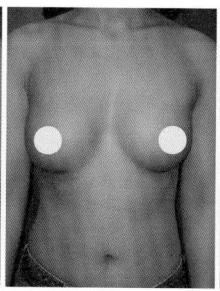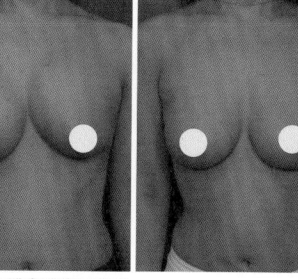

不对称、包膜挛缩修复前后　　　　　　　　不对称、包膜挛缩修复前后

经过之前的手术，组织已发生变形，已形成疤痕，为了确保不再发生包膜挛缩的新的假体空间，需要有细心而精湛的手术技巧。

手术时间也是第一次手术的2~3倍或以上，对于医生来说需要很大的努力和诚意。挛缩严重情况，通过腋下切口很难达到完全去除挛缩的包膜，也无法完全确保新的假体空间。

假体破裂

目前使用的任何假体都不是永久的。生理盐水袋经过10年左右后30~50%会破裂。因此大部分人认为隆胸术后10年左右需要重做。当然，生理盐水袋破裂后，生理盐水对人体没有影响，但乳房会变平。

目前广泛被使用的硅凝胶假体，其寿命比生理盐水袋或硅胶假体长。经过20~30年后有破裂可能性且逐渐增高，但是如没有破裂，就没必要提前更换假体。

硅凝胶假体为粘性较高的啫喱状内容物填充，破裂后也不会像液态内容物流出，即使破裂后给人体带来影响的可能性也低。无需提前更换，确认破裂后更换也可以。即使如此，一旦确认假体破裂，一个月内进行手术更换假体较好。

假体破裂情况可通过超声检查或MRI确认。一般每1~2年会接受乳房癌检查，此时可以确认假体破裂与否。生理盐水袋破裂时只需去除假体袋，或有需要可更换新的假体。

最近使用的硅凝胶假体，取出时也不会溢出，手术时也会安全取出。硅凝胶之前使用的硅胶假体，在体内可能会有残留物，取出后要经过洗涤，确保去除干净。

Tip

手术时间	麻醉方法	是否住院	恢复时间	停留时间
2小时	全身或睡眠麻醉	无需住院	2~3天	1周

지방흡입(吸脂)

이중턱(双下巴)
전신지방흡입(全身吸脂)
재수술(修复手术)

"
지방흡입은
몸매성형이다
"

"吸脂是身材整形"

운동이나 식이요법을 통해 다이어트를 시도해봤지만 중도 포기하기 일쑤였다면 안전하면서도
드라마틱한 효과를 거둘 수 있는 지방흡입을 고려해보는 것이 좋은 방법이다.

尝试通过运动或者节食进行减肥, 但是经常中途放弃。如果想要既安全又能得到令人惊喜的
效果, 吸脂是个不错的方法。

엔슬림클리닉 (Nslim Clinic)

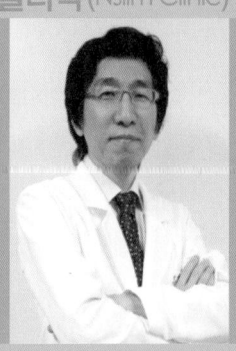

양동윤(梁東銳)

Profile
대한미용여성의학연구회 회상(大韓美容女性医学研究会会长)
대한비만학회 정회원(大韓肥胖学会正会员)
대한미용외과학회 정회원(大韓美容外科学会正会员)
미용체형연구회 정회원(美容体形研究会正会员)
비만연구회 정회원(肥胖研究会正会员)

www.naslim.net

9 체중감량이 아니라 몸매교정이 목적이다!

지방흡입을 고민하는 사람들이 꼭 생각해야 할 것들

최근 가장 단기간에 살을 빼는 방법인 지방흡입이 각광을 받고 있다. 전체적인 몸매 균형뿐만 아니라 비만의 근본적인 원인이 되는 지방을 제거하기 때문이다.

지방흡입을 하기 전 체중감량이 아니라 몸매교정이 목적이라는 것을 반드시 상기해야 한다. 살을 빼는 데에만 목적을 둔다면 다이어트와 운동이 가장 좋은 방법이다. 그렇지만 많은 시간과 땀을 들여야 하기 때문에 성공률이 매우 낮다.

지방흡입은 단기간에 몸매가 변할 수 있다는 장점이 있다. 이러한 지방흡입을 하기 전에 고려해야 할 사항은 꼼꼼한 상담과 의료진의 수술경험이 매우 중요하다. 그렇지만 그보다 더 중요하게 생각되어야 할 것은 안정성이 확보되어 있는 곳인지 잊지 말고 체크해야 한다.

지방흡입과 함께 꼭 병행해야 할 것이 앞으로의 몸매관리 계획이다. 그동안의 잘못된 생활습관들을 바로 잡아 정리된 몸매를 꾸준하게 잘 가꿔야 한다.

지방흡입은 단순히 몸의 변화가 아닌 마음의 변화도 가져온다. 자신감을 회복시켜 주고 건강한 아름다움을 추구하여 더 나은 생활을 꿈꾸게 한다. 그것이 우리가 궁극적으로 도달하려는 가치가 아닐까? 이런 삶의 의미들을 잘 생각해보고 지방흡입을 결정해야 한다.

이중턱

이중턱 부위는 신체 사이즈가 정상이거나 마른 편이라고 하더라도 유전적인 이유이거나 노화가 진행됨에 따라 이십대 후반부터도 갑자기 생길 수 있는 고민거리이다.

나이 5살, 몸무게 5kg과 맞바꾸기

이중턱은 턱선 자체를 둥그렇게 만들고 얼굴선이 아래로 처져 보여 실제 나이보다 더 들어 보이게 한다. 그 문제를 정확하게 개선시켜 줄 수 있는 것이 바로 이중턱지방흡입이다. 실제로 이중턱지방흡입수술시에 흡입하는 양은 아주 적지만 이중턱 하나가 사라짐으로 인해 바뀌는 인상은 예상보다도 훨씬 크다. 이중턱은 지방흡입으로 쉽게 제거가 가능하다. 수술 후 절개흉터 역시 고개를 높이 들지 않는 이상 잘 보이지 않으므로 걱정할 필요가 없다.

병원에 따라 부기, 회복속도가 많이 달라지는데 그 중 부기의 차이가 가장 크게 나타나는 것이 바로 이중턱지방흡입수술이다. 얼굴에 가까운 위치이기 때문에 많은 신경들이 있어 자칫하면 수술 후 부기가 한 달을 가기도 한다.

하지만 수술 경험이 풍부한 의사가 수술을 하는 경우에는 수술 후 바로 다음날이면 부기가 모두 가라앉을 뿐만 아니라 멍도 들지 않는다. 며칠간 휴가를 얻지 않고도 주변 사람들이 감쪽같이 모르게 수술을 할 수가 있다.

이중턱의 분포 양상에 따라 수술시 디자인이 달라진다. 아래쪽으로 처진 이중턱은 옆얼굴이 커 보이고 나이 들어 보이게 한다. 이 경우에는 처진 부위를 중심으로 넓게 흡입해주면 옆선이 갸름해지기 때문에 스마트하면서 어려 보이는 이미지를 동시에 얻을 수 있다.

그리고 지방이 턱선을 따라 귀까지 연결되어 큰 U자를 그리는 경우라면 수술범위는 아래턱부터 시작하여 귀 바로 아래까지 넓게 수술을 하게 되는데 이러한 경우 앞얼굴의 크기가 현저히 줄어 이목구비에 시선이 집중되어 보다 또렷한 인상을 줄 수가 있다. 특히 목에 쌓인 지방으로 인해 목이 짧고 둔해 보이는 경우에는 턱 부위뿐만 아니라 목으로 이어진 부위까지 흡입해주면 얼굴선과 목선이 균형을 찾게 된다. 목선이 보다 길어 보이고 목의 굵은 주름도 완화시켜 주는 효과까지 있다.

체중감량에 아무리 신경을 쓰고 이미 몇 킬로그램을 감량했는데도 인상이 변하지 않는다면 그건 얼굴 아래의 이중턱 때문일 가능성이 높다. 다시 한 번 자신의 이중턱을 체크해 의사의 도움을 받는다면 나이가 어려 보이면서 보다 날씬하게 보일 수 있다.

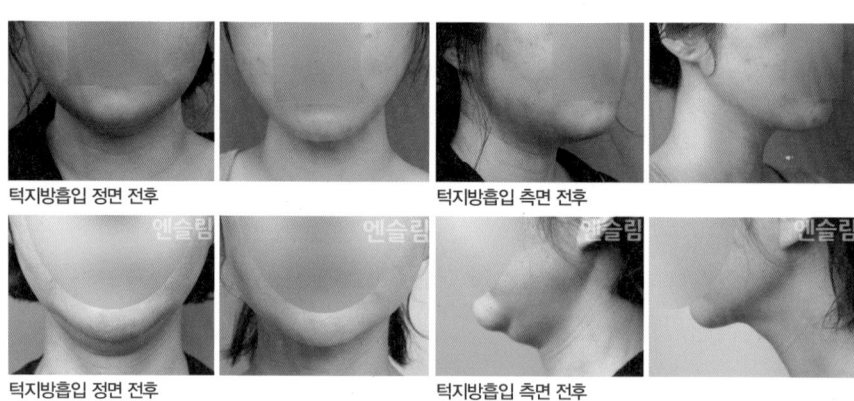

턱지방흡입 정면 전후   턱지방흡입 측면 전후

턱지방흡입 정면 전후   턱지방흡입 측면 전후

Tip

수술시간	마취방법	입원여부	회복기간	체류기간
30분	국소마취	필요없음	3~4시간	없음

전신지방흡입

얼굴 성형만큼이나 주목을 받고 있는 것이 지방흡입술이고 몸의 전체적 균형을 맞추기 위해 전신지방흡입을 하기 원하는 사람들이 늘고 있다.

지방흡입, 하루 한 부위씩 나누어서 해야 하는 이유

빠르게 아름다운 몸매를 가지고 싶은 마음 때문에 전신지방흡입을 생각하는 환자들 중에는 당일 모든 부위 수술을 받기를 원하는 이들이 있다. 의사 입장에서도 하루에 여러 부위 혹은 전신지방흡입을 하면 수술 스케줄을 잡는 데에 용이하다.

하지만 환자를 생각하는 병원이라면 하루 한 부위 원칙을 고수해야 한다. 왜 전신지방흡입을 할 때 시간을 두고 하루 한 부위씩 나누어서 수술을 해야 할까?

01_ 지방흡입은 우리 입장에서는 미용적 측면으로 지방을 제거하여 아름다워지기 위한 작업이다. 하지만 신체의 입장은 '에너지 저장고인 지방'을 잃은 것이다. 이것이 온 몸에 걸쳐 한꺼번에 일어난다면 몸은 상처를 입었다고 인식하고 컨디션과 회복의 저하로 이어진다.

02_ 수술시 지방에 주입하는 부분마취 용액의 양과 한 번에 뽑아 낼 수 있는 지방의 양은 한정되어 있다. 한 부위에 들어갈 용액을 여러 부위 혹은 전신에 나누어 넣으면 마취가 쉽지 않고 원하는 결과가 나오지 않을 확률이 높아진다.

03_ 한 부위의 지방흡입은 2~3시간이 소요된다. 여러 부위를 꼼꼼하게 하려면 수술시간이 늘어나게 되고, 수면마취가 안전하긴 하지만 장시간 사용시에는 위험도가 증가한다.

04_ 한 번의 수술로 제거할 수 있는 지방의 안전 한계선은 3,000~4,000cc 정도이다. 하지만 전신에 걸쳐 수 천~수 만cc의 지방을 제거하는 병원이 있는데 당연히 환자의 신체에 큰 무리가 가는 것은 자명한 사실이다. 멍과 부기가 심하고 회복되기까지 오랜 시간이 걸린다.

05_ 경험이 풍부하지 못한 의사들에게 하루만에 전신지방흡입을 받을 경우 한 번에 가능한 흡입량을 고려하지 않아 체형 비대칭이나 합병증 등의 부작용을 유발할 수 있다.

이처럼 조화로운 체형을 위해서는 하루에 한 부위 이상을 수술하지 않는 것이 바람직

하다. 전신지방흡입 진행순서는 보통 위에서 아래 방향으로 진행된다. 일반적으로 팔 → 복부 → 허벅지 순으로 이루어진다.

팔지방흡입

01_ 인상의 70%를 차지하여 지방흡입시 가장 선호하는 부위

02_ 겨드랑이 안쪽 최소 절개만으로 팔뚝 전체 360도 입체성형이 가능

03_ 부유방, 겨드랑이, 어깨, 쇄골, 등라인까지 세심한 수술로 아름다운 실루엣을 연출

04_ 부유방 등 쓸모없는 지방제거로 가슴이 커 보이는 효과

05_ 회복기간은 1~2일이며 바로 일상생활 가능

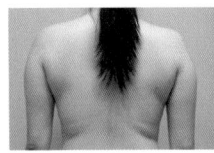 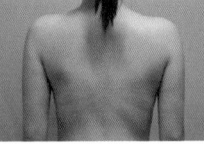 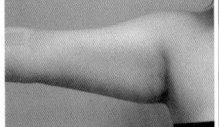 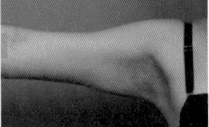

팔지방흡입 전후　　　　　　　　**팔지방흡입 전후**

복부지방흡입

01_ 허리라인이 위로 올라가 날씬하고 키가 커 보이는 효과

02_ 배꼽, 음모, 팬티라인 절개로 수술 흔적 없음

03_ 360도 입체성형 방식으로 균형 있는 라인 연출 가능

04_ 보다 넓고 고른 층의 지방흡입으로 등과 어깨가 상대적으로 좁아 보이는 효과

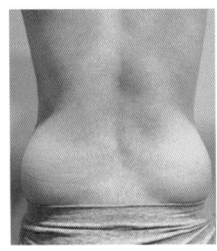 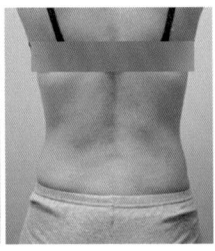 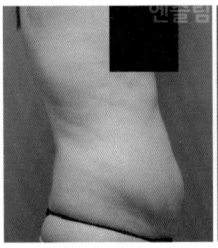 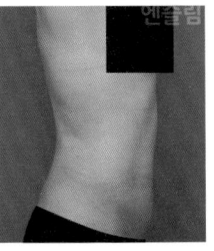

복부지방흡입 전후　　　　　　　　**복부지방흡입 전후**

허벅지지방흡입

01_ 11자 라인 허벅지로 키가 커 보이는 효과

02_ 엉덩이 선 아래 최소 절개를 통해 수술 흔적이 보이지 않음

03_ 승마살, 무릎 등 불필요한 지방을 제거하여 다리가 길어 보이는 효과

04_ 보기 싫은 셀룰라이트 제거

05_ 매끄럽고 탄력 있는 다리 연출

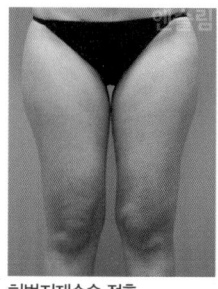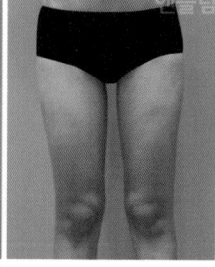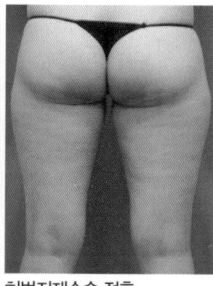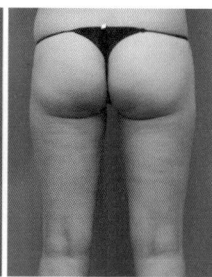

허벅지재수술 전후   허벅지재수술 전후

Tip

수술시간	마취방법	입원여부	회복기간	체류기간
2시간	수면 / 국소마취	당일퇴원	5일 후 실밥제거	없음

미용성형고수의 Advice _ 03 »

재수술

의사들의 난제, 지방흡입재수술은 그 끝에서 희망을 찾아 몸과 마음의 상처를 어루만져 주는 희망의 빛과 같다. 가장 어려운 수술이 바로 지방흡입재수술이다.

세상에 쉬운 수술이란 없다

가장 높은 난이도를 가지고 있는 수술은 단연 지방흡입재수술이다. 기존의 지방흡입 수술로 만들어진 유착, 섬유화 등으로 첫 수술보다 훨씬 큰 체력과 집중력을 요하기 때문이다. 또한 지방흡입재수술은 수술 부위 뿐 아니라 환자의 마음 속 고통까지 헤아

려야 하기 때문에 첫 수술보다 더 상세한 상담이 이루어져야 한다.

지방흡입재수술 시기는 언제가 가장 좋을까? 개인마다 차이가 있지만 일반적으로 첫 수술 후 최소 6개월이 지나고 난 뒤 재수술을 결정해야 한다. 그 이전에는 피부층, 근육층, 신경조직층 등의 회복이 이루어지기 때문에 섣불리 재수술을 진행하기에 어려움이 따른다. 첫 수술로부터 6개월에서 1년이 지난 후가 가장 적합하다.

지방흡입재수술이 필요한 세 가지의 경우

01_ 지방을 너무 적게 흡입한 경우

남은 지방을 흡입하면 만족할만한 결과를 볼 수 있다. 다만 1차 지방흡입으로 인해 생긴 딱딱해진 조직과 섬유화 등을 고려하여 많은 경험이 있는 의사가 오랜 시간 공들여 미세하게 흡입을 해야 한다. 디테일한 손놀림이 사용되는 닥터마이스터 미세메뉴얼 방식으로 수술하면 안정적인 결과를 얻을 수 있다.

02_ 지방을 너무 많이 흡입하여 유착된 경우

유착은 피부와 막에 염증이 생겨 서로 들러붙는 것으로 이 경우에는 지방이식을 해도 생착률이 낮아 원상태로 돌리는 일이 어려울 수 있다. 유착이 심한 경우는 수술 부위 유착을 제거하는 유착완화술을 진행한다.

유착 부위를 섣불리 박리하다 보면 오히려 더 많은 유착이 생기고 이식한 지방의 생착을 방해할 수 있기 때문에 이런 위험을 예방하기 위해 수압을 이용해서 함몰된 부분을 위주로 마취 겸 박리술을 시행한다.

03_ 지방흡입 후 수술 부위가 울퉁불퉁해진 경우

지방흡입 후 피부가 울퉁불퉁해지는 것은 당시에 고르게 지방을 흡입하지 못해 나타나는 현상이다. 또한 굵은 관을 사용하거나 피부층과 가까운 지방을 과하게 뽑을 경우 수년이 지난 뒤에 피부가 울퉁불퉁해질 수 있다.

요철의 굴곡이 큰 경우 튀어나온 부분은 지방흡입을 하고, 파인 부분은 이식을 통해 메울 수 있다. 미세한 요철의 경우 섬유화된 지방층을 충분히 녹인 후 미세하게 분해하여 가장 가는 관으로 흡입하면 매끄러운 피부결로 개선이 가능하다.

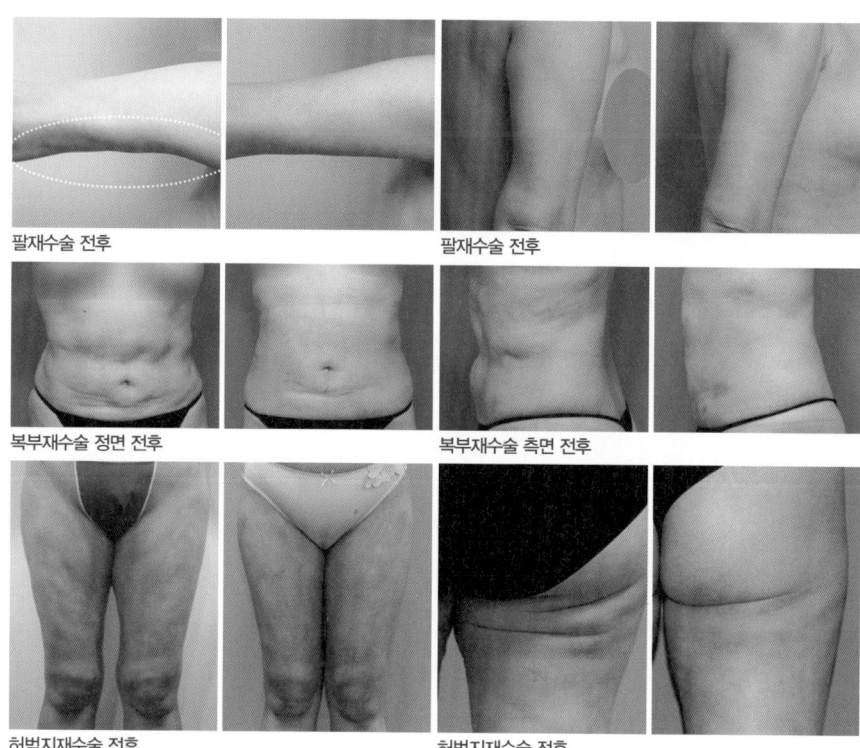

팔재수술 전후   팔재수술 전후

복부재수술 정면 전후   복부재수술 측면 전후

허벅지재수술 전후   허벅지재수술 전후

Tip

수술시간	마취방법	입원여부	회복기간	체류기간
2시간	수면 / 국소마취	당일 퇴원	5일 후 실밥제거	없음

9 目的不是减轻 体重而是塑造身材!

想要做吸脂的人一定要考虑的事

近年来,用最短的时间减肥的方法,吸脂减肥备受瞩目。吸脂不仅能够在整体上得到均衡的身材,同时可以去除造成肥胖的根本原因。

在进行吸脂之前,一定要记住,吸脂的目的不是减轻体重而是塑造身材。如果目的是减轻体重,最好的方法是节食和运动。但是因为需要付出许多的努力和时间,所以成功率很低。

吸脂的优点是在短期内改变身材。在吸脂之前一定要与医生进行详细的咨询,同时医生的手术经验非常重要。但是,比这些更加重要的是一定要确认是否是安全的。

在吸脂的同时要进行的是,之后的身材管理计划。需要矫正之前不良的生活习惯,对塑造的身材进行长期的管理。

吸脂不只会带来身材的变化,也会带来心理的变化。吸脂能够让人恢复自信,追求更加健康的美,梦想更加美好的生活。这些是否才是我们最终追求的价值呢? 需要仔细的考虑人生的意义之后,再决定是否进行吸脂。

双下巴

即使是拥有正常身材或者偏瘦的身材的人，也会因为遗传或者老化，从20岁后期突然产生双下巴的困扰。

年龄5岁，与5KG体重互换

双下巴会让下巴线条变得圆润，也会让脸部线条看起来下垂，使人显得更加显老。能够准确解决这个问题的方法就是双下巴吸脂。实际上在进行双下巴手术时吸取的脂肪量非常少，但是因为双下巴消失所带来的印象改变效果却比预期大很多。双下巴可以轻松的通过吸脂去除，术后的疤痕只要不过度的抬高下巴也不会看到，这是双下巴吸脂手术的优点。

根据医院的不同，浮肿程度和恢复速度会产生很大的差异。其中，会产生浮肿程度差异最大的就是双下巴吸脂手术。因为下巴位置离脸部非常近，拥有很多的神经，如果不小心，消除浮肿可能需要一个月的时间。

但是，如果是经验丰富的医生进行手术，术后第二天，浮肿就会消失，同时也不会造成淤青。不需要太长的假期，也能在周围人不知道的情况下，完成手术。

根据双下巴的分布和模样的不同，手术设计也会不同。如下图中，因为下垂的双下巴让人显老，侧脸看起来非常大的情况，需要对两侧凸出的部分进行吸脂，最大程度上让皮肤紧致。这时会在下巴变窄的同时，看起来更加年轻，也会得到更加聪慧的印象。

如果是脂肪随着下巴线条链接到耳朵形成U型的情况，会对从下巴开始到耳朵下面的较大的部分进行手术。这种情况下，正面脸部会得到显著地减小，会让五官变得集中，给人鲜明的印象。

特别是，因为颈部脂肪堆积，看起来脖子短、愚钝的情况，在下巴吸脂的同时进行脖子部分的吸脂时，会让脸部线条和颈部线条达到均衡。在颈部线条看起来更长的同时，也会带来缓解颈部皱纹的效果。

无论多努力控制体重，减了多少体重，都不能让印象发生变化，这时很高的可能性是因为脸部下面的双下巴。再次观察自己的双下巴，接受医生的帮助，会让自己更加年轻，看起来更瘦。

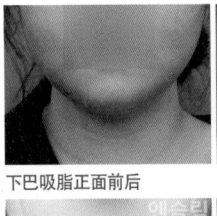
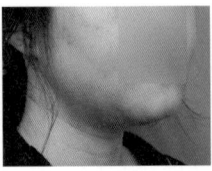
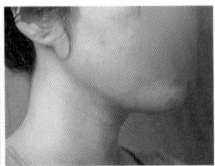

下巴吸脂正面前后 　　　　　　　　下巴吸脂侧面前后

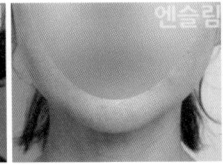
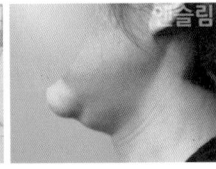
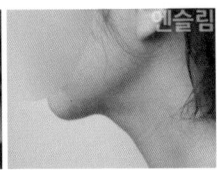

下巴吸脂正面前后 　　　　　　　　下巴吸脂侧面前后

Tip

手术时间	麻醉方法	是否住院	恢复时间	停留时间
30分钟	局部麻醉	不需要	3~4小时	无

美容整形高手之 Advice_02 》

全身吸脂

像脸部整形一样倍受瞩目的就是吸脂，同时为了得到身材整体上的均衡，越来越多的人选择进行全身吸脂。

吸脂，一天进行一个部位的原因是？

为了快速的得到完美的身材而选择进行全身吸脂的患者中，也有想要当天进行全部部位的吸脂手术的人。站在医生的立场，一天进行多个部位或者全身吸脂，也容易安排手术时间表。

但是，如果是为了患者考虑的医院就必须坚持一天进行一个部位的原则。为什么进行全身吸脂时，要相隔时间一天只做一个部位的手术呢？

01_ 站在我们的立场思考，抽脂是为了美容，变得更加漂亮而进行的作业。但是站在身体的立场是正在失去"能量储存库的脂肪"。如果是全身范围内，一次性的进行多部位的抽脂，身体会认为受到了创伤，会导致状态不好和恢复缓慢。

02_ 手术时，注射到脂肪的部分麻醉溶液的量和能够一次性抽取的脂肪量是有限制的。将用于一个部位的麻醉量，注射到多个部位或者全身时，很可能得不到很好的麻醉效果，也不能获得理想的结果。

03_ 一个部位的吸脂需要2~3个小时。想要对多个部分进行细致的吸脂，会延长手术时间。同时虽然睡眠麻醉很安全，但是使用时间的增加也会导致危险性的增加。

04_ 一次吸脂能够抽取的脂肪的安全范围是3,000~4,000CC。但是也有对全身进行吸脂，抽取数千数万CC脂肪的医院，但是这无疑会对患者的身体造成极大的负担。淤青和浮肿会非常严重，完全恢复也需要很长的时间。

05_ 在经验不够丰富的医生处，一天一次性进行全身吸脂。这时完全没有考虑到一次可以抽取的安全的脂肪量，会导致体型不对称或者并发症等吸脂的副作用。
像这样为了获得匀称的身材，最好一天只对一个部位进行吸脂。全身抽脂的顺序一般是从上到下进行。一般是手臂→腹部→大腿的顺序进行。

手臂吸脂

01_ 占印象的70%，是吸脂时最想做的部位。

02_ 通过腋下内侧的最小切口，能够对手臂整体进行360度立体整形。

03_ 对副乳，腋下，肩膀，锁骨，背部线条等进行细致的手术，得到美丽的线条。

04_ 通过去除副乳等无用的脂肪，得到让胸部看起来变大的效果。

05_ 恢复时间约为1~2天，可以立刻进行日常生活。

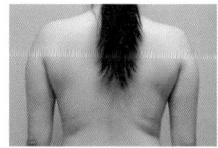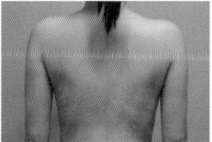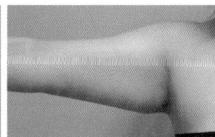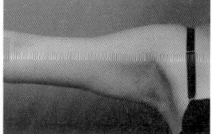

手臂吸脂前后　　　　　　　　　手臂吸脂前后

腹部吸脂

01_ 腰部线条提升，在变瘦的同时得到增高的视觉效果。

02_ 对肚脐，阴毛，内裤线条进行切开，无手术痕迹。

03_ 通过360度立体整形方法，获得均衡的线条。

04_ 通过对更大范围，更均衡的吸取各层脂肪，让肩膀看起来变窄。

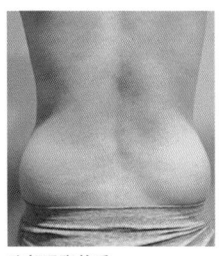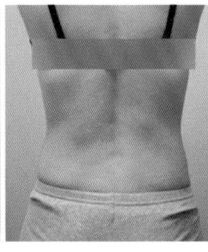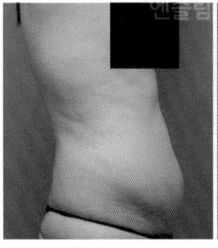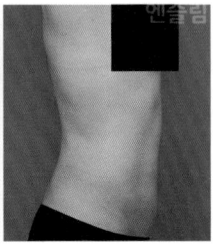

腹部吸脂前后　　　　　　　　　　腹部吸脂前后

大腿吸脂

01_ 得到11字线条的大腿，得到看起来增高的效果。

02_ 在臀线下面进行切开，无手术痕迹。

03_ 去除大腿外侧、膝盖上方等不需要的脂肪，获得腿部边长的效果。

04_ 去除难看的橘皮组织　　　　　**05_** 得到顺滑有弹性的腿部

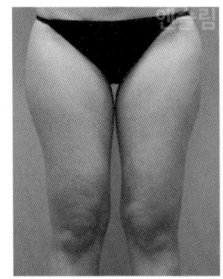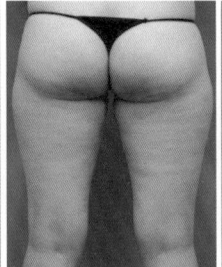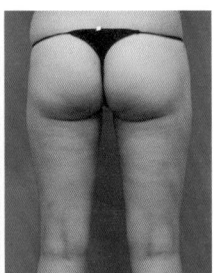

大腿吸脂前后　　　　　　　　　　大腿吸脂前后

Tip

手术时间	麻醉方法	是否住院	恢复时间	停留时间
2小时	睡眠 / 局部麻醉	当天出院	5天后拆线	无

修复手术

医生的难题即即吸脂修复手术，就像从绝望中得到希望，治愈身心创伤的希望之光。难度最大的手术就是吸脂修复手术。

世上没有简单的手术

拥有最高难度的手术就是吸脂修复手术。这是因为之前的抽脂手术导致的凹凸粘连，比起初次手术需要更多的体力和集中力。此外，吸脂修复手术不只是对手术部位进行修复，还需要理解患者受伤的心灵，所以比起初次手术需要进行更详细的咨询。进行吸脂修复手术最佳时间是什么时候？虽然根据体质不同稍有差异，但是一般需要在初次手术后最好6个月后，才能进行修复手术。这之前，皮肤层，肌肉层，神经组织等需要恢复时间，所以短时间内进行修复手术有很大的困难。初次手术后，6个月到1年是最佳时间。

01_ 吸脂量不足的情况

只要对剩余的部分进行吸脂就能得到满意的结果。但是考虑到初次手术造成的变硬的组织和粘连等，需要经验丰富的医生进行长时间的，细致的进行吸脂。以医生仔细，细微精细的操练手法进行手术，会得到更安全的结果。

02_ 吸脂过量造成凹凸粘连的情况

粘连，是因为皮肤和膜上产生炎症导致相互粘贴。这种情况，进行脂肪移植后脂肪的存活率也不高，所以还原的难度较大。粘连严重的情况，需要进行去除手术部位粘连的去除粘连手术。过早的剥离粘连的部位，反而会导致更多的粘连产生，会阻碍移植的脂肪存活。为了防止这种危险产生，通常会利用水压，以凹陷的部分为中心，对周围进行麻醉兼剥离手术。

03_ 吸脂后，手术部位凹凸不平的情况。

吸脂后皮肤凹凸不平，是因为手术时没有均衡的吸取脂肪而产生的现象。有可能是因为使用的管较粗，或是因为对离皮肤层较近的脂肪进行过量吸取，经过几年之后，皮肤会变得凹凸不平。

凹凸差异较大的情况，会对凸出的部分进行吸脂，对凹进去的部分进行脂肪移植。凹凸差异不明显的情况，可以对纤维化的脂肪层进行充分的溶解，通过细微的分离，使用最细的管进行吸取，就能得到平滑的皮肤。

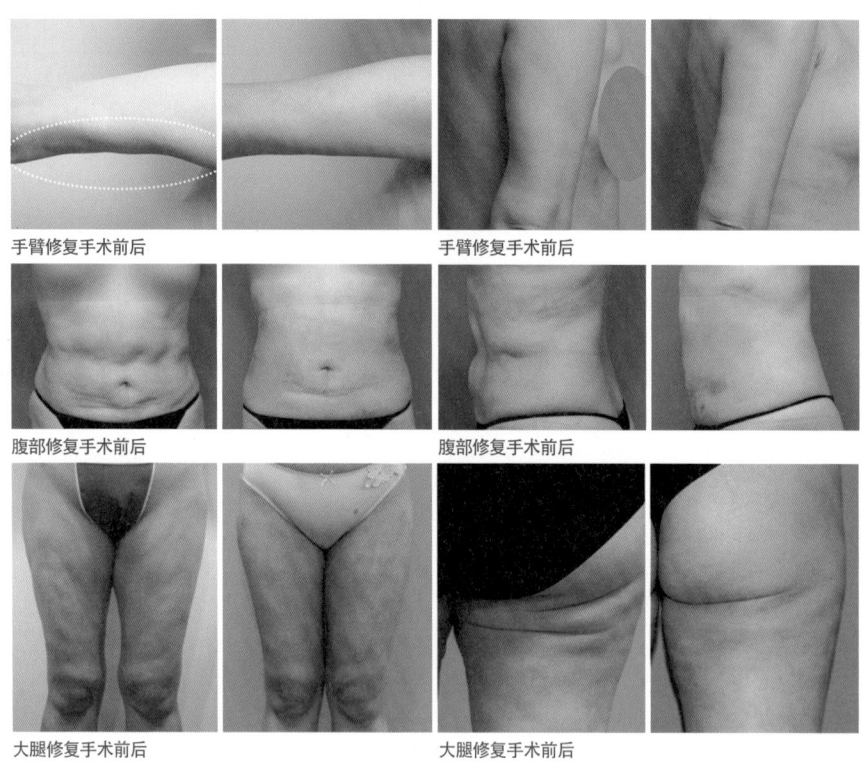

手臂修复手术前后　　　　　　　　　手臂修复手术前后

腹部修复手术前后　　　　　　　　　腹部修复手术前后

大腿修复手术前后　　　　　　　　　大腿修复手术前后

Tip

手术时间	麻醉方法	是否住院	恢复时间	滞留时间
2小时	睡眠 / 局部麻醉	当天出院	5天后拆线	无

지방이식(脂肪移植)

자가지방이식(自体脂肪移植)
가슴지방이식(胸部脂肪移植)

"티나지 않게
어려 보일 수는 없을까?"

"可不可以悄悄返老还童?"

자신의 인체 부위 중 필요 없는 지방 부위를 떼어서 모자라거나 불균형인 곳에 붙인다면
이보다 안전하고 확실한 성형방법은 없다.

没有什么比从身体部位中抽取多余脂肪,
将其注入至缺陷部位或缺乏均衡的部位更加安全准确的整形方法。

유진성형외과의원(友珍整形外科医院)

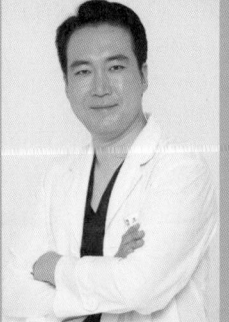

강태조(姜泰兆)

Profile
성형외과 전문의(整形外科专门医)
대한성형외과학회 정회원(大韩整形外科学会正会员)
대한미용성형외과학회 정회원(大韩美容整形外科学会正会员)
연세세브란스병원 외래교수(延世Severance医院门诊教授)
대한두개안면성형외과학회 정회원(大韩颅面整形外科学会正会员)

www.theyujin.com

10

여성이라면 누구나 만족도 높은 성형

마른 체형이 아닌 S라인 몸매를 만들고 싶다

아름다운 몸매를 가꾸기 위해 무리한 다이어트를 하게 되면 오히려 전체적인 체형 볼륨은 사라지고 피부탄력도 줄어들어 흔히 말하는 S라인이 사라질 수 있다. S라인이 아닌 마른 체형이 되기 때문이다. 또한 임신과 출산 후 체형변화, 가슴변형, 유방암 절제술 후 사라진 가슴 등으로 걱정인 여성들이 많다. 이럴 때 자가지방이식으로 전체적인 균형을 잡고, 특히 가슴 부위는 가슴지방이식성형이 좋은 대안이 될 수 있다.

자가지방이식은 성형외과 수술 중에 가장 안전한 방법으로 미적인 요소뿐만 아니라 여성의 자신감과 정신적인 상처도 치유해준다. 다른 성형과 달리 몸의 균형, 흉곽의 모양, 피부두께 등 여러 가지를 고려해야 하기 때문에 시술 전 전문의와의 충분한 상담은 필수이다.

자가지방이식

복부나 허벅지 등에 불필요한 지방을 채취한 후 순수 지방만을 걸러 얼굴 또는 가슴에 이식하는 수술을 말한다. 자신의 조직을 이용하기 때문에 거부반응이 없다.

자가지방이식의 장점과 단점

01_ 장점_ 본인의 조직이기 때문에 거부반응이나 과민반응이 없고 복부, 허벅지, 엉덩이 등 불필요한 지방을 이용하기 때문에 군살제거의 효과도 있다. 또한 다양한 신체 부위에 적용이 가능하고 수술 후 자연스러운 모양과 촉감에 만족도가 높다.

02_ 단점_ 본인의 지방 양이 적으면 수술이 불가능할 수 있고 한 번에 많은 양의 이식이 불가능할 수 있다.

03_ 자가지방이식 수술 부위_ 얼굴, 가슴, 엉덩이, 손등, 함몰흉터 등

얼굴지방이식

복부나 허벅지 등의 불필요한 지방을 채취한 후 정제과정을 거쳐 순수 지방만을 걸러내어 얼굴에 이식하는 수술방법이다.

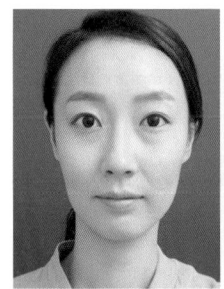 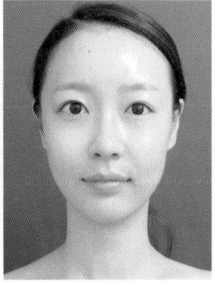 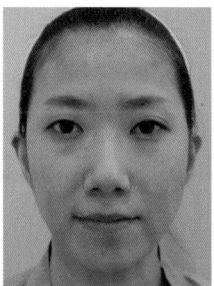 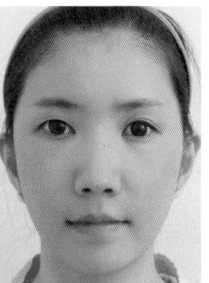

얼굴(줄기세포 + PRP)자가지방이식 시술 전후   얼굴(줄기세포 + PRP)자가지방이식 시술 전후

01_ PRP지방이식술

PRP란 혈소판이 풍부한 혈장으로써 지방이식과 병행하게 되면 지방의 생착률이 안정된다. 또한 성장인자가 풍부하게 함유되어 있어 상처치유, 피부재생 및 피부미백의 효과로 피부톤이 밝고 윤기 나는 피부로 거듭날 수 있다.

02_ 줄기세포지방이식

여러 종류의 신체조직으로 분화할 수 있는 능력을 가진 세포, 즉 '미분화'세포라 한다. 이러한 미분화 상태에서 적절한 조건을 맞춰주면 다양한 조직세포로 분화할 수 있으므로 손상된 조직을 재생하는 등의 치료에 응용하고 있다. 신체 내 모든 세포나 조직을 만들어내는 기본적인 세포로 성형수술 및 모발과 두피의 치료, 흉터재생에 효과적으로 사용된다.

줄기세포 지방이식의 장점

01_ 불필요한 지방의 활용

02_ 빠른 일생생활로의 복귀

03_ 주름개선의 효과

04_ 피부탄력 증진

부위별 자가지방이식

자가지방이식은 사람마다의 얼굴형, 이목구비의 비율 등 전체적인 조화를 고려하여야 한다. 얼굴의 모든 부위가 전체적인 조화를 잘 이루어야 자연스러운 미인으로 거듭날 수 있다.

지방은 단백질, 탄수화물과 더불어 3대 영양소이고 두 영양소와 비교해서 2배의 에너지를 낸다. 에너지 저장고의 주요 역할을 하기 때문에 지방이식을 위해 채취를 하면 몸은 저장고를 어느 정도 비우게 되는 결과가 나온다. 어떤 부위든지 지방채취와 이식 후에 적절한 관리는 아름다움의 유지를 위해 필수라는 점을 반드시 상기해야 한다.

01_ 코_ 메부리코이거나 낮은 콧대, 자연스럽고 부드러운 코라인을 원하는 경우 간편하고 빠른 교정이 가능하다.

02_ 팔자주름_ 팔자주름이 깊거나 콧방울 옆이 함몰 되어 있고 입이 돌출되어 보이는 경우에는 시술 후 동안 효과를 얻을 수 있다.

03_ 이마_ 이마가 낮고 함몰이 있거나 비대칭인 경우 세련됨이 부족해 보인다. 시술 후 볼륨감이 증가되고 비율이 좋아 보여 세련미와 동안 효과를 얻을 수 있다.

04_ 눈_ 위눈꺼풀이 꺼져 있어 피곤해 보이거나 여러 겹 쌍꺼풀이 생기는 경우, 다크서클, 눈 주

변으로 주름이 심하게 있는 경우, 안구가 돌출되어 보이는 경우, 시술 후 주름 개선과 동안 이미지를 만들 수 있다.

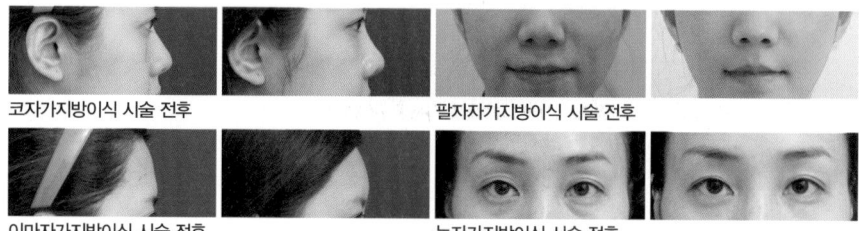

코자가지방이식 시술 전후   팔자가지방이식 시술 전후

이마자가지방이식 시술 전후   눈자가지방이식 시술 전후

05_ 입술_ 입술이 너무 얇거나 잔주름이 많은 경우, 볼륨감과 더불어 입술색의 개선 효과도 얻을 수 있다.

06_ 관자_ 관자 부위가 패여 있거나 납작하고 이마라인과 부드럽게 연결되어 있지 않을 경우, 광대가 나와 보여 이로 인해 강해 보일 수 있는데 이 시술 후 부드럽고 세련된 이마라인을 얻을 수 있다.

07_ 볼_ 옆광대 아래 부위에 그림자가 지거나 꺼져 보이는 경우, 광대가 많이 돌출되어 있거나 또는 너무 밋밋한 경우, 시술 후 어리고 부드러운 이미지로 바꿀 수 있다.

08_ 무턱_ 입이 돌출되어 보이거나 비대칭인 경우, 턱길이가 짧은 경우, 시술후 입이 들어가 보이고 세련미가 있어 보인다.

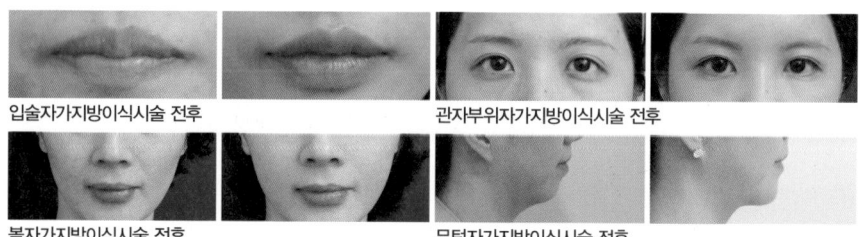

입술자가지방이식시술 전후   관자부위자가지방이식시술 전후

볼자가지방이식시술 전후   무턱자가지방이식시술 전후

Tip

수술시간	마취방법	입원여부	회복기간	제류기간
3~4시간	전신마취	당일	1주일 경과 후	8~9일

지방이식가슴성형

기존 방식인 지방을 긁어내는 형태가 아닌 일정한 압력의 물을 분사하여 지방조직을 원형 그대로 흡입함과 동시에 순수 지방만을 걸러내어 조직 손상을 최소화하여 이식하는 방법이다.

자연스러운 가슴을 원한다면

여성들의 가슴은 시대나 유행에 따라 변해 왔다. 한국 여성들은 대부분 가슴이 빈약한 탓에 가슴성형에 가장 많은 관심을 보이고 있다. 수술방법에는 유방조직 내에 인공보형물을 삽입하여 자신이 원하는 크기로 만들어 주는 방법과 불필요한 지방을 빼내어 빈약한 가슴에 지방세포를 주입하는 가슴지방이식성형이다.

양쪽 가슴이 비대칭이거나 빈약한 경우, 탄력이 떨어지고 꺼진 가슴이 고민인 경우, 특정 부위의 다이어트 효과와 가슴확대를 동시에 원하는 경우, 보형물에 대한 두려움이나 거부감이 있는 경우, 자연스런 가슴 모양을 원하는 경우에 효과가 있다.

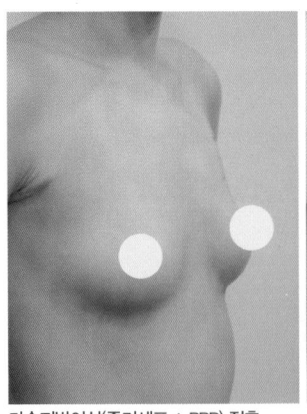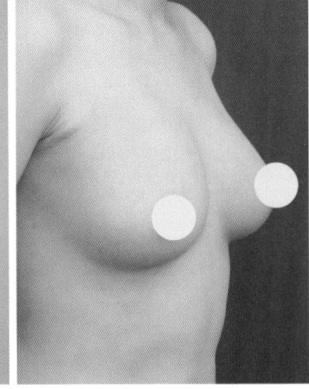

가슴지방이식(줄기세포 + PRP) 전후

01_ **줄기세포_** 여러 종류의 신체조직으로 분화할 수 있는 능력을 가진 줄기세포를 지방과 함께 이식해 줌으로써 지방의 생착력을 진작시켜 준다.

02_ **PRP_** 혈소판이 풍부한 혈장으로써 지방이식과 병행하게 되면 지방의 생착률이 높아지고,

또한 성장인자가 풍부하게 함유되어 있어 상처치유, 피부재생 및 피부미백의 효과로 피부톤이 밝고 윤기 나는 피부로 거듭날 수 있다.

그림으로 보는 수술 부위

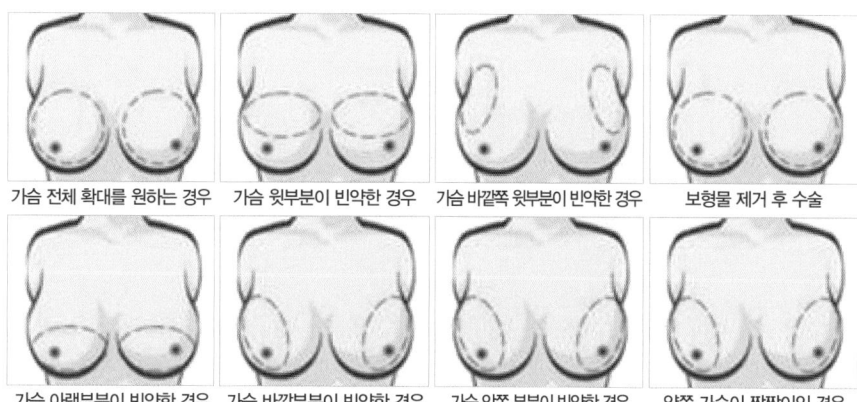

가슴 전체 확대를 원하는 경우　가슴 윗부분이 빈약한 경우　가슴 바깥쪽 윗부분이 빈약한 경우　보형물 제거 후 수술

가슴 아랫부분이 빈약한 경우　가슴 바깥부분이 빈약한 경우　가슴 안쪽 부분이 빈약한 경우　양쪽 가슴이 짝짝이인 경우

가슴지방이식의 장점

01_ 자연스러운 모양_ 보형물 수술과 다르게 서있거나 누워 있을 때 모두 자연스러운 가슴 모양을 얻을 수 있다.

02_ 모유수유 가능_ 근육층이나 유방조직 밑에 이식을 하므로 만들어내는 유선조직, 분비경로에는 영향을 미치지 않아 모유수유에는 지장이 없다.

03_ 부드러운 촉감_ 본인의 지방으로 수술이 진행되므로 본래의 가슴과 촉감의 차이가 없고, 확대된 가슴과 부드러운 촉감을 동시에 만족시킨다.

04_ 몸매 교정_ 복부나 허벅지 등의 필요 없는 지방을 채취하여 가슴에 이식하므로 S라인으로 볼륨있는 몸매로 변할 수 있다.

05_ 안전성_ 모든 과정을 수면마취로 진행되기 때문에 전신마취의 부담이 없으며 구형구축 등 보형물 성형의 위험성이 없다.

06_ 빠른 일상 복귀_ 당일 퇴원이 가능하며 통증이 적어 빠른 일상 복귀가 가능하다.

07_ 흉터 걱정 No!_ 보형물 삽입을 위한 절개가 아닌 인터젯 분사를 위한 최소 절개(3~4mm)로 시술이 진행되어 흉터 걱정이 없다.

08_ 맞춤형 가슴_ 원하는 크기, 모양 부위별로 맞춤 이식이 가능하다.

유방재건

유방은 여성의 상징이자 아름다움의 상징이다. 유방암 또는 큰 사고로 인해 유방이 상
실되었을 경우 개인에 맞는 수술방법을 통해 유방을 재건하여 미용적인 목적인 아름
다움을 찾아준다. 뿐만 아니라 여성의 자존심을 회복 시켜주고 마음까지 치료하여 새
로운 인생이 시작될 수 있도록 하는 수술이다.

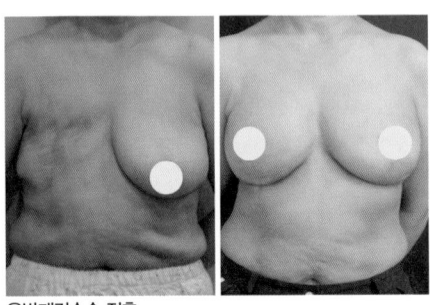

유방재건수술 전후

Tip

수술시간	마취방법	입원여부	회복기간	체류기간
3~4시간	전신마취	당일	1주일 경과 후	8~9일

유두성형

유두성형에는 함몰유두성형과 유두축소술이 있다. 유두가 정상적으로 돌출되어 있지
않고 편평하거나 유두 안으로 파묻혀 있는 경우에는 함몰유두성형을 시행해야 하며
정상보다 유두가 큰 경우 유두축소술을 시행해야 한다.
유두는 미용적인 문제뿐만 아니라 수유의 역할을 담당하고 있기 때문에 아름다움과
기능을 모두 살리는 것이 중요하다.

Tip

수술시간	마취방법	입원여부	회복기간	체류기간
3~4시간	전신마취	당일	1주일 경과 후	8~9일

수유가 가능한 유관보존법

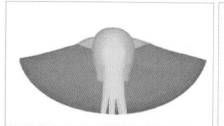 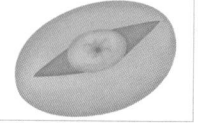 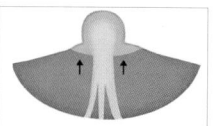

01. 유두 주변을 국소마취한다.　02. 유두의 양쪽을 절개한다.　03. 유두를 끌어당기는 섬유조
　　　　　　　　　　　　　　　　　　　　　　　　　　　　　　직을 절단한다.

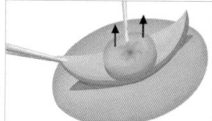 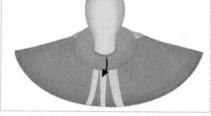 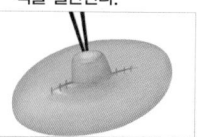

04. 삼각형 모양의 피판을 생　05. 아래 조직을 유두가 함몰　06. 유두 모양을 살리며 봉합
　　성한다.　　　　　　　　　　되지 않도록 고정한다.　　　한다.

수유가 가능한 비유관보존법

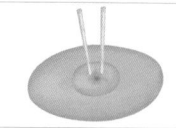 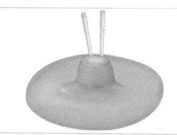 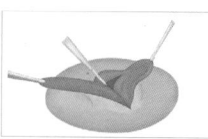

01. 유두 주변을 국소마취 후　02. 유두의 양쪽을 절개한다.　03. 유두를 끌어당기는 섬유조
　　유두를 찾는다.　　　　　　　　　　　　　　　　　　　직을 절단한다.

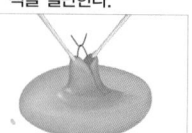

04. 아래 조직으로 유두가 함　05. 유두 모양을 살리며 봉합　06. 정상적인 유두 모양이 만
　　몰되지 않도록 고정한다.　　한다.　　　　　　　　　　　들어진다.

일반적인 유륜의 크기는 평균 3.5~4.5㎝이고, 유두는 평균적으로 지름이 1~1.5㎝이
고 높이는 1㎝ 이하이다.

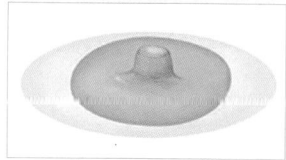 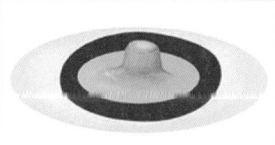 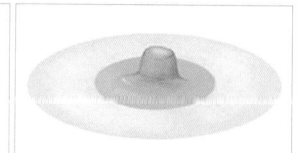

01. 유륜 바깥쪽 절개할 부분을 디자인　02. 디자인 한 부분을 절개한다.　03. 유륜 주변의 피부와 마무리 봉합한
　　한다.　　　　　　　　　　　　　　　　　　　　　　　　　　　　　다.

10

女性追求的
高满意度整形

追求S曲线体型，而并非消瘦体型

为了塑造美丽身姿过度减肥，反而会影响体型饱满度，使皮肤失去弹性，自然也得不到s曲线的体型，因为s曲线并非等同于消瘦。同时，怀孕和分娩后的体型变化、胸部变形、乳房癌切除术后失去的胸部等都会成为女性的苦恼。利用自体脂肪移植可以改善整个体型的匀称度，尤其胸部整形利用自体脂肪移植是不错的选择。

自体脂肪移植是整形外科手术中最安全的方法，不仅满足美的要求，还可以增强女性的自信心，治愈精神创伤。与其他手术不同，手术要考虑体型的协调、胸廓的模样以及皮肤厚度等多种要素，因此术前必须与专家进行充分的咨询。

美容整形高手之 Advice_ 01 »

自体脂肪移植

从腹部或大腿抽取多余脂肪，经过过滤提取纯粹脂肪，将其移植至面部或胸部的手术方法，由于使用自身组织，因此术后无排异反应。

自体脂肪移植的优势和缺点

01_优势_ 由于使用自身组织，因此无排异反应或过敏反应，抽取腹部、大腿、臀部等部位的多余脂肪，也有瘦身的效果。并且可移植到身体各部位，术后形态和触感自然，满意度较高。

02_ 缺点_ 自身脂肪量较少时可能无法进行脂肪移植手术，并且一次不能移植太多的量。

03_ 自体脂肪移植手术部位_ 面部、胸部、臀部、手背、凹陷疤痕等

面部脂肪移植

将腹部或大腿的多余脂肪抽取出来过滤，提取纯粹脂肪后移植到面部的手术方法。

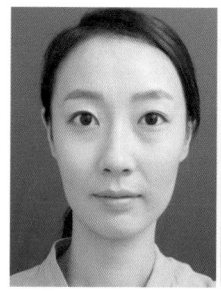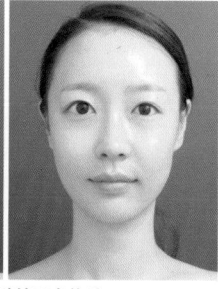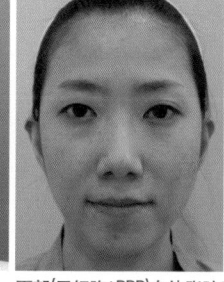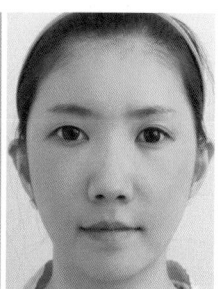

面部(干细胞+PRP)自体脂肪移植手术前后　　　　面部(干细胞+PRP)自体脂肪移植手术前后

01_PRP脂肪移植术

PRP是富含血小板的血浆，与脂肪移植手术一起做可稳定脂肪生存率。同时PRP富含生长因子，对治愈伤口、皮肤再生以及皮肤美白效果显著，可改善肤色，增加皮肤润泽度。

02_ 干细胞脂肪移植

干细胞是具有可分化为身体各组织细胞的功能，即未分化的细胞。细胞在未分化的状态下，适用不同的条件可分化为多种组织细胞，而这种组织细胞可用于损伤组织的治疗上。干细胞作为身体内制造所有细胞或组织的基础细胞，可有效应用于整形手术、毛发和头皮的治疗，以及疤痕再生。

干细胞脂肪移植的优势

01_ 利用多余脂肪

02_ 快速回归日常生活

03_ 改善皱纹的效果　　　　　　　　**04_** 增加皮肤弹性

局部脂肪移植

自体脂肪移植要考虑到每个人不同的脸型、五官比例等整体的协调。面部五官整体相协调才能新生为自然美人。脂肪与蛋白质、碳水化合物被称为人体三大营养素，而脂肪相对于蛋白质和碳水化合物具有两倍的能量。脂肪作为能量储存库，为了脂肪移植而进行抽脂，会使身体的能量储存库有一定的缺失。因此无论哪个部位，抽脂和移植后，为了维持美丽，切记术后需要进行适当的管理。

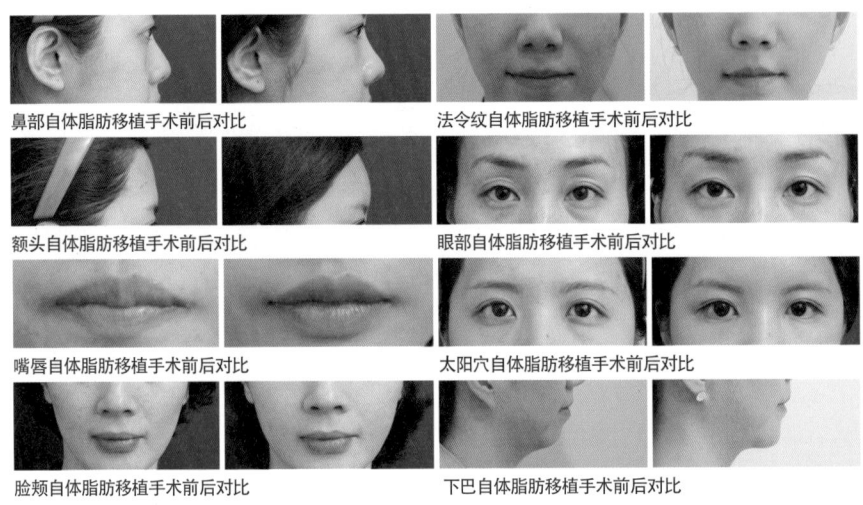

鼻部自体脂肪移植手术前后对比　　法令纹自体脂肪移植手术前后对比

额头自体脂肪移植手术前后对比　　眼部自体脂肪移植手术前后对比

嘴唇自体脂肪移植手术前后对比　　太阳穴自体脂肪移植手术前后对比

脸颊自体脂肪移植手术前后对比　　下巴自体脂肪移植手术前后对比

01_ **鼻部**_ 有驼峰或者鼻梁低矮，想要自然柔和的鼻部线条，可简单快速矫正。

02_ **法令纹**_ 八字纹较深或鼻翼两侧凹陷，看上去嘴突时可通过自体脂肪移植达到童颜的效果。

03_ **额头**_ 额头较低、凹陷或不对称时缺乏精致美，通过手术可增加额头饱满度，调节比例可有童颜的效果，同时线条更加明快。

04_ **眼睛**_ 上眼皮凹陷看上去疲惫或者双眼皮形成多重褶皱，黑眼圈，眼周皱纹严重，眼球看上去外凸时通过脂肪移植改善皱纹，并重塑童颜效果。

05_ **嘴唇**_ 嘴唇太薄或细纹较多，脂肪移植后可使嘴唇丰润，同时改善唇色。

06_ **太阳穴**_ 太阳穴凹陷或低平，与额头连接不流畅，颧骨突起看上去凶狠，可通过脂肪移植使额头线条更加柔和。

07_ **脸颊**_ 侧颧骨下形成阴影或者凹陷，颧骨太高或太平，脂肪移植后会看上去更年轻，印象更温和。

08_ 无下巴_ 看上去嘴突或不对称，下巴比较短，脂肪移植后可改善突嘴，面部更精致。

Tip

手术时间	麻醉方法	是否需要住院	恢复时间	停留时间
3~4个小时	全身麻醉	当日	一周左右	8~9天

美容整形高手之 Advice_ 02 》

脂肪移植胸部整形

与以往的手术方法不同，并非将脂肪刮出，而是利用一定的压力水喷射抽出无损的脂肪组织的同时，提取纯粹脂肪，将组织损伤最小化的一种手术方法。

如果想拥有自然的胸部

女性的胸部形态随时代以及流行变化着，韩国女性的胸部普遍干瘪，因此对胸部整形也极为关注。手术方法包括将假体植入到乳房组织内做出所追求的胸部大小的方法和抽出体内多余脂肪将其移植到胸部的脂肪丰胸的方法。

两侧乳房不对称或干瘪的情况，因缺乏弹性而下垂的情况，希望具有局部瘦身和丰胸双重效果的情况，对假体有排斥感的情况，想拥有自然胸部的情况可以选择脂肪移植丰胸。

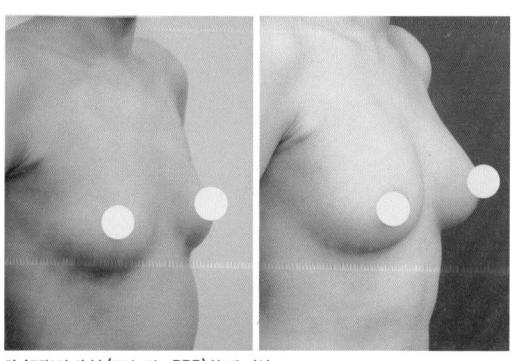

胸部脂肪移植(干细胞+PRP)前后对比

01_干细胞_ 将具有可分化为各种身体组织的干细胞与脂肪移植结合，可提高脂肪的生存率。

02_PRP_ 富含血小板的血浆与脂肪移植相结合，可提高脂肪的生存率，同时含有丰富的生长因子，对治愈伤口，皮肤再生以及皮肤美白有显著效果，使肤色更加靓丽润泽。

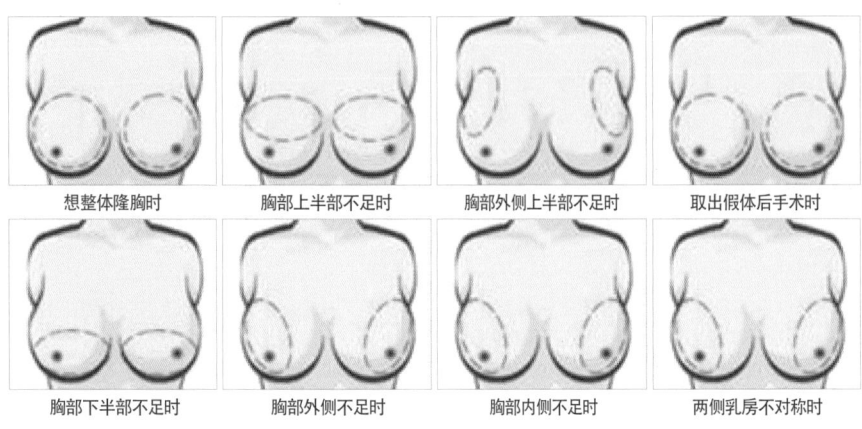

想整体隆胸时	胸部上半部不足时	胸部外侧上半部不足时	取出假体后手术时
胸部下半部不足时	胸部外侧不足时	胸部内侧不足时	两侧乳房不对称时

胸部脂肪移植的优势

01_ 自然胸型_ 与假体隆胸不同，站立或平躺都会拥有自然胸型。

02_ 可以哺乳_ 将脂肪移植到肌肉层或乳房组织下，乳腺组织和分泌通道不受损，因此不影响哺乳。

03_ 柔软的触感_ 使用本人的脂肪进行移植手术，因此与原有的胸部触感无差异，可满足丰胸和触感自然的双重效果。

04_ 体型矫正_ 将腹部或大腿部位的多余脂肪移植到胸部，可拥有S曲线体型。

05_ 安全性_ 整个手术过程睡眠麻醉进行，无全身麻醉带来的负担，也无假体隆胸后包膜挛缩的危险。

06_ 快速恢复_ 术后可当天出院，痛症少，可快速回归日常生活。

07_ 无疤痕_ 假体隆胸会留下切开部位的疤痕，而胸部脂肪移植利用水喷射最小切开(3~4mm)，术后几乎不留疤痕。

08_ 胸部定做_ 根据本人需要的胸部大小、模样，可按部位定做移植。

乳房再造术

乳房不仅是女性的象征，同时也是美的象征。因乳房癌或因事故失去乳房时，可根据适合本人的手术方法再造乳房，重新找回美丽。并且让女人重拾自尊心，治愈心理，重新开启人生之旅。

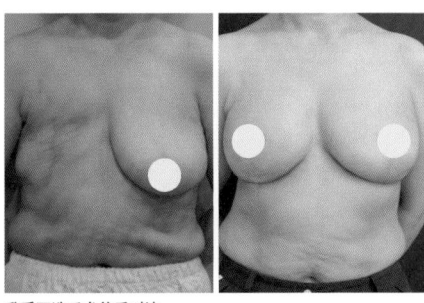

乳房再造手术前后对比

Tip

手术时间	麻醉方法	是否需要住院	恢复时间	停留时间
3~4个小时	全身麻醉	当日	一周左右	8~9天

乳头整形

乳头整形包括凹陷乳头整形和乳头缩小术。乳头没有正常突起而是平平或凹陷时，需要做乳头凹陷整形手术，乳头过大时需要做缩小乳头的手术。

乳头不仅仅是美容的问题，在哺乳时起到重要作用，因此顾全美容和功能很重要。

Tip

手术时间	麻醉方法	是否需要住院	恢复时间	停留时间
3~4个小时	全身麻醉	当日	一周左右	8~9天

可以哺乳的乳管保存法

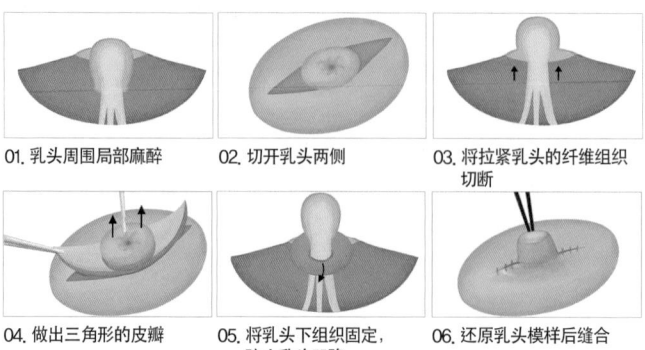

01. 乳头周围局部麻醉   02. 切开乳头两侧   03. 将拉紧乳头的纤维组织
                                                                   切断

04. 做出三角形的皮瓣   05. 将乳头下组织固定，   06. 还原乳头模样后缝合
                                          防止乳头凹陷

可以哺乳的非乳管保存法

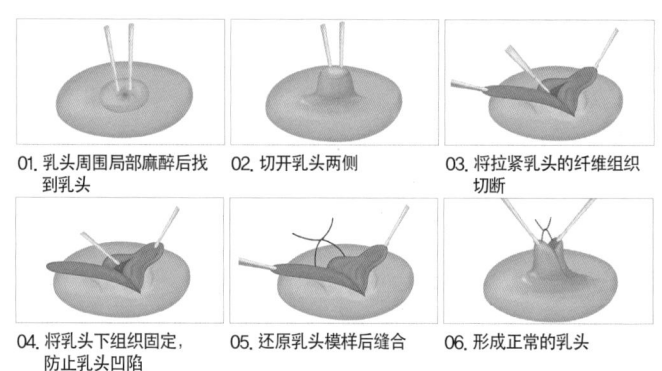

01. 乳头周围局部麻醉后找   02. 切开乳头两侧   03. 将拉紧乳头的纤维组织
     到乳头   切断

04. 将乳头下组织固定，   05. 还原乳头模样后缝合   06. 形成正常的乳头
     防止乳头凹陷

正常的乳头和乳晕的大小是，乳晕的大小平均为3.5~4.5㎝，乳头为平均直径为1~1.5㎝，高度为1㎝以下。

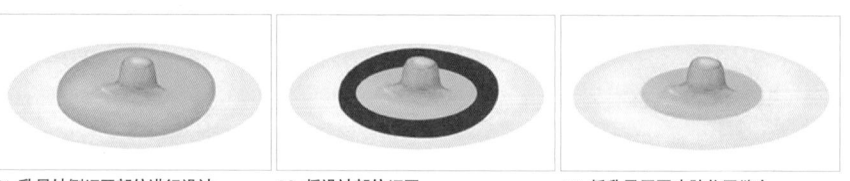

01. 乳晕外侧切开部位进行设计   02. 将设计部位切开   03. 将乳晕周围皮肤收尾缝合

퍼머넌트 메이크업(半永久化妆)

눈썹(眉毛)
아이라인(眼线)
입술(嘴唇)
헤어라인(发际线)

" 반영구로 세련된 이미지 메이킹을 선도한다 "

"以半永久倡导优雅形象造型"

화장기 없는 민낯도 예뻐야 하는 시대에 반영구화장은 기본이 되어가고 있다.
반영구시술은 비수술로 성형의 효과를 내고 아름답고 세련된 얼굴의 흐름을 찾아 준다.

无妆素颜也要求美丽的如今时代, 半永久化妆已成为普遍化现象。
半永久以非手术方式达到整容手术效果, 帮助人们寻找协调自然的美颜。

결의원(Clinic Gyul)

박창서(朴昶緒)

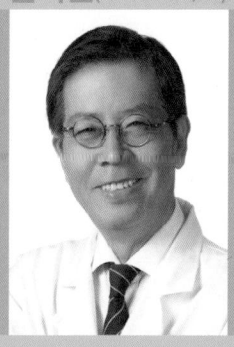

Profile
산부인과 전문의(妇产科专门医)
서울대학교 의과대학 졸업(首尔医科大学毕业)
서울대학교 의과대학 의학박사(首尔医科大学医学博士)
대한산부인과학회 정회원(大韩妇产科协会正会员)
대한항노화학회 정회원(大韩抗衰老协会正会员)

www.clinicgyul.com

11 피부 고유의 색을 살린 반영구 화장이 대세다!

오랫동안 유지되는 가장 효과적인 화장술

많은 사람들은 아직도 반영구 문신을 떠올렸을 때 한 번 잘못하면 지울 수 없고 색도 부자연스러워 평생 지워지지 않는다는 선입견을 가지고 있다. 하지만 문신(영구)과 반영구는 엄연히 다르며 이 두 가지에 혼동으로 시작된 선입견이라 할 수 있다.

제일 쉽게 다르다고 설명할 수 있는 부분은 유지기간인데 문신의 경우는 한 번의 시술만으로도 평생 지워지지 않으며 색이 변색되는 확률이 높다. 이에 반해 반영구화장은 유지기간이 짧게는 6개월, 길게는 3년 정도이며 개인차에 따라 유지기간은 달라지며 색이 변색될 확률은 현저히 적다.

또한 반영구는 일정기간 후에는 서서히 흐려지다 사라지기 때문에 유행과 시대동향의 변화, 자연스러운 노화에 맞춰 새로이 수정할 수 있는 시술이다. 이러한 특징 덕분과 최근 미용성형 추세의 흐름에 따라 안전하고 실패에 대한 두려움 없이 간단하게 콤플렉스를 해결하고 싶어 하는 많은 사람들에게 각광을 받고 있다.

반영구는 자신의 자연스러운 얼굴의 흐름을 찾아 주기 때문에 인기가 높아지고 있다. 그래서인지 검증되지 않은 시술소에서 시술을 받는 이들도 증가하고 있어 주의가 필요하다. 반영구화장은 바늘을 이용해 피부의 표피층에 색을 주입하는 시술이기 때문에 의학적 지식이 부족하거나 비위생적인 시술은 부작용 위험부담이 커질 수 있으므로 반드시 숙련된 전문의를 통한 시술이 필수다.

미용성형고수의 Advice_01 »

눈썹

10분 안에 출근준비를 해야 하는 경우도 종종 있다. 그때 우리는 무엇을 선택해야 할까? 그 해답은 바로 눈썹이다. 눈썹은 개인의 인상을 바꾸기에 성형보다 더 손쉬운 방법이다.

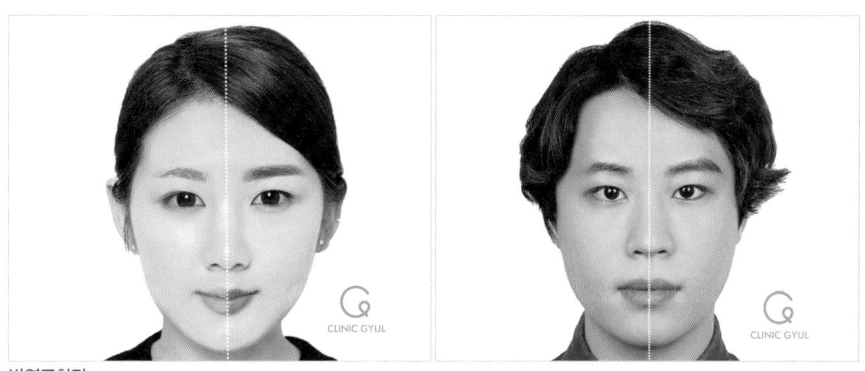

반영구화장

눈썹은 얼굴의 지붕

형태에 따라 전체적인 이상이 좌우되고 대충 봐도 잘 그렸는지 못 그렸는지, 대칭인지 비대칭인지 확연히 나타나기 때문에 메이크업의 완성도를 좌우하는 핵심 부위라는 건 누구나 알고 있다.

관상학자들과 메이크업 아티스트들이 눈썹을 얼굴의 지붕이라고 말하는 데는 그만한 이유가 있다. 지금보다 더 나은 눈썹을 가지려면 전문가를 찾아가야 한다. 매번 메이크업 숍에서 메이크업을 받는다고 가정하더라도 땀과 물에 화장이 지워지는 것은 피할 수 없다.

이때 필요한 것이 반영구화장인데 피부에 색소를 넣는 직접적인 시술인 만큼 풍부한 시술 경험을 가진 의료진과 충분한 상담을 가진 다음 개인의 만족도를 높일 수 있다.

화장눈썹

화장눈썹은 오래 전부터 시술되어 왔는데 기계와 약품 색소의 발달로 인해 더욱 자연스러워지고 있다. 고객 얼굴의 전반적인 흐름을 파악하여 그 흐름을 최대한 살려주며 피부타입에 맞게 디자인부터 시술까지 들어가야 한다.

화장눈썹의 특징은 개인 본래의 눈썹비대칭을 최대 교정할 수 있는 장점을 가지고 있다. 화장눈썹 직후의 진한 느낌에 많은 사람들이 불편함을 느끼지만 시술 당일로부터 피부의 각화현상(7일)이 지난 후에는 자연스럽게 눈썹을 그린듯한 느낌이 나온다.

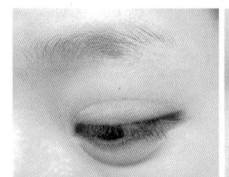 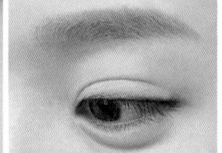 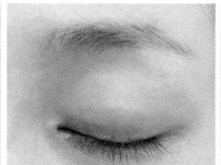 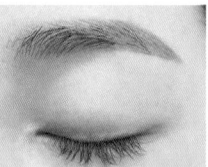

화장눈썹 전후   화장눈썹 전후

결눈썹

최근 인기 있는 연예인들의 눈썹을 보면 알 수 있듯이 본인의 눈썹을 최대한 살려 자연스러운 느낌의 도톰한 일자 형태의 눈썹이 유행이다.

눈화장과 입술화장은 시즌마다 변화가 되지만 눈썹만은 자연스러워야 한다는 명제는 언제나 불문율이다. 본래의 눈썹처럼 자연스러워 보이며 정리된 느낌을 만들어 주기에는 결눈썹이 최상이다.

결눈썹은 피부에 직접적으로 털처럼 그려 넣는 방법이다보니 기술력에 따라 털의 자연스러움이 좌우된다. 눈썹모발의 방향, 개인의 피부타입을 파악해 개인의 눈썹털과 가장 비슷하게 표현해냈을 때 기술력과 숙달력이 드러난다.

화장눈썹과 마찬가지로 각화현상 후에 더욱 자연스러워지지만 시술 직후부터 자연스러워 화장을 평소 많이 하지 않는 사람들과 남성들이 선호하는 방법이다.

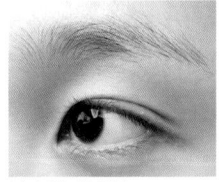 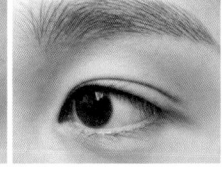 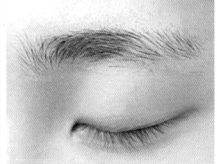 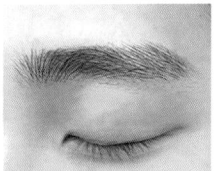

여자 결눈썹 전후　　　　　　　　　　　남자 결눈썹 전후

결눈썹과 화장눈썹의 복합시술

여러 가지 얼굴 형태와 피부색깔, 피부상태를 고려하여 시술해야만 시술의 효과를 극대화할 수 있어 요즘은 결눈썹과 화장눈썹을 복합적으로 시술함으로써 두 가지 시술의 장점을 극대화할 수 있다.

화장눈썹시술로 눈썹의 형태를 만들고 그 위에 눈썹의 결을 만들어 넣음으로 더욱 더 자연스러움과 눈썹의 선명함을 보여줄 수 있다.

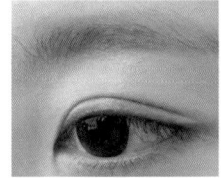 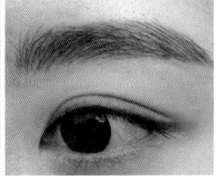 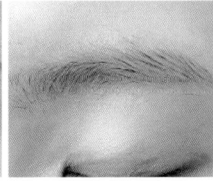 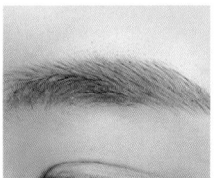

결눈썹과 화장눈썹의 복합시술 전후　　　　결눈썹과 화장눈썹의 복합시술 전후

시대에 따라 눈썹 모양도 변화를 거듭하고 있지만 한 가지 변하지 않는 규칙은 얼굴형과 눈썹 모양의 궁합이다.

무조건 진하고 유행만 따라가기보다는 얼굴형과 피부상태에 맞는 모양과 색감을 골라 자연스러우면서도 부드럽게 인상을 바꿔주는게 좋다.

반영구시술 후 색교정은 가능하지만 모양이 같은 경우에는 레이저로 지우지 않는 이상 다른 모양으로 바꾸긴 어렵기 때문에 시술 케이스가 다양한 반영구 전문인 병원에서 시술받는 것이 좋다.

Tip

수술시간	마취방법	입원여부	회복기간	체류기간
30분~1시간	표피마취	–	1주일 경과 후	–

아이라인

반영구아이라인은 속눈썹 사이의 점막을 색소로 채워 넣는 시술로 이를 통해 깊고 또렷한 눈매를 기대할 수 있다. 시술 후 물에 지워지거나 번지는 번거로움이 없다.

눈의 또렷함과 깊이감을 결정하는 아이라인

아이라인은 얼마나 점막 쪽 속눈썹 사이사이를 잘 메우고 적당한 두께로 그리느냐가 관건이다.

아이라인의 유무로 인해 눈의 또렷함이나 깊이감의 차이가 나타나는 것은 아이라인을 한 번이라도 그려본 사람은 잘 알 것이다. 만약 눈을 떴을 때 점막이 하얗게 보여 블랙 라인 밑에 화이트 라인을 그린 것처럼 텅 비어 보이면 그 만큼 어색한 눈매도 없을 것이다.

그러나 점막 부위를 꼼꼼히 채우면 채울수록 제 아무리 비싼 브랜드의 제품들을 쓰고, 어떤 방법을 써봐도 눈꺼풀에 따라 눈밑에 거뭇거뭇 묻어나는 번짐현상을 겪게 된다. 더군다나 여름같은 더운날의 땀과 물은 눈화장과 상극이다.

이와 같은 경우를 한 번이라도 느꼈다면 반영구아이라인을 추천하는데 반영구아이라인은 속눈썹 사이의 점막을 색소로 채워 넣는 시술로 이를 통해 깊고 또렷한 눈매를 기대할 수 있다.

시술 후 물에 지워지거나 번지는 번거로움이 없고, 효과는 반영구적으로 지속될 수 있다.

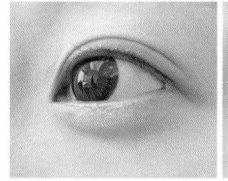 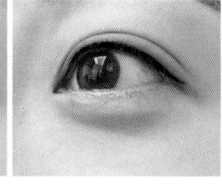 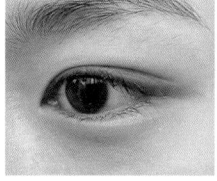 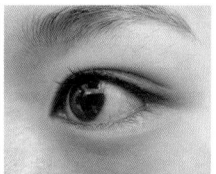

아이라인 전후   아이라인 전후

예민한 눈 주위 시술이라 능숙한 전문가의 시술 필요

반영구아이라인은 쌍커풀이 짙고 클수록 효과는 배가 되며, 눈을 떴을 때 속눈썹이 나는 부위가 보이지 않을수록 (홑겹) 효과는 감소된다. 홑꺼풀이라 아이라인이 보이지 않는다는 이유로 평소 화장하는 두께로 아이라인시술을 원한다면 반영구아이라인을 권하지 않는다.

반영구의 본질적인 의미는 맨얼굴일 때 또렷함과 이미지 흐름을 찾아주는 시술이기 때문에 과한 디자인을 원할시에는 자연스럽게 시술한 후 메이크업으로 보완하라고 조언하고 싶다.

반영구아이라인 같은 경우는 눈주변이라 매우 예민한 부위이기 때문에 능숙하지 않은 시술자가 시술을 할 경우 각막 손상, 눈물샘 손상 등의 위험이 있을 수 있으며 다른부위 시술보다 색이 더 진하게 들어가는 곳이기 때문에 혈관과 겹쳐 푸르게 보일 수 있으므로 충분한 상담 후에 시술해야 한다.

Tip

수술시간	마취방법	입원여부	회복기간	체류기간
1시간 30분	표피마취	–	1주일 경과 후	–

입술

입술은 피부가 제일 얇기 때문에 무리하게 시술할 경우에는 입술에 멍이 들거나 염증반응, 흉이 질 수 있으며 오히려 색깔이 부자연스럽게 나올 확률이 높다.

자연스러운 입술 메이크업을 원한다면

자연스러운 메이크업이 여성들 사이에서 최고의 유행 트렌드로 떠오르며 립 메이크업도 여성들 사이에서 자연스러워지고 있다. 입술은 얇은 점막과 같은 피부로 이루어져 있고 주름이 많으며 제일 많이 움직이는 근육이기 때문에 메이크업이 유지되는 기간이 길지 않다.

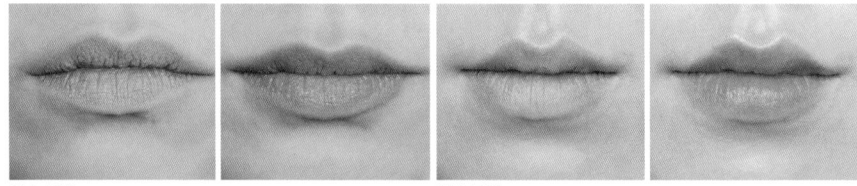

입술 전후   입술 전후

입술은 제일 얇은 피부를 갖고 있는 부위이기에 당일에 완벽하게 시술하기에는 한계가 있다. 무리해서 시술할 경우에는 입술에 멍이들거나 염증반응, 흉이 질 수 있으며 오히려 색깔이 부자연스럽게 나올 확률이 높다.

그렇기 때문에 단기간에 효과를 내기 위해 무리해서 시술을 하기보다는 고객의 상태에 따라 리터치를 잘 활용해야 하며 시술 당일부터 바이러스 예방약을 복용해 헤르페스 감염을 예방하고 입술 보습에 신경쓰는 것이 좋다.

Tip

수술시간	마취방법	입원여부	회복기간	체류기간
1~2시간	표피마취	–	1주일 경과 후	–

헤어라인

반영구헤어라인은 이마에 대한 콤플렉스가 많은 사람들에게 아주 적합한 시술이다. 이마가 너무 넓거나
아니면 이마가 예쁘지 않다면 이제 콤플렉스에서 탈출해보자.

이제는 이마를 오픈하며 살자!

반영구헤어라인은 이마의 모양이 예쁘지 않거나, 너무 넓은 이마를 가진 분들이 콤플
렉스를 극복할 수 있는 좋은 방법이다. 뿐만 아니라 탈모, 흉터, 머리숱 등을 보완하기
용이하며 수술에 비해 비교적 안전하고 간편하기에 만족도가 높은 편이다.

입술과는 달리 두피는 피부가 제일 두껍고 유분이 많기 때문에 색이 잘 나오지 않고 잘
흐려지는 부위이다. 그렇다 하여 진하게 시술하게 되면 색이 퍼지고 어색해지기 쉬운
곳이기 때문에 사람들의 피부성질을 파악해 색소를 결정하는 것이 중요하다.

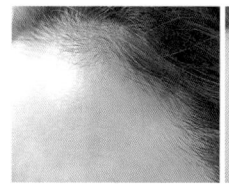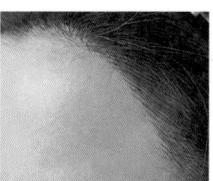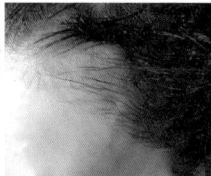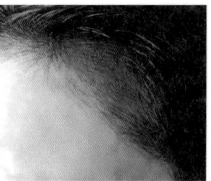

헤어라인 전후   헤어라인 전후

Tip

수술시간	마취방법	입원여부	회복기간	체류기간
1~2시간	표피마취	–	1주일 경과 후	–

11

追求皮肤自然美，
半永久化妆备受青睐！

长久维持的精湛化妆术

时至今日，只要提到半永久纹身，多数人依然持有一旦纹错将无法修正并色彩也不够自然等先入为主的错误观念。实际上半永久明显不同于永久纹身，两者概念容易混淆。

两者最简单的差别是维持期间，如果是纹身，一旦施过术就永远不能清除掉，其色彩也极有可能逐渐变化。相反，半永久化妆保持期短则半年，长则三年，其保持时间随个体差异有所不同，色变概率也较纹身显著下降。

同时，半永久化妆随时间流逝将逐渐消失，因此可根据当季流行、时尚动态及机体自然老化等情况任意修改。这些技术特点受大量爱美人士关注，能够满足追赶最新美容整容流行的同时，既能安全又能简便地解决脸部缺陷的要求。

半永久化妆使人脸部倍感自然协调，近期人气越来越旺。需要引起注意的是，在不正规的诊所接受施术的人也逐渐增多。半永久化妆是通过针刺向皮肤表皮层注入颜色的技术，若缺乏医学知识或卫生达不到要求可能会产生副作用，因此建议前往资深专科医师处接受施术。

眉毛

有时需要在10分钟以内做好上班准备。那么，我们应该如何选择化妆？正确答案是修眉画眉。与任何一种整容手术相比，眉毛更容易改变留给他人的印象。

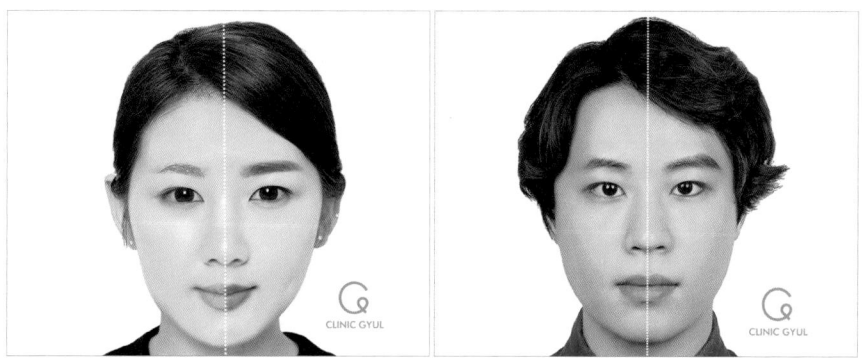

半永久化妆

眉毛是面部的屋顶

眉毛的形态可以左右一个人的整体印象，人们一眼就能看出画得好与坏和对称度，所以众所周知眉毛是检验化妆成败的核心部位。

相面师和化妆师之所以称眉毛是脸部的屋顶是极有道理的。若想拥有更理想的眉毛，除了拜访专业纹眉专家别无他法。即便每次都能去化妆店化妆，但被汗水和水被动卸妆却是不可避免的。

此时人们需要的就是半永久化妆，它毕竟是把颜料注入皮肤的施术过程，因此需与经验丰富的医疗人员充分咨询后进行施术才能提高个人满意度。

韩式塑眉

韩式塑眉是传统的纹眉技术，如今发达的设备和药用色素，更能让眉毛栩栩如生。施术时需注意顾客面部整体线条，最大程度再现其自然逼真的面部，从设计起到施术过程还需注意其皮肤类型。

韩式塑眉的优点是能够纠正不对称眉毛。多数人对刚施术后的浓眉不自然感到不满，但皮肤角质化结束后(7日)，眉毛开始呈现自然形状。

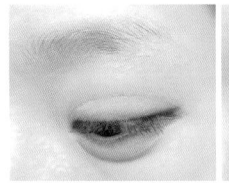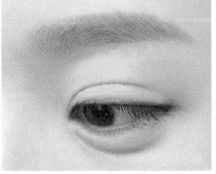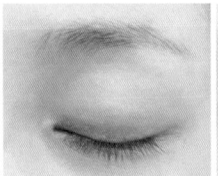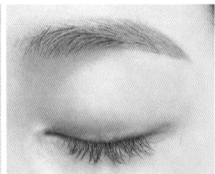

韩式塑眉前后　　　　　　　　　　　韩式塑眉前后

韩式绣眉

近期超人气明星的眉毛证明，最大限度地发挥自然感觉的一字型眉毛正在流行。

眼部化妆和嘴唇彩妆随季节求变化，但对眉毛的要求却是一成不变的，一定要体现其自然线条。想让眉毛显得自然，韩式绣眉技术是最好的纹眉方式。

它是在皮肤上绣出一根根眉毛形态的技术，施术者技术水平决定眉毛的自然与否。

充分掌握个体毛发的方向、皮肤类型后施术，神似于自然眉毛，全靠施术者的技术纯熟度。此术与韩式塑眉一样角化现象后更显自然，但术后马上也会很显自然，因此深受不怎么化妆的人士和男士们的青睐。

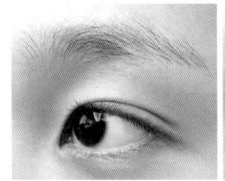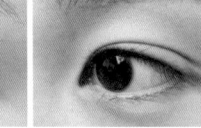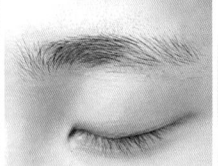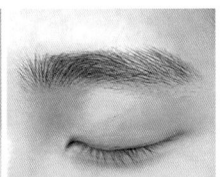

女士韩式绣眉前后　　　　　　　　　男士韩式绣眉前后

韩式绣眉和韩式塑眉的复合施术

施术时，需要考虑个体面部形状和皮肤颜色、皮肤状态，才能取得良好效果。所以将通过组合实施韩式绣眉和韩式塑眉方式，各取优势，可将其效果发挥淋漓尽致。

先通过韩式塑眉术铺垫眉毛形状，再在上面绣出眉毛纹理将更加让其眉清目秀。

随年代不同其眉毛形状也在变化，但从未改变的是脸型和眉毛形状的融洽。

与其盲目追随时代潮流而浓妆艳抹，不如选择适合自己脸型和皮肤的线条、颜色，给他人留下自然大方的印象。

半永久施术后可矫正颜色，形状却需要用激光治疗才可改变，因此，建议选择一家施术经验丰富的正规的半永久专门整形美容医院接受施术。

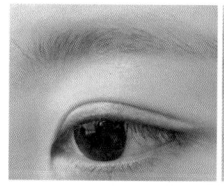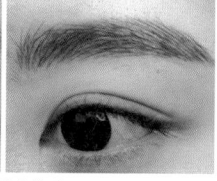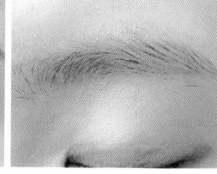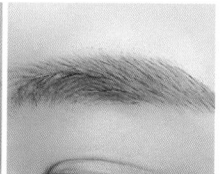

韩式绣眉和韩式塑眉的符合施术前后　　　　　韩式绣眉和韩式塑眉的符合施术前后

Tip

手术时间	麻醉方法	是否住院	恢复时间	停留时间
30分钟~1小时	表皮麻醉	—	一周后	—

眼线

半永久性眼线定妆采用染料填补睫毛之间粘膜，造就清澈深邃的眼眸。术后不会被水擦掉或渗开。

眼线打造清澈深邃的眼眸

画好定妆眼线的关键在于如何以合适的颜色及宽度恰如其分地填充睫毛间的粘膜。只要画过眼线的人都能体会眼线对明亮深邃眼眸的重要性。如果睁开眼睛时，粘膜呈现淡色，眼线犹如黑线条下画了白线条般空洞，再也找不到比这更尴尬的眼眸了。

当然，眼线粘膜部位较特殊，您就算使用再昂贵的化妆品，再仔细填补，也无法防止黑印顺着眼皮染到眼底的窘状。尤其在炎炎夏日，汗水和水是眼部化妆的克星。

若您经历过类似情况，就强烈推荐做半永久眼线定妆，向睫毛间的粘膜填充色素，打造深邃清澈的眼眸。施术后不会有被水擦除或浸开等不便，其效果可以半永久持续保持。

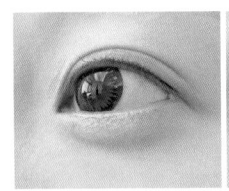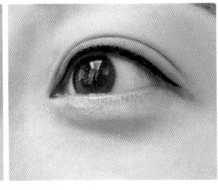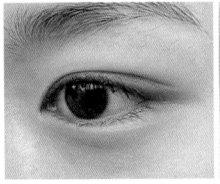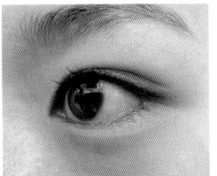

眼线前后　　　　　　　　　　　眼线前后

由于眼部是较为敏感的部位，需由资深专家施术

双眼皮大而深，半永久眼线定妆效果也会加倍呈现，但对于睁开眼睛时睫毛生长部位不宜被看出的人，效果会减少。如果您是单眼皮，为了显出眼线，平时眼线画得比较浓厚，就不建议您做半永久眼线。

半永久的本质是帮你找回清晰而具有自然线条的素颜，因此专家建议您若喜爱浓妆时，最好做自然的眼线定妆术后，再用化妆去填补。

半永久眼线定妆施术部位是较敏感的眼部，因此如果施术者技术不够精湛很有可能触伤角膜或泪沟。

而且此处也比其他部位更易染色，经常与毛细血管重叠后呈现青蓝色，因此术前需与资深医生充分沟通后，再做下一步安排。

Tip

手术时间	麻醉方法	是否住院	恢复时间	停留时间
30分钟~1小时	表皮麻醉	–	一周后	–

嘴唇

嘴唇的皮肤非常薄，若施术不当容易发生淤青或发炎、结疤、色彩不自然。

追求自然唇妆

最近随着自然妆在女性群体中的流行，唇妆也变得多姿多彩。嘴唇由薄粘膜状皮肤覆盖，纹线较多、肌肉运动多，因此唇妆维持时间较短。正因为嘴唇皮肤非常薄，所以若要在当日内完美地完成施术是相当不易的。若施术不当，易发生淤青或发炎、结疤、色彩不自然。

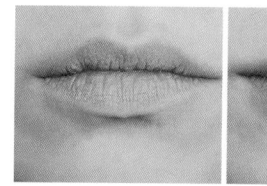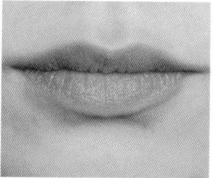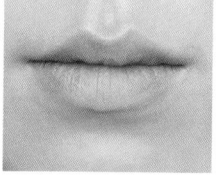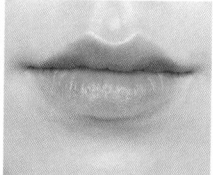

嘴唇前后   嘴唇前后

Tip

手术时间	麻醉方法	是否住院	恢复时间	停留时间
1~2小时	表皮麻醉	–	一周后	–

发际线

半永久发际线非常适合对自己额头有严重苦恼的人。若您的额头太宽或不够美丽，那现在就可以试着从这份苦恼中解脱。

现在开始亮出额头活得潇洒！

对于前额形状不够美丽或额头宽大的人，半永久发际线是从苦恼中解脱的最佳方式。并且，它比手术更加安全和简便地修复因脱发、疤痕、头发稀疏等症状造成的缺陷，因此满意度相当高。

与嘴唇皮肤相反，头皮是人体最厚的皮肤且油脂分泌旺盛，因此施术时不易着色易浑浊，若纹得太浓则容易渗开变得不自然。所以，认真对待个体皮肤差异决定色素浓淡显得尤为重要。

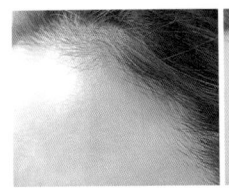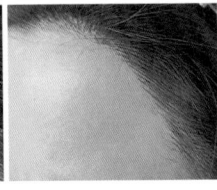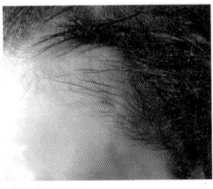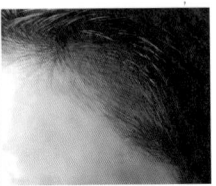

发际线前后   发际线前后

Tip

手术时间	麻醉方法	是否住院	恢复时间	停留时间
1~2小时	表皮麻醉	—	一周后	—

쁘띠성형(微整形)

PAN다크서클(眼袋黑眼圈矫正术)
동안성형(童颜整形)
미米리프트성형(米粒提升术)
골드리프트(黄金线)
중고주파시술(高周波手术)

" **10분 투자로
10년 젊음을!** "

"投资10分钟便可年轻10年"

연예인 닮은 얼굴이나 과도한 성형이 아니라 자연스러운 동안 얼굴을 꿈꾸는 사람에게 권하는 시술이 쁘띠성형이다.

并不是像哪位明显的脸蛋或是过度的整形, 而是梦想能有自然的童颜脸蛋的人们来说可以推荐的便是微整形。

쁘띠노블성형외과의원(靓丽贵族整形外科医院)

고익수(高益秀)

Profile
쁘띠성형학회 APAS Congress 회장(微整形学会会长)
국제최소침습성형학회 회장(国际最小侵入整形学会会长)
대한성형외과학회 최소침습성형연구회 회장(大韩整形外科学会最小侵入整形研究会会长)
대한성형외과의사회 학술위원(大韩整形外科医生会学术委员)
상해 서울리거병원 성형외과 주치의(上海首尔丽格医院整形外科主治医生)

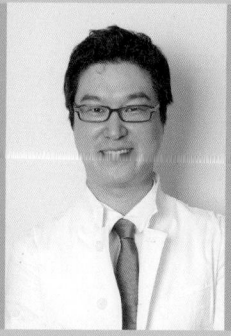

www.petit.co.kr

12 간단한 쁘띠 시술? 결코 쉽지 않다!

자신을 더 돋보이게 하는 성형의 기술

쁘띠(petit)라는 단어를 한국 성형에 처음 접목시켜 PAN다크서클, 지방이식, Filler시술의 다양한 환자와 시술 케이스로 쁘띠성형학회 회장직을 맡고 있으며 많은 강의와 임상을 진행 해 오면서 쁘띠시술은 결코 간단하고 쉽게 할 수 있는 시술이 아니라고 생각하게 되었다.

쁘띠시술이라고 해서 지방이나 필러를 패인 곳에 주입해서 단지 부풀린다든지 Thread(실)로 처진 살을 잡아 당긴다고 예뻐지는 것은 아니다.

한국의 대중매체 속에 나오는 연예인들의 똑같은 얼굴들을 이미 경험하였으리라 생각된다. 어딘가 부자연스럽고 어디서 많이 본 듯한 인상을 받았을 것이다. 이러한 이유는 쁘띠시술의 경험 부족으로 생긴 예이다.

수년간 많은 쁘띠성형 환자 케이스를 접하면서 환자에게 권하지 말아야 할 수술과 꼭 필요한 수술을 적재적소에 권하는 것이 의사가 환자를 대하는 의무이고 책임이다. 성형외과 전문의는 환자를 연예인 닮게 만드는 시술을 하는 사람이 아니라 환자 개개인의 부족한 부분을 자연스럽고 더욱 더 돋보이게 만들어 주어야 하는 것이다.

PAN다크서클

PAN은 전체를 포함한다는 의미이다. 쁘띠노블의 PAN다크서클은 눈밑 전체의 문제를 파악하고 수술한다는 의미이다.

환자에게 맞는 수술방법이 중요

다크서클은 눈밑의 검은 색조와 함께 볼록하고 그 볼록한 밑부분이 파인 굴곡이 동반되는 경우가 대부분이다. 이럴 경우에는 지방재배치, 필러주입 혹은 지방이식만으로는 만족스럽게 다크서클이 교정되지 않는다. 눈밑지방제거와 지방이식이 동시에 이루어질 경우에 만족스러운 결과를 기대할 수 있다.

이렇게 환자의 다양한 다크서클 케이스를 판단할 수 있는 이유는 많은 환자의 케이스와 풍부한 수술 경험을 통해서만 가능한 일이다.

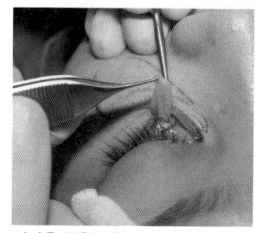 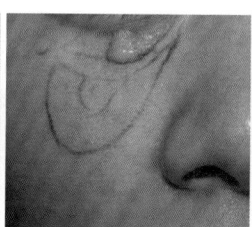 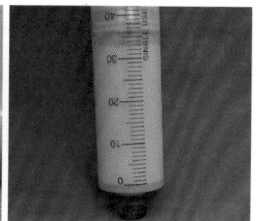

결막을 통한 지방제거   눈밑지방제거   원심분리기에서 채취한 지방

단순히 색조 또는 굴곡 교정만으로 수술 결과를 충족시키지 못하기 때문에 만족도 높은 수술을 위해서 피부의 검은 색조뿐 아니라 눈밑의 굴곡까지 전체적으로 교정해야

한다. PAN다크서클 교정 방법은 우선 환자 눈밑 상태를 충분히 살펴야 하며 색깔, 굴곡 정도 등을 고려한 수술법으로 눈밑의 불룩하게 나온 지방을 결막을 통해서 제거 함으로써 상처가 밖으로 보이지 않으며 파인 부분을 지방으로 채워주는 시술로 시술 후 색깔 교정뿐만 아니라 굴곡 교정까지 가능하다.

이처럼 다양한 다크서클의 원인을 파악하여 이에 맞춘 수술법을 사용하는 것이 중요하며 이의 해결책으로 제시된 PAN다크서클 교정술은 눈밑다크서클의 콤플렉스를 확실히 벗어날 수 있는 지름길이다.

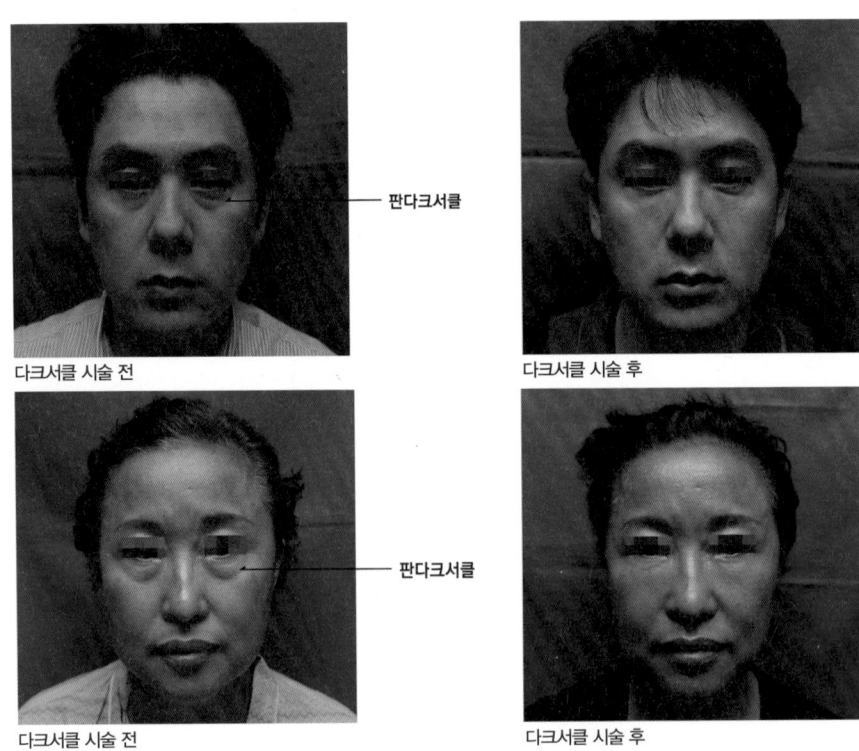

다크서클 시술 전   판다크서클   다크서클 시술 후

다크서클 시술 전   판다크서클   다크서클 시술 후

Tip

수술시간	마취방법	입원여부	회복기간	체류기간
40분	국소 or 수면마취	–	5일	당일이나 이틀

동안성형

쁘띠성형, 즉 간단히 절개 없는 시술로 자신의 나이보다 또는 자신 또래보다 더 어려 보이는 이미지로 드라마틱한 변화가 가능한 성형시술들을 말한다.

볼륨을 채워줄 수 있는 부위는 모두 다 가능

동안성형이란, 쁘띠성형 즉 간단히 절개 없는 시술로 자신의 나이보다 또는 자신 또래보다 더 어려 보이는 이미지로 드라마틱한 변화가 가능한 성형시술들을 말한다. 보통 성형이라고 하면 수술로 하는 방법을 많이 떠올린다.

하지만 동안성형은 절개가 필요없는 수술들이므로 실밥을 뽑을 필요도 없으며 시술 후 다음 날부터 메이크업이 가능하므로 시간이 없거나 단기간에 좋은 효과를 원하는 환자들에게 권하는 수술이다.

시술 적용 부위는 이마, 관자놀이, 코, 인디언주름, 팔자, 앞턱, 볼, 입술 등 나이 들어감에 따라 사라진 볼륨을 채워줄 수 있는 부위는 다 가능하다. 지방이식과 필러 다 가능하지만 필러로 꺼진 부분을 채울 경우 필러의 성분에 따라 시술이 제한적인 경우도 있으므로 시술받기 전 환자는 자신이 어떤 필러로 시술받는지 꼭 알고 시술을 받아야 한다.

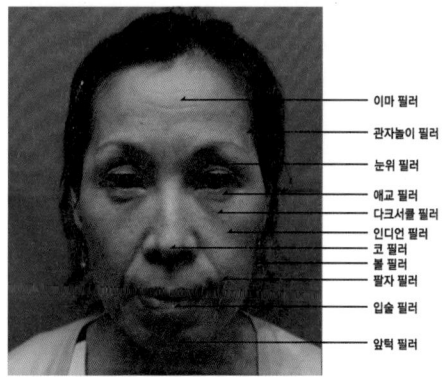

- 이마 필러
- 관자놀이 필러
- 눈위 필러
- 애교 필러
- 다크서클 필러
- 인디언 필러
- 코 필러
- 볼 필러
- 팔자 필러
- 입술 필러
- 앞턱 필러

필러로 얼굴 전체 시술 전

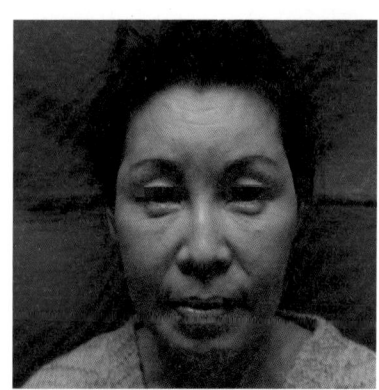

필러로 얼굴 전체 시술 후

역시 시술하는 의사도 자기가 주입하는 필러에 대해 환자에게 충분히 인지시킨 후 시술하도록 해야 한다. 여러 가지 필러에 대한 많은 경험과 시술 케이스를 가진 의사에게 시술받는 것을 권하는 이유도 이러함 때문이다. 주로 주사기를 이용하여 짧은 시간 내 효과를 바로 보기 때문에 쁘띠성형은 환자와 의사가 매우 쉽게 접근 하는 간단한 시술이라고 생각하는데 모든 쁘띠성형의 재료에는 고유한 특징과 장단점이 있기 때문에 각 쁘띠성형 재료에 대한 이해가 중요하고 정확한 해부학적 지식이 있는 의사에게 시술받아야 안전하면서도 만족도 높은 결과를 얻을 수 있다.

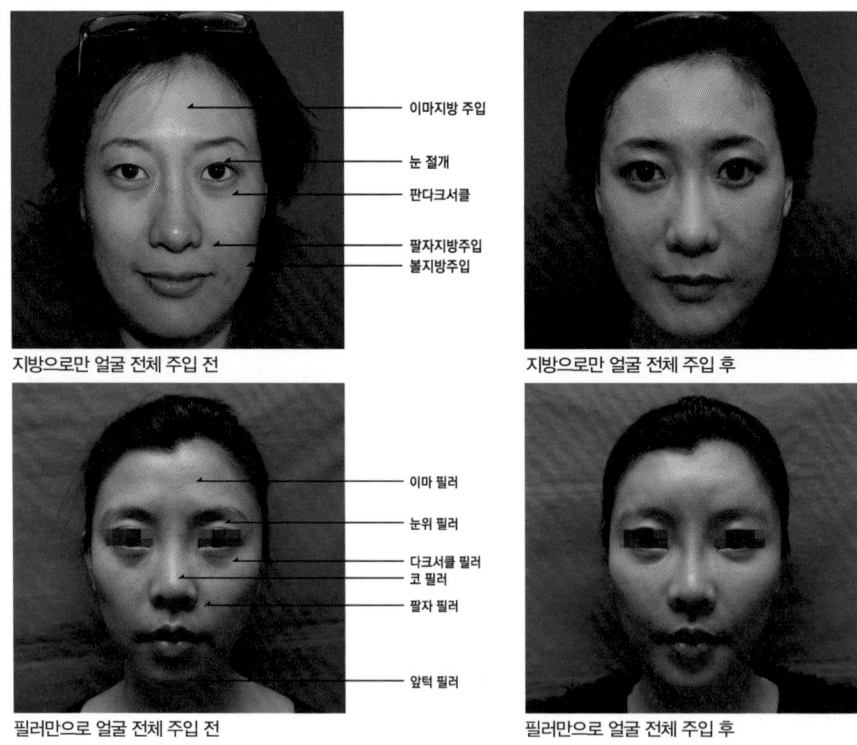

지방으로만 얼굴 전체 주입 전

- 이마지방 주입
- 눈 절개
- 판다크서클
- 팔자지방주입
- 볼지방주입

지방으로만 얼굴 전체 주입 후

필러만으로 얼굴 전체 주입 전

- 이마 필러
- 눈위 필러
- 다크서클 필러
- 코 필러
- 팔자 필러
- 앞턱 필러

필러만으로 얼굴 전체 주입 후

Tip

수술시간	마취방법	입원여부	회복기간	체류기간
10분	국소 or 수면마취	–	필러-3일, 지방-1주일	당일이나 이틀

미米리프트성형

V리프트를 만들기 위해 떨어진 볼살을 올리는데 특히 뛰어난 시술인 미리프트는 특수실로 피부를 단단하게 조여 주고 당겨 주는 역할을 하며 탄력성을 회복하고 윤기있게 한다.

절개 없이 갸름한 얼굴을 만들 수 있는 실리프트

이전에는 V라인을 만들려고 하면 윤곽수술, 즉 뼈를 깎는다든지 뼈를 모은다든지 해야 하는 것으로만 환자들에게 받아들여져 왔고 지금도 역시 성행하고 있다. 하지만 쁘띠성형인 실리프트만으로 절개 없이 갸름한 얼굴을 만들 수 있게 되었다.

시술시간은 10분 정도이고 유지기간은 반영구적이다. 니들 끝에 달린 특수실(PDO실)

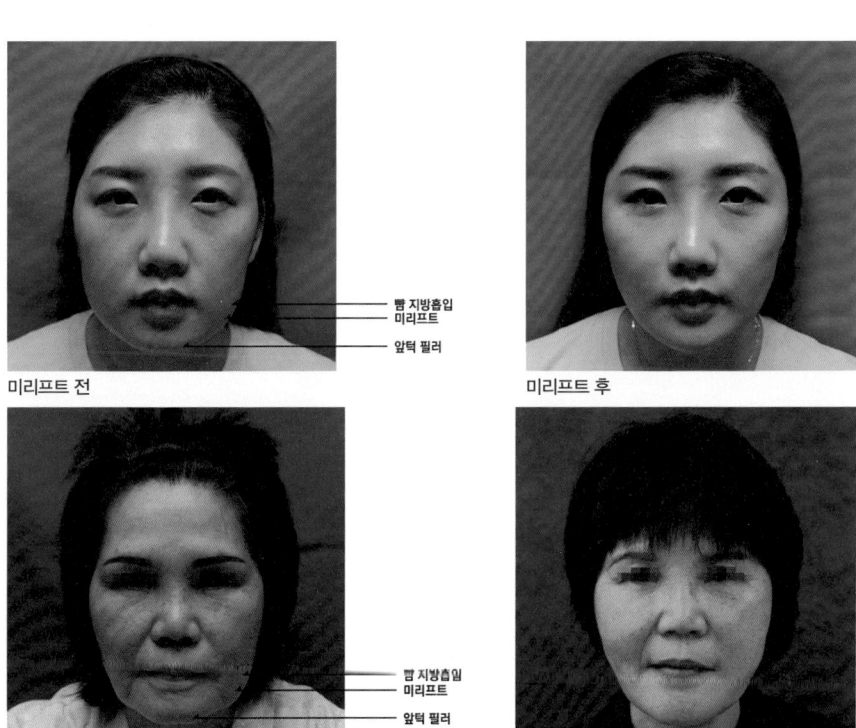

뺨 지방흡입
미리프트

앞턱 필러

미리프트 전

미리프트 후

뺨 지방흡입
미리프트

앞턱 필러

미리프트 전

미리프트 후

을 이용하여 앞모습에 처진 부분을 위로 잡아 당겨 처진 살을 올리는 효과뿐만 아니라 앞모습에서 V라인의 얼굴을 만들어 준다. 시간이 지나면 실이 녹으면서 넣은 부위와 주변 세포를 재생시켜 당겨주면서 V라인 얼굴과 늘어진 피부를 당기게 된다.

Tip

수술시간	마취방법	입원여부	회복기간	체류기간
30분	국소 or 수면마취	–	5일	실밥제거 시까지 5일

골드리프트

순도 99.9%의 금실을 사용하여 피하층에 깔아서 스스로가 천연 콜라겐 생성, 피부 내 모세혈관생성으로 혈액순환을 촉진시킴으로써 한층 더 밝고 촉촉한 피부로 개선시켜 준다.

부작용이 거의 없는 골드리프트

순도 99.9% 의 금실을 피부에 깔아서 스스로가 천연 콜라겐 생성, 피부 내 모세혈관 생성으로 혈액 순환을 촉진시켜 한층 더 밝은 톤의 피부와 촉촉한 피부로 개선시켜 주는 시술이다. 순수 금을 사용하므로 알레르기와 같은 부작용은 전혀 일어나지 않으며 얼굴 전체 금실을 넣는 시술 시간은 단지 10분 정도이다.

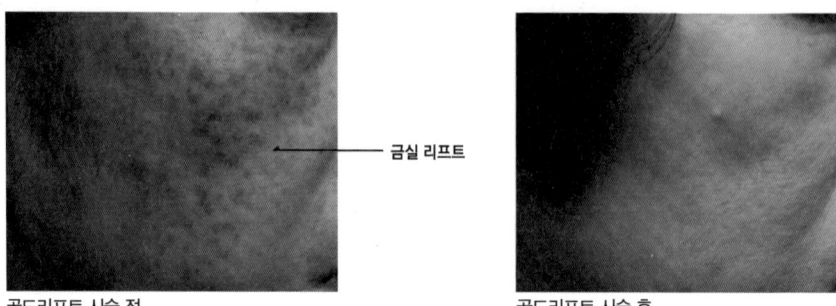

— 금실 리프트

골드리프트 시술 전   골드리프트 시술 후

수술시간	마취방법	입원여부	회복기간	체류기간
10분	국소 or 수면마취	–	3일	당일이나 이틀

미용성형고수의 Advice _ 05 》

중고주파시술

점막을 통해 사각턱의 원인인 저작근을 중고주파 열을 이용해 근육을 태워서 줄여 주는 시술이다. 시술 시간은 단지 10분으로 영구적인 효과를 유지할 수 있는 매력적인 시술이다.

수술시간도 10분 정도이며 효과도 영구적

갸름한 얼굴을 만들기 위해 사각턱 시술이 발달되어 왔지만 수술의 두려움이 있고 보톡스 시술은 영구적인 결과를 얻지 못해 추가적 시술을 받아야 하는 단점이 있다. 이를 해소하는 시술이 중고주파시술이다.

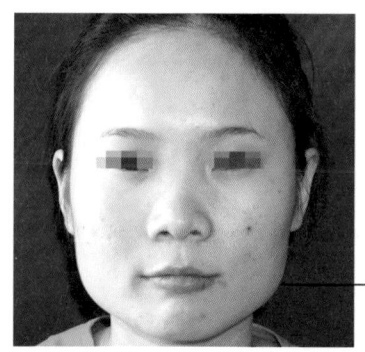 — 중고주파 턱시술

중고주파 시술 전

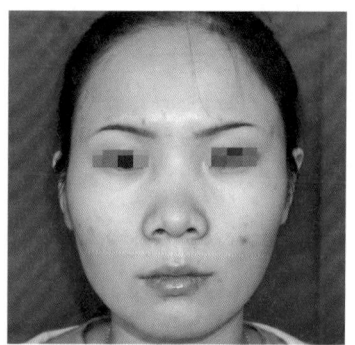

중고주파 시술 후

Tip

수술시간	마취방법	입원여부	회복기간	체류기간
10분	국소마취	–	1주일	당일이나 이틀

12

简单的微整形？
并不是谁都能做到的!

令到自己更加突出的整形技术

让微整形(Petit)这个单词在韩国整形界最初受到瞩目，并保有眼袋黑眼圈矫正，注射自体脂肪，注射玻尿酸等多样化的手术对象与案例，目前担当微整形学会会长一职，并一直进行着许多的演讲与现场示范的我一直认为微整形，并不是简单的谁都能做的手术。微整形并不是说注射自体脂肪或是玻尿酸来填补凹陷的部位，与使用线来提升下垂的皮肤就能够变漂亮的。相信大家都体验到韩国明星都长着一样的脸的感觉，总觉得她们有哪里不自然的感觉，这些都是因为医生们对于微整形的经验不足而导致的。

美容整形高手之 Advice_01 》

眼袋黑眼圈矫正

Petit Noble(靓丽贵族)的眼袋黑眼圈矫正术是掌握眼底整体的问题，并且进行矫正的手术。

适合手术对象的手术方法很重要

一般来说眼底有黑眼圈色素与眼袋凸出而凸出的眼袋下方凹陷的情况为多，这种情况下使用脂肪再配置，注射玻尿酸或只是注射脂肪是，无法得到满足的黑眼圈改善的。需要通过同时做眼袋脱脂与眼底注射自体脂肪，才能期待满意的效果。

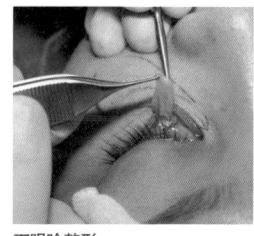
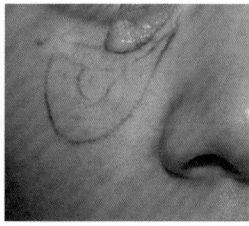
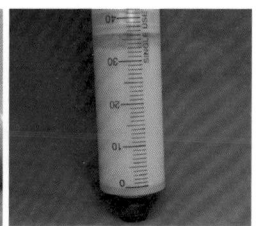

下眼睑整形　　　　　　　去眼底脂肪　　　　　　　原心分离器所提取的脂肪

而之所以能判断每位手术对象的黑眼圈类型的理由是通过接触过许多的手术对象与，手术案例从而得到的经验。眼袋黑眼圈矫正术的方法是，首先要充分观察手术对象的眼底状态，根据黑眼圈颜色，凹陷程度等来考虑适合的手术方法。眼底凸出的眼袋脂肪通过在下眼内眼睑开口来去除，因此在皮肤表面，是无疤痕的，然后在眼底凹陷的部位注射自体脂肪来填补。

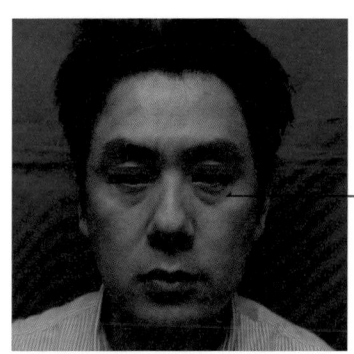
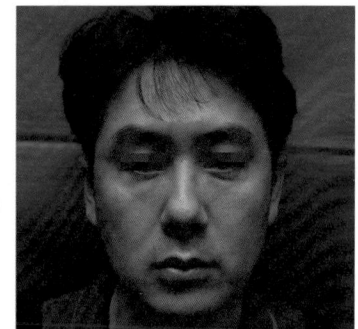

—— 眼袋脱脂，眼底注脂去黑眼圈

眼袋黑眼圈矫正手术前　　　　　　　眼袋黑眼圈矫正手术后

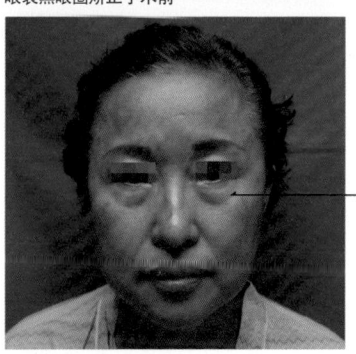
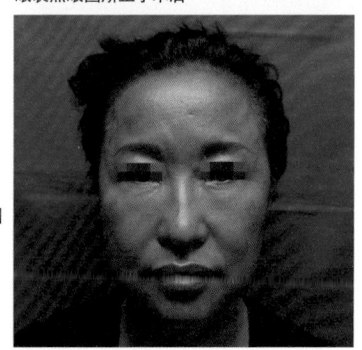

—— 眼袋脱脂，眼底注脂去黑眼圈

眼袋黑眼圈矫正手术前　　　　　　　眼袋黑眼圈矫正手术后

手术后不单止黑眼圈颜色可以得到矫正，眼袋凸出与眼袋下方凹陷的，呈现出两层的现象也可得到完善的矫正。像这样掌握出多样化眼袋黑眼圈的，原因并且使用适合的手术方法是非常重要的，而Petit Noble眼袋黑眼圈矫正术，便是解决眼袋黑眼圈的捷径。

Tip

手术时间	麻醉方式	住院与否	恢复期间	需逗留韩国天数
40分	局部/睡眠麻醉	—	5日	一天或两天

美容整形高手之 Advice_ 02 》

童颜整形

微整形，也就是通过简单的无需开刀的方法来让自己比实际年龄或是比同龄人要看上去更加年轻的，可以得到戏剧性变化的整形手术。

可以填补饱满的所有部位都可能

童颜整形，也叫作微整形的一种，是无需通过开刀的方式便可，令到自己比原本的年龄或是比同龄人要看上去更加年轻，得到美妙的外貌变化。由于是无需开刀，因

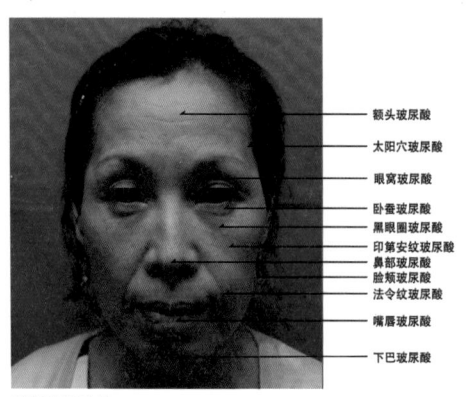

额头玻尿酸
太阳穴玻尿酸
眼窝玻尿酸
卧蚕玻尿酸
黑眼圈玻尿酸
印第安纹玻尿酸
鼻部玻尿酸
脸颊玻尿酸
法令纹玻尿酸
嘴唇玻尿酸
下巴玻尿酸

注射玻尿酸前

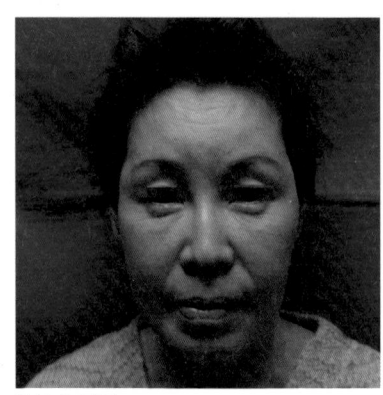

注射玻尿酸后

此也无需拆线，手术后第二天便可化妆，因此对于那些没有太多的恢复期与希望在短期间内便能，得到效果的人们来说是非常推荐的手术。通常是使用注射器来施术并且能在短时间内马上看到效果，因此很多人都认为，微整形是手术对象与医生们都非常容易接触的简单的手术，不过所有的，微整形手术的材料都有固有的特征与优缺点，因此对于各种微整形材料的，理解是非常重要的，要在拥有准确的解剖学知识的医生那里接受手术才能得到安全与满意度高的结果。

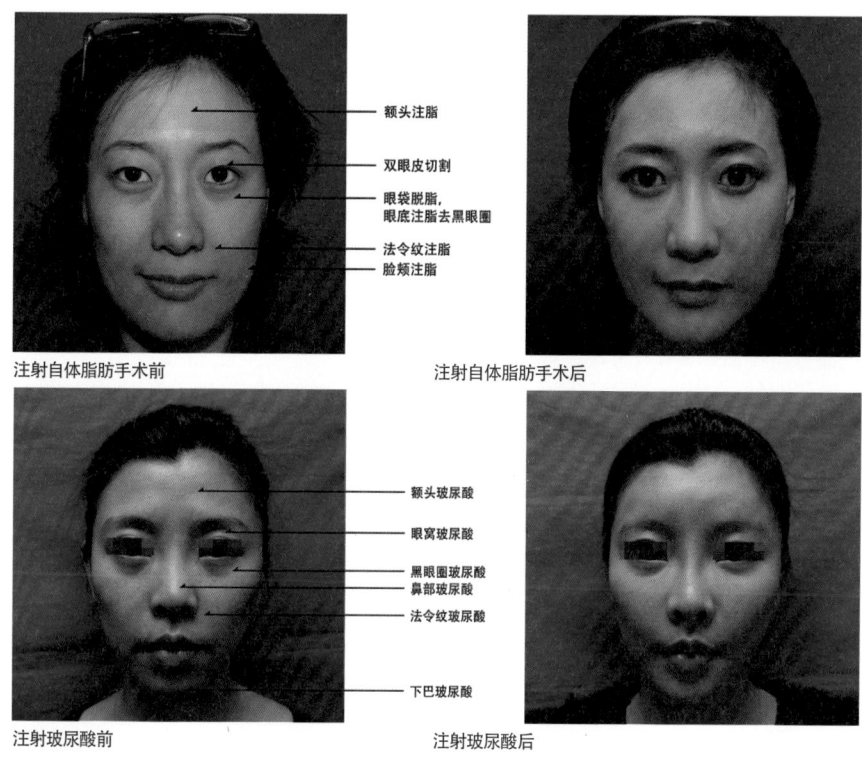

额头注脂
双眼皮切割
眼袋脱脂，
眼底注脂去黑眼圈
法令纹注脂
脸颊注脂

注射自体脂肪手术前

注射自体脂肪手术后

额头玻尿酸
眼窝玻尿酸
黑眼圈玻尿酸
鼻部玻尿酸
法令纹玻尿酸
下巴玻尿酸

注射玻尿酸前

注射玻尿酸后

可以手术的部位有额头、太阳穴、鼻子、印第安纹、法令纹、下巴、脸颊、嘴唇等随着年龄的增长而失去饱满感的需要填补的部位都可以进行矫正。

注射自体脂肪与注射玻尿酸两种方法都可以，不过使用玻尿酸来，填充凹陷部位的情况下，根据不同的玻尿酸成份而令到手术有受到限制的可能性，因此在手术前一定要手术对象清楚自己是使用哪种玻尿酸来手术的。

并且手术医生也同样需要与手术对象充分说明是会使用哪种玻尿酸后才能进行注射的。这也是建议大家要在有许多注射玻尿酸经验的医生那里接受手术的理由。

Tip

手术时间	麻醉方式	住院与否	恢复期间	需逗留韩国天数
10分钟	局部 / 睡眠麻醉	—	玻尿酸-三天，自体脂肪-一周	一天或两天

米粒提升术

对于提升由于皮肤老化而松弛下坠的脸颊肉特别有效的米粒提升术是通过使用特殊的针头与线来起到紧实的收紧与提升的作用，可以令到皮肤恢复弹性与滋润。

无需开刀便能得到尖脸的拉线提升术

以前想要得到V型脸的话只能通过轮廓矫正术也就是削骨或是，使用金属板来集中脸骨的方法。不过现在只需通过微整形术之一的拉线提升术，便能无需开刀而得到尖脸。手术时间只需简简单单的10分钟而已，但是效果维持时间是半永久的。

使用在针头上穿上的特殊线(PDO线)来提升前脸颊下垂的部位，不单止能得到松弛

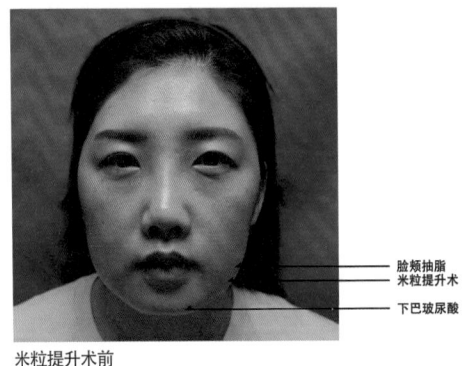

脸颊抽脂
米粒提升术

下巴玻尿酸

米粒提升术前

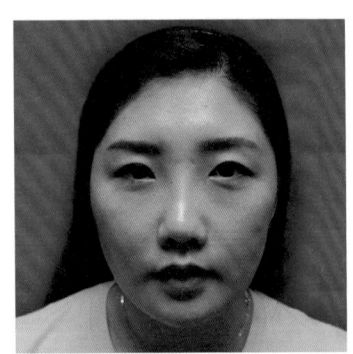

米粒提升术后

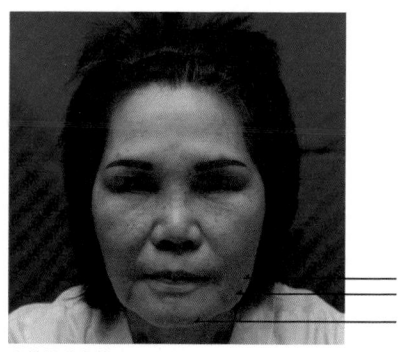

脸頰抽脂
米粒提升术
下巴玻尿酸

米粒提升术前

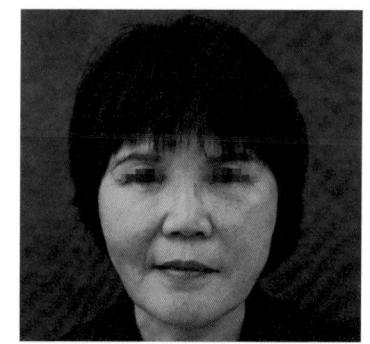

米粒提升术后

下坠的皮肤有向上提升的效果，也能得到V型脸的效果。经过一段时间后虽然植入的线是会自行溶解的，不过通过植入的特殊线来令到皮肤细胞得到再生效果，从而持久提升松弛下坠的皮肤来维持V型脸的效果。

Tip

手术时间	麻醉方式	住院与否	恢复期间	需逗留韩国天数
30分钟	局部/睡眠麻醉	−	5日	需拆线时共5天

美容整形高手之 Advice_ 04 》

黄金线

使用纯度为99%的黄金线来埋入在皮肤真皮层，便可自行生成天然胶原蛋白与皮肤内毛细血管的生成，可促进血液循环，可改善皮肤令到皮肤更加充满光泽与滋润。

完全没有副作用的黄金线

在皮肤内植入纯度为99.9%的黄金线，从而令到皮肤自行产生天然胶原蛋白与皮肤内毛细血管生成，并使得促进血液循环，可得到更加有光泽的皮肤色与得到滋润的皮肤。由于是使用纯金来手术，因此是绝对不会出现过敏或副作用，在全脸植入黄金线的手术只需短短的10分钟便可完成。有一段时间许多中国女明星在胸部植入黄金线来令到胸部更加白皙与充满弹性也成为了一时的话题。

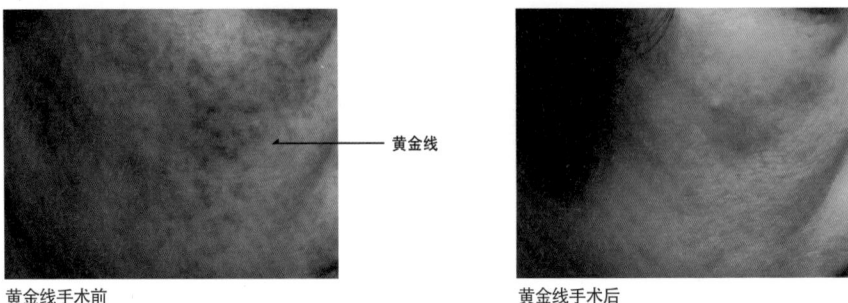

黄金线手术前

黄金线手术后

Tip

手术时间	麻醉方式	住院与否	恢复期间	需逗留韩国天数
10分钟	局部 / 睡眠麻醉	—	3日	一天或两天

美容整形高手之 **Advice_05** 》

高周波瘦脸术

这项手术是通过在口腔内粘膜处使用高周波的热量来减少导致方脸原因之一的咀嚼肌。手术时间只需要大约10分钟而已便可得到永久性的效果，是具有魅力的手术之一。

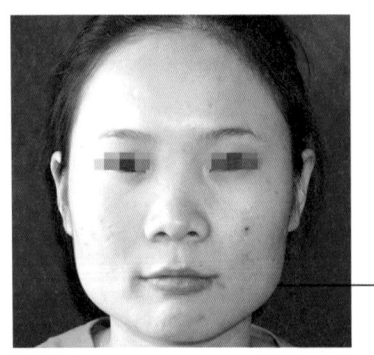

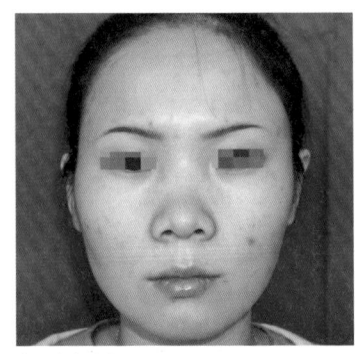

高周波瘦脸术前

高周波瘦脸术后

치아교정(牙齿矫正)

치아교정(牙齿矫正)
SPA교정장치(SPA矫正装置)

" 대부분의 돌출도 수술 없이 치아교정만으로 V라인 완성 "

" 大部分突嘴, 无需手术, 只用牙齿矫正, 可拥有V形脸 "

어금니를 뒤로 미는 방식의 SPA장치를 활용한 치아교정술은 새롭게 연구 개발한 방법으로 수술을 하지 않고도 심한 돌출입이나 재교정 등에 적합한 기법이다.

利用后推磨牙方式的SPA矫正装置, 是新研究开发的矫正方法, 无需手术, 适合矫正严重突嘴或再矫正的技法。

엔치과의원(N牙科医院)

남경수(南慶洙)

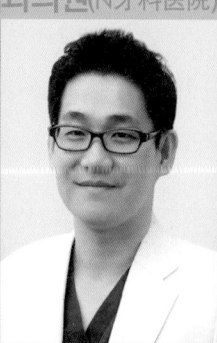

Profile

서울대학교 치과병원 교정과 임상강사(首尔大学口腔医院矫正科临床讲师)
대한치과교정학회 인정의(大韩牙科矫正学会认证医)
대한치과교정학회 회원(大韩牙科矫正学会会员)
세계치과교정연맹 회원(世界牙科矫正联盟会员)
서울대학교 치과대학 치아교정학 석/박사 수료(首尔大学口腔医院牙齿矫正学硕/博士结业)

www.ndental.kr

13 수술하지 않고도 얼굴을 균형있게 만든다

치아교정을 위한 첫번째 조건, 치아교정 인정의

성형 바람에 이어 이제는 치아교정 바람이 일고 있다. 과거에는 치아 기능상의 문제 때문에 치아교정을 받는 사람들이 많았던 반면, 최근에는 치아교정이 기능상의 문제 해결은 물론 외모관리의 수단이 되기도 한다.

국내 대표 스타들이 치아교정 하나로 얼굴 인상이 달라지고 호감형으로 바뀌면서 학생들뿐만 아니라 일반 성인들의 치아교정 인구가 느는 추세다.

치아교정을 통해 양악수술을 하지 않고도 균형 잡힌 얼굴을 완성한다. 치아교정은 1㎜의 오차로 결과가 달라지기에 치아교정 인정의로부터 철저한 치료계획이 필수다. 기존 교정의 단점을 보완하여 돌출입의 원인이 되는 치아와 잇몸까지 효과적으로 개선할 수 있는 SPA교정 연구 개발로 심한 돌출입 교정도 수술 없이 진료가 가능하다.

치아교정

치아의 맞물림을 뜻하는 교합의 이상에는 개방교합, 과개교합, 돌출입, 무턱 등이 있다. 교정 전 정확한 진단으로 치료계획을 세우는 것이 아름다운 결과를 낳는 비결이다.

턱선이 갸름해지는 드라마틱한 결과

아래 치아와 잇몸이 정상 범위에 비해 돌출되어 있어 이른바 주걱턱형도 있고, 반대로 아래턱이 위턱보다 작고 뒤로 들어가 입이 튀어나와 보이는 경우가 있다. 위아래에 덧니가 자리를 잡아 심하게 치열을 교란시킨 경우도 있고, 앞니의 틈이 벌어져 있는 사람도 있다.

그런가 하면 위나 아래의 턱이 앞으로 돌출해 전체적인 얼굴이 문제가 되거나 어금니를 다물었을 때 윗니와 아랫니가 맞물리지 않고 공간이 뜨는 경우도 교정치료가 필요하다. 잘못된 치아교합을 그대로 갖고 오랜 기간 생활하다 보면 이목구비가 아무리 예쁘더라도 균형이 맞지 않아 보기 좋을 리 없을 뿐만 아니라 소화불량, 두통 등 다양한 증상에 노출될 수 있어 근본적인 치료가 필요하다.

돌출입/무턱

돌출입은 앞니와 잇몸이 정상 범위에 비해 나와 있는 형태를 말한다. 돌출입은 편하게 입을 다물기가 어렵다.

돌출입을 가진 사람들 중 치아교정이냐 수술이냐를 두고 고민하는데 잇몸 돌출 중 심한 경우는 수술을 해야 하는 경우도 있지만 이 경우는 아주 극소수다. 돌출입으로 수술이 필요한 사람은 전체 5% 이하이며 나머지인 95% 이상은 치아교정만으로도 돌출입교정이 가능하다. 특히 다른 병원에서 돌출입으로 인해 수술을 권유받았던 사람들도 치아교정만으로 대부분 치료가 가능하다. 치열과 잇몸의 개선과 함께 턱선이 갸름해지는 드라마틱한 결과를 얻을 수 있다.

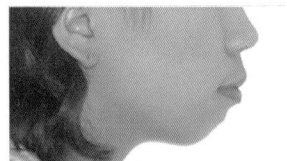

돌출입교정 전후

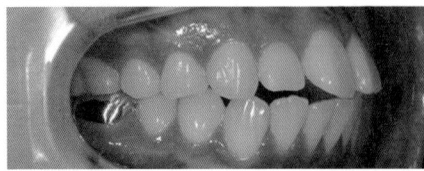 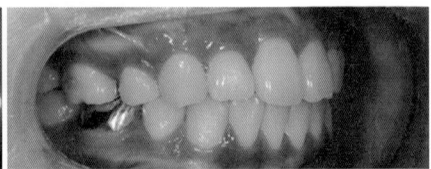

돌출입교정 전후 치아

돌출입교정은 치아 뿌리와 잇몸도 같이 이동시켜야 하기 때문에 교정 장치를 통해 치아 뿌리 끝까지 힘을 전달해 잇몸까지 같이 들어가게 할 수 있어야 한다. 치아 뿌리까지 힘을 전달하려면 장치를 부착하는 브라켓의 위치와 와이어를 잘 다루는 숙련된 교정 의사의 역할이 매우 중요하다. 그 테크닉에 따라 교정의 만족도는 달라지기 마련이다.

무턱은 주걱턱과 반대되는 개념이다. 턱은 너무 길거나 각이 져도 문제지만 반대로 크기가 유난히 작거나 짧아도 나이가 들어 보이게 만드는 등 외관상 부정적인 영향을 줄 수 있다.

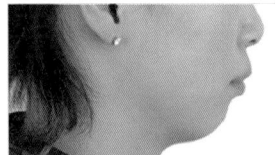

무턱교정 전후

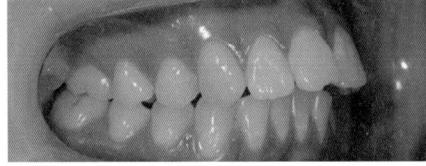 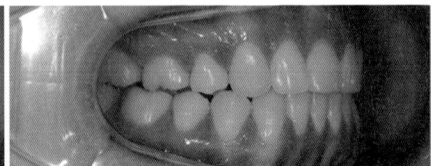

무턱교정 전후 치아

특히 실제보다 나이가 들어 보이는 일명 노안으로 보일 수 있는 만큼 치아교정을 통해 얼굴을 조화롭게 만드는 것이 중요하다. 무턱은 턱 발달 정도에 따라 교정방법이 다르다. 성장기 청소년의 경우에는 교정장치를 이용하여 아래턱의 성장을 도와서 그 정도를 줄일 수 있다. 잇몸 돌출을 교정할 때에는 치아의 뿌리를 확실하게 뒤로 이동시키는 것이 가장 중요하다. 뿌리가 이동되면 잇몸뼈도 따라서 이동된다.

덧니와 벌어진 앞니

치아가 배열될 공간이 부족하면 송곳니가 삐뚤어지거나 덧니가 된다. 진단결과에 따라 발치교정과 비발치교정을 결정하게 되는데 덧니가 심하고 턱의 크기가 작아 배열될 공간이 많이 부족한 경우에는 뒤쪽의 작은 어금니를 발치한다.

덧니가 심하지 않고 조금 삐뚤다면 치아가 배열될 공간을 확대하거나 치아의 크기를 작게 만드는 치료를 통하여 배열하게 된다. 아래턱과 위턱이 작은 경우에는 덧니와 함께 앞니가 튀어나오는 돌출입이 되기도 한다.

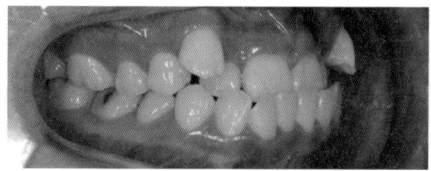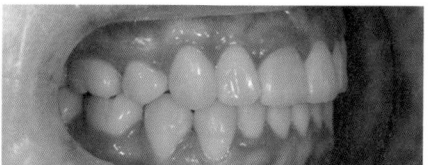

덧니교정 전후 치아

앞니가 벌어져 틈이 있는 경우 치아교정으로 벌어진 앞니를 모으는 방법이 있다. 단순히 벌어진 치아를 모으는 치료는 돌출된 치아나 덧니 교정치료에 비해 치료과정이 간단하다. 기존에는 치아 표면에 교정장치를 부착해서 틈을 모으는 치료법이 대체적으로 시행됐지만 최근에는 기존 치료의 단점을 보완한 교정치료법이 선호되고 있다. 치아 크기의 비율이 잘 맞는 경우 교정치료시 치아 크기에 변화를 주지 않기 때문에 조화가 잘 맞게 된다. 또한 교정치료의 경우에는 비록 치료기간은 조금 길지만 치료결과가 반영구적이라는 장점이 있다.

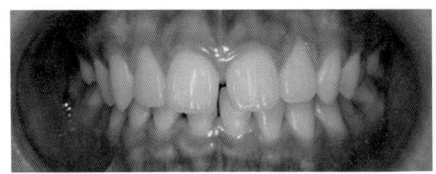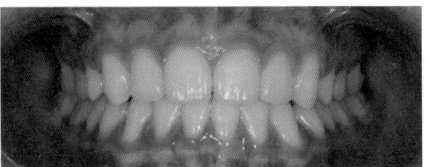

벌어진 앞니교정 전후

주걱턱(반대교합)과 안면비대칭

위 치아가 아래 치아를 덮는 것이 아닌, 아래 치아가 위 치아를 덮는 경우를 주걱턱이
라고 말하며 전문적으로는 반대교합이라고 한다. 아래턱의 과잉 발달로 인해 얼굴이
길어 보여 얼굴 전체의 밸런스를 무너뜨리는 문제점이 있다.

주걱턱인 경우 대부분 비대칭을 동반하는 경우가 많은데 치열이 엇갈려 물리는 교합
을 가지고 있는 경우에는 치열 개선을 통해서도 비대칭을 상당 부분 개선할 수 있다.

안면비대칭일 경우 심미적으로 문제가 있고 턱관절의 통증이나 저작 장애 때문에 치
료를 필요로 하게 된다.

이런 경우 삐뚤어진 치아와 턱뼈를 바로 잡아주는 치아교정을 통해 얼굴의 균형을 바
로 잡아주는 것이 중요하다.

심하지 않은 주걱턱과 비대칭은 교정만으로 수술 이상의 외모 개선이 가능하다. 교정
이냐 수술이냐 정확한 진단이 중요하다.

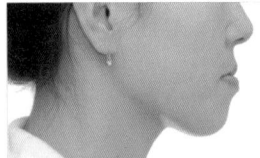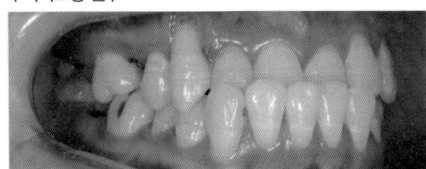

주걱턱교정 전후

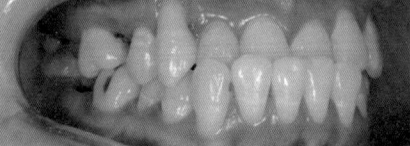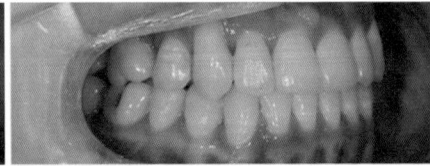

주걱턱교정 전후 치아

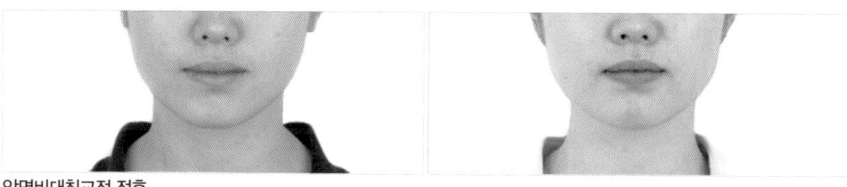

안면비대칭교정 전후

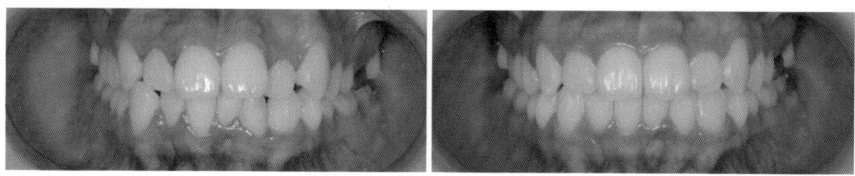

안면비대칭교정 전후 치아

과개교합과 개방교합

위 앞니가 아래 앞니를 거의 덮어 물리는 것을 과개교합이라고 하며 반드시 교정치료를 받아야 한다. 일반적으로 자신은 모르고 넘어가는 일이 많은데 보통 치아를 다물었을 때 위 앞니가 아래 앞니를 덮어 아래 앞니가 거의 보이지 않는다면 과개교합이라고 볼 수 있다.

부정교합의 하나인 개방교합은 입을 다문 상태에서 앞쪽 윗니와 아랫니가 만나지 못하고 틈이 생기는 현상이다. 보통 치열이 고르고 가지런하면 치아교정이 필요없다고 생각하기 쉬운데 아무리 치열이 가지런하고 예뻐도 치아의 교합 상태(맞물림)가 좋지 않으면 기능적인 문제를 동반하므로 반드시 교정이 필요하다.

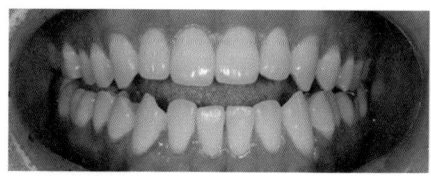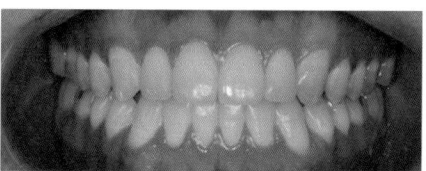

개방교합교정 전후

Tip

교정기간	마취방법	입원여부	회복기간	체류기간
3개월~2년	–	–	–	1~3개월마다 1회 치료

원인에 따라 치료방법이 다르므로 정확한 원인 분석으로부터 치료법을 결정해야 한다. 이미 예방시기를 놓친 성인일 경우에는 개방교합의 정도에 따라 교정치료가 달라진다. 정확한 분석 결과에 따라 치아 이동을 통한 교정치료가 이루어지게 된다. 과개교합과 개방교합은 교정치료 후 재발위험이 높다. 교정치료 후에도 지속적인 관리가 중요하다.

SPA교정장치

특수장치인 SPA(Sigmoid Parallel Arm)교정은 기존 교정의 단점을 보완하여 돌출입의 원인이 되는 치아와 잇몸까지 효과적으로 개선할 수 있는 고유의 교정시스템이다.

재교정에도 효과적인 SPA교정

발치 교정시에는 일반적으로 작은 어금니를 뽑으면 8㎜ 정도의 공간이 생긴다. 따라서 보통의 교정법으로 입이 들어갈 수 있는 한계치 역시 8㎜이다. 그러나 특수장치인 SPA교정 장치를 이용할 경우 돌출량을 이보다 훨씬 더 많이 개선할 수 있다.

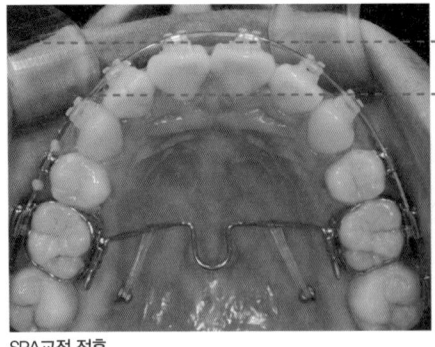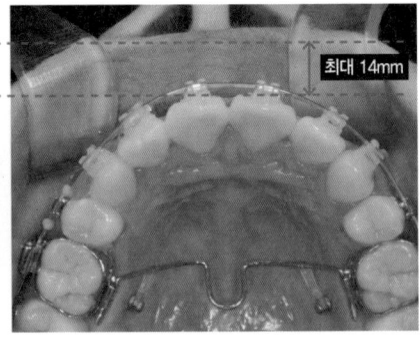

최대 14mm

SPA교정 전후

잇몸뼈까지 한 번에 개선하는 SPA교정은 기존 교정의 단점을 보완하여 돌출입의 원인이 되는 치아와 잇몸까지 효과적으로 개선할 수 있다. 과거에 이미 발치를 하고 교정치료를 했음에도 불구하고 돌출이 남아 있는 경우에도 이 SPA교정 장치로 재교정이 가능하며, 과도하게 발치를 하지 않고도 돌출입을 개선할 수 있다.

Tip

교정기간	마취방법	입원여부	회복기간	체류기간
1년~2년	–	–	–	1~3개월마다 1회 치료

완벽한 결과를 위한 '신의 한수'

최근, 아름다운 외모를 위해 양악수술을 선택하는 사람이 적지 않다. 하지만 단순 돌출을 가진 사람은 양악수술을 하지 않고 치아교정만으로도 가능하다. 양악수술과 교정 중 어떤 것을 선택할지 고민이라면 성형외과와 치과 여러 군데 두루 다녀본 뒤 자신에게 가장 잘 맞는 치료방법을 선택하는 것이 현명한 방법이다.

치아교정은 극단적인 비유를 하자면 2년간의 여행을 위한 완행열차 탑승과도 같다. 일단 탑승하면 종착역까지 안전하게 가는 게 좋다. 도중에 담당 주치의가 바뀔 경우, 달리는 열차를 바꿔 타는 것처럼 위험이 따르고 그 과정 또한 쉽지 않은 것이 치아교정이다. 하지만 간혹 미용의 목적으로 치아교정을 시행한 후 교정이 완벽히 끝나기도 전에 본인이 스스로 판단해 억지로 치아교정을 중단하는 경우도 더러 있다.

치아교정을 결심했다면 치아교정 기간 중에 치과에서 알려준 방법대로 꾸준한 교정 칫솔 사용과 치아교정기의 철저한 관리에 따라 치아교정 후 모습과 치료기간이 달라질 수 있는 만큼 철저한 자기관리가 필요하다

마지막으로 치아교정이 종료되었다고 해서 치아교정 후 치아교정 유지장치 착용을 소홀히 하게 되면, 애써 바꾼 치아가 다시 교정 전의 치아상태로 돌아갈 수 있어 1년 이상 유지장치를 꾸준히 착용하는 것이 좋다.

13 不用手术，
打造均衡脸型

牙齿矫正第一条件，牙齿矫正认证医

继整形潮流，现在还刮起牙齿矫正之风。过去多因口腔功能上的问题接受牙齿矫正，最近不仅为解决口腔功能问题，也成了外貌管理的手段。

国内一线明星们通过牙齿矫正，外貌变化带来的印象和人气的变化。受其影响，目前不仅是学生，普通成人做牙齿矫正的人群也在逐步增加。

通过牙齿矫正，无需做两颚手术，也可完成均衡的脸。牙齿矫正如有1mm误差，其结果会截然不同，所以必须要有牙齿矫正认证医师的彻底而全面的诊疗计划。通过SPA矫正的研究开发，弥补以往矫正的缺点，能有效改善牙齿和牙龈等突嘴的原因。

牙齿矫正

表现牙齿咬合状态的咬合异常有开放咬合，双颌前突，无下巴等。矫正前通过正确诊断，拟定诊疗计划是得到完美结果的秘诀。

下颌线条紧致的戏剧性变化

下方牙齿和牙龈比正常范围突出，所谓前牙反又称地包天。反之，下颌骨发育不足而后缩，表现为嘴部突出。还有牙齿拥挤，牙齿排列不齐情况或前牙间隙过多的人。

或者双颌前突影响整体外观，咬合状态下上下牙齿咬合不正，咬紧牙关后还有空间情况也需要进行矫正。带着不齐的牙合状态，长时间生活后，即使脸型再俊丽也会影响颌骨咬合均衡，影响美观，也会导致消化不良，头痛等多种功能障碍，需要治疗根本原因。

突嘴/无下巴

突嘴(双颌前突)是上下前牙和牙槽前突，造成唇部前突，嘴唇闭合费力，开唇露齿。双颌前突患者经常会考虑牙齿矫正或手术，一般牙槽突出严重情况需要手术治疗，但这种情况属极少数。因突嘴，需要手术治疗的患者为5%以下，其余95%左右可通过牙齿矫正来调整。特别是在其他医院推荐手术治疗的人，大部分可通过牙齿矫正来正畸。可获得牙齿排列和牙槽的改变，也可获得紧致的下颌线条的显著变化。

突嘴矫正时牙根移动的同时牙槽也要移动，通过托槽装置，其力度达到牙根牙槽，进行矫正。托槽力度传达上有熟练掌握技术的矫正医师作用非常大。根据医生的实力，其矫正满意度也不同。无下巴与地包天相反，下巴过长或下颌角过大也是问题。相反，下巴过小或过短也会显老等有外观上有负面影响。

特别是比实际年龄显老的"老颜"，通过牙齿矫正来改善，达到协调脸型。无下巴情况根据下颌发育程度，其矫正方法不同。成长期青少年可通过矫正装置，协助下颌骨发育，改善状态。治疗牙槽突出时后托牙根尤为重要，牙根移动，牙槽骨也会跟随移动。

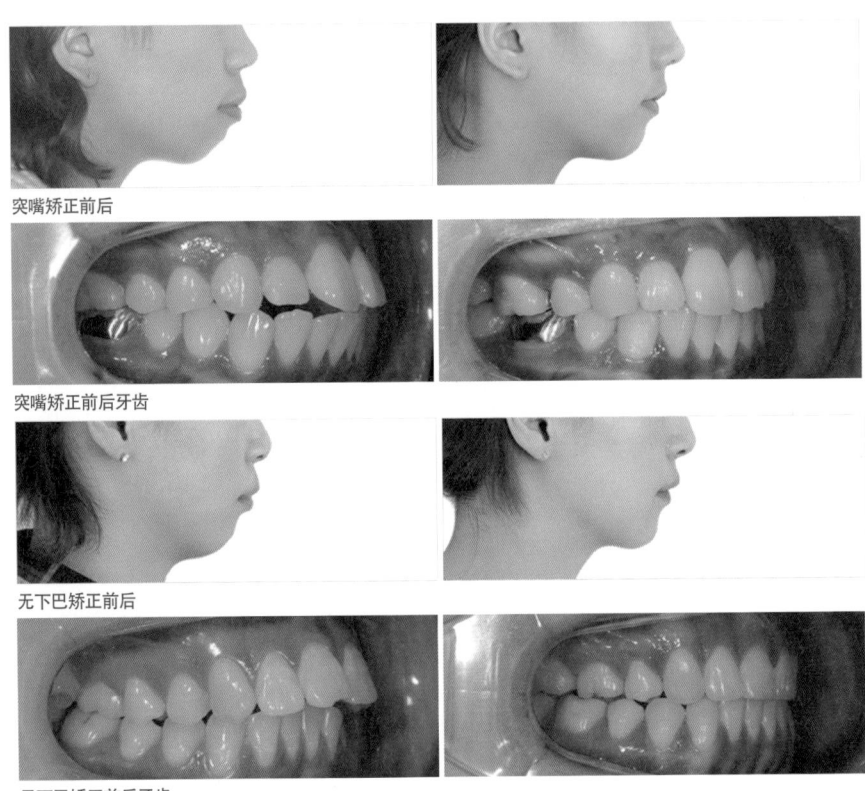

突嘴矫正前后

突嘴矫正前后牙齿

无下巴矫正前后

无下巴矫正前后牙齿

重牙和前牙间隙

牙齿排列空间不足时，尖牙歪斜或成重牙。根据诊断结果，决定拔牙矫正或非拔牙矫正。重牙严重且下颌骨较小，牙齿排列空间不足情况，拔出后面的磨牙。

重牙不严重，有轻度歪斜时，通过扩大牙齿排列空间或缩小牙齿大小治疗来排列。

上下颌小，可能会导致重牙和前牙前突，或成突嘴。

前牙间隙较大情况，通过牙齿矫正收紧前牙。单纯牙间隙治疗比牙齿突出或重牙矫正简单。以往通常使用牙齿表面附着矫正装置，收紧牙间隙的方法。最近盛行利用弥补之前矫正法的缺点的治疗方法。牙齿大小比例适中情况，矫正治疗时牙齿大小不变，会很协调。矫正治疗的治疗时间虽长，但其优点为治疗结果是半永久的。

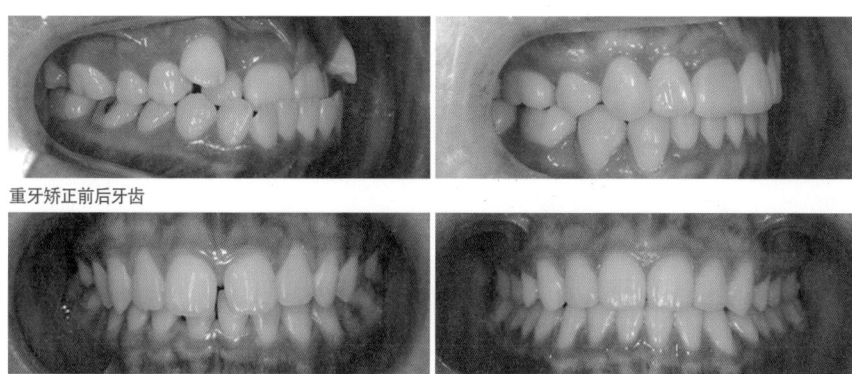

重牙矫正前后牙齿

前牙间隙矫正前后

地包天(反咬合)与颜面不对称

上前牙里倒，下前牙咬在上前牙外面的情况称为地包天，专业术语叫反咬合。因下颌发育过度，脸型拉长，影响整体面部协调等问题存在。地包天一般伴随颜面不对称，因齿列不齐咬合不正情况可通过齿列改善，也可有效改善不对称情况。

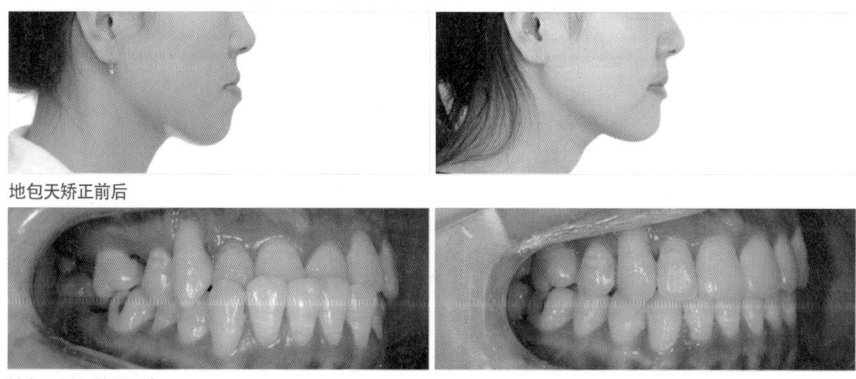

地包天矫正前后

地包天矫正前后牙齿

颜面不对称在审美上也有一定程度影响，也有可能伴随颌关节疼痛或咀嚼障碍，因此需要接受治疗。

这种情况通过牙齿矫正调整不齐的牙齿和颌骨，调节面部均衡尤为重要。地包天或颜面不对称较轻时，通过矫正也可达到手术效果以上的外貌改善。或做矫正、或做手术，其正确诊断尤其重要。

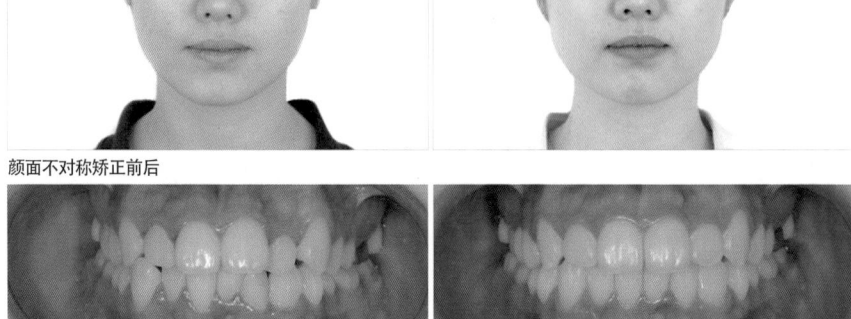

颜面不对称矫正前后

颜面不对称矫正前后牙齿

深覆牙合与开放咬合

咬合不正之一的开放咬合(牙开颌)是咬合状态下上前牙和下前牙不能咬合，有间隙的现象。通常齿列整齐的话，不会想着要做矫正，但齿列再齐也是咬合不正的话会伴随功能障碍，需要矫正治疗。

咬合时上前牙覆盖下前牙的情况称为深覆牙合，必须接受矫正治疗。一般情况下自己不知情，咬紧时上前牙覆盖下前牙，此时几乎看不见下前牙，可看作深覆牙合。

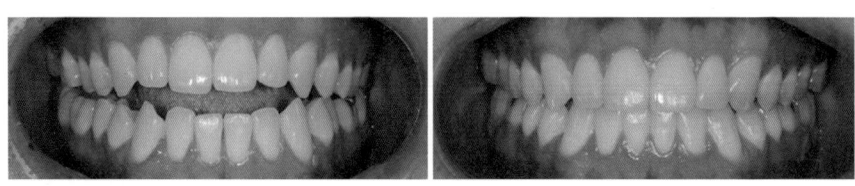

开放咬合矫正前后

矫正期间	麻醉方法	是否住院	恢复期间	停留时间
3个月~2年	-	-	-	每1~3个月治疗1次

依据原因，其治疗方法不同，需要通过正确的原因分析后确定治疗方法。已错过预防时期的成人，根据开放咬合的程度，其矫正治疗也不同。根据正确分析后，通过牙齿移动矫正治疗。深覆牙合和开放牙合，矫正治疗后复发的可能性较高。因此，矫正治疗后持续管理非常重要。

美容整形高手之 Advice_02 »

SPA矫正装置

特殊矫正装置SPA(Sigmoid Parallel Arm)矫正装置是弥补之前矫正法的缺点，并有效改善牙齿和牙槽等突嘴原因的固有的矫正系统。

SPA矫正，再矫正效果也佳

拔牙矫正时，一般情况下拔掉磨牙会有8mm左右空间。通过普通的矫正法，口腔矫正收缩限度也是8mm。但是利用特殊装置SPA矫正装置时，更有效改善突嘴情况。同步改善牙龈牙槽的SPA矫正是弥补了以往矫正的缺点，有效改善牙齿和牙槽等突嘴的原因。过去已拔牙，做过矫正治疗，依然有突嘴现象的情况，使用SPA矫正装置可再次矫正，无需过度拔牙，可有效改善突嘴。

Tip

矫正期间	麻醉方法	是否住院	恢复期间	停留时间
1年~2年	-	-	-	每1~3个月治疗1次

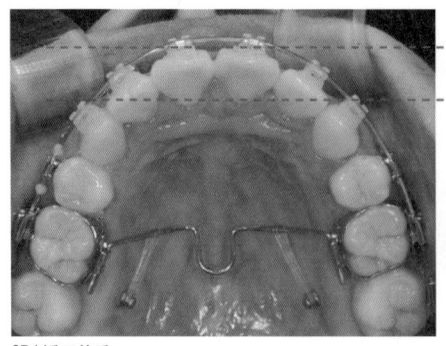
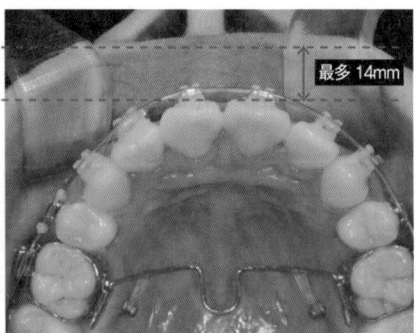

最多 14mm

SPA矫正前后

为了完美结果的"神之一手"

近来，不少人为了美丽外表而选择两颚手术。其实，单纯突出的人，无需手术，通过牙齿矫正也可以。两颚手术和矫正中不知选哪个而困扰的话，建议多咨询几家整形外科和牙科之后慎重考虑并选择适合自己的治疗方式。

牙齿矫正做一极端比喻，可比喻为乘坐2年之旅的慢车，一旦乘坐，就得安全到达目的地。如中途负责的主治医生有变，犹如行驶过程中换乘列车般存在着危险，其过程也不容易。但有些人为了美观改变的目的做了牙齿矫正后，矫正结束之前擅自判断，并中断牙齿矫正。

一旦决心要做牙齿矫正，矫正期间要按照牙科医院告知的方法坚持使用矫正牙刷、和彻底的牙齿矫正器管理。基于这些努力，矫正后结果和治疗时间会有所不同，因此一定要做好自己管理。

最后，牙齿矫正结束后，如不好好管理矫正后维持装置的附戴，我们辛苦矫正的牙齿可能会回到之前的牙齿状态。所以，维持装置要坚持附戴1年以上。

치아성형(牙齿整形)

라미네이트(美容冠)
치아미백(牙齿美白)
임플란트(种植牙)

" 치아관리와 아름답게
가꾸는 것이 하나의 트렌드"

"牙齿护理和美化牙齿
已成为一种流行趋势"

옷이나 머리모양, 화장 같은 차림새보다는 치아의 관리 정도와 그 모양새가 그 사람의 사회적
척도가 되었다고 할 수 있다.

相比服饰、发型以及化妆等外观装扮，以牙齿的样子和护理程度可以论个人的社会化尺度。

드림치과의원(梦想牙科医院)

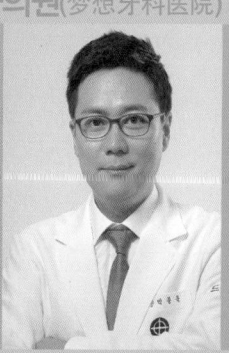

박종욱(朴钟旭)

Profile
대한턱관절교합학회 회원(大韩颚关节咬合学会会员)
대한치과보존학회 회원(大韩牙齿保存学会会员)
대한구강악안면임플란트학회 회원(大韩口腔颌面种植牙学会会员)
대한심미치과학회 회원(大韩审美牙科学会会员)
대한생체지르코니아연구회 회원(大韩生物体氧化锆研究会会员)

www.dreamsmile.co.kr

14 치아 모양과 가지런함이 이미지를 좌우한다

얼굴성형하듯이 치아성형으로 자신감을 올리자

우리는 얼굴을 예쁘게 하는 수술을 성형수술이라고 부른다. 눈, 코 뿐 아니라 턱이나 이마까지 성형수술은 그 분야가 상당히 다양하다. 치아도 마찬가지로 치아를 예쁘게 하는 치료를 치아성형이라고 부른다.

치아성형의 방법은 크게 두 가지로 나뉜다. 한 가지는 라미네이트라고 하는데 치아의 앞면만을 삭제해서 손톱에 인공손톱을 붙이듯 치료하는 방법이고, 다른 한 가지는 올세라믹크라운이라고 하며 치아를 전체적으로 삭제한 후 모자 씌우듯 전체적으로 씌우는 방식이다. 두 가지 치료방법 중 현재 치아의 상태에 맞는 방법을 선택하게 된다. 이러한 치아성형술은 교정처럼 긴 기간이 아닌 1~2주만에 끝나며 치료중에도 일상생활에 지장이 없기 때문에 좀 더 편하게 치료를 받을 수 있다.

라미네이트

라미네이트에 있어서 중요한 것은 치료를 시술하는 원장의 전문성이다. 특히 치아 형태에 대한 이해와 미적 감각, 트렌드에 대한 이해, 그리고 최신 시술에 대한 전문성이 필요하다.

치아의 변화는 자신감의 원천

치아의 형태만을 생각하는 것이 아니라 얼굴 형태와 입술선까지 포함한 전체적인 미적 균형을 맞추는 것이 중요하다. 치아 하나하나도 자연치아의 투명도와 색상, 그리고 빛의 반사와 흡수를 이해하여 제작하여야 하고 그만큼 숙련되고 전문적인 치과기공사가 필수적이라 할 수 있다.

라미네이트를 전문적으로 시술하는 병원의 경우 사람마다 다른 조건에서 최상의 결과를 얻기 위해서 사전 진단에 많은 노력을 기울인다. 정확한 진단이 더 좋은 치료와 결과를 만들어낼 수 있다.

진단과 치료의 전 과정을 치과의사와 기공사가 협력하여 진행해야 더 아름다운 치아, 더 아름다운 미소를 만들 수 있다. 치아의 변화는 자신감의 원천이 될 수 있으며 시원하고 아름다운 웃음은 개인의 발전에도 많은 기여를 할 수 있다.

01_ 덧니

치아가 올라올 공간이 부족해 제 위치에 올라오지 못해 정상보다 바깥이나 안쪽으로 나온 상태이다. 영구치가 올라오면서 치아의 크기에 비해 턱이 작은 경우 치아가 올라올 공간이 부족하여 제 위치에 올라오지 못하는 상태이다.

흔히 덧니는 송곳니가 앞으로 나와 있는 경우가 많다. 간혹 귀여워 보이는 이미지 때문에 치료를 하지 않는 경우도 있으나 덧니 구조상 음식물이 잘 끼고 양치질을 하기 힘들어 충치 발생이 높아지기 때문에 치료가 필요하다.

덧니 라미네이트는 상당히 신중하게 접근할 필요성이 있다. 덧니의 정도가 심한 경우에는 치아 삭제량이 많을 수 있고 이를 빼고 치료해야 하는 경우도 생긴다. 덧니의 무리한 치료는 치아 자체의 무리한 삭제로 인한 손상뿐만 아니라 장기적으로는 잇몸의 손상까지 고려해야 하기 때문에 경험이 많고 노하우가 풍부한 치과 의사의 진단이 필요하다.

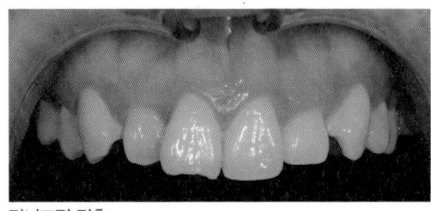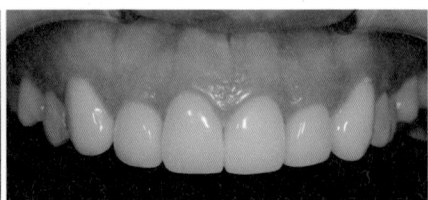
덧니교정 전후

02_ 틀어짐

씹는 힘이나 버릇 등으로 치아가 제 위치에서 벗어나 틀어진 상태이다. 공간이 부족한 경우, 씹는 힘이나 버릇 등으로 치아가 제 위치에서 벗어나는 경우이다. 이러한 틀어진 치아는 양측이 대칭인지 비대칭인지를 확인하고 치아 모양을 잡아야 한다. 특히 겹쳐져 있는 치아는 라미네이트 후 치아의 크기가 정상적인 비율을 가질 수 있는지 확인할 필요성이 있으며 왁스업을 통한 치료 후 모양 예측과 진단이 매우 중요하다.

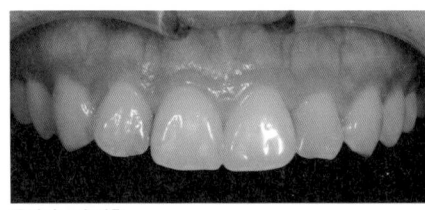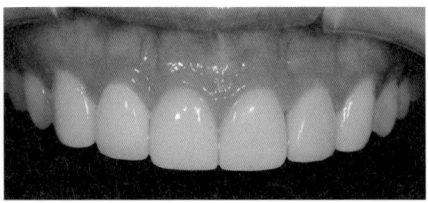
틀어짐교정 전후

03_ 치아의 형태 이상

주변 치아와 크기가 다른 상태 혹은 외상이나 충격에 의해 치아가 파절된 상태이다. 치아 모양이 선천적으로 예쁘지 않거나 외상 혹은 충격에 의해 깨지는 경우가 있다. 손톱을 물어 뜯거나 앞니로 무언가를 자주 씹는 등의 습관은 치아를 비정상적인 모습으로 마모시킬 수 있다. 이런 경우 라미네이트시술을 하기 전 원인을 파악하는 것이 중요하다. 선천적으로 모양이 예쁘지 않은 경우에는 습관을 고쳐야 하거나 교합에 대한 면밀한 검사가 필요하다.

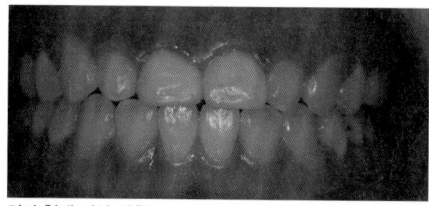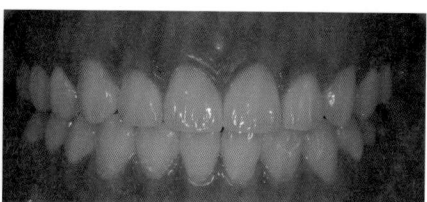

치아 형태 이상 전후

04_ 변색

신경치료, 음식물 착색, 항생제의 영향으로 치아가 누렇거나 검게 보이는 상태이다. 충치나 신경치료에 의한 변색은 제대로 된 충치치료와 치아 내부에서 시행하는 실활치 미백을 통해 치아색을 최대한 정상으로 돌려놓는 것이 중요하다. 차나 커피 등에 의한 변색의 경우에도 미백시술을 진행하는 것이 도움이 된다.

사고나 충격에 의한 변색은 신경치료를 하기 힘든 경우가 많기 때문에 라미네이트로 치료를 하게 된다. 약물에 의한 변색과 같은 내인성 변색 또한 미백이 효과적으로 작용하지 못하기 때문에 라미네이트를 진행하는 것이 좋다.

변색이 심한 경우에는 잇몸 안쪽의 치아까지 변색이 진행되며 이 경우 변색된 치아색이 잇몸에 비춰 잇몸이 어둡게 보이므로 치아 내부 미백을 통해 치아색을 최대한 밝게 만들어야 건강한 잇몸색을 되찾을 수 있다.

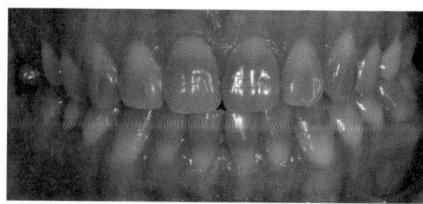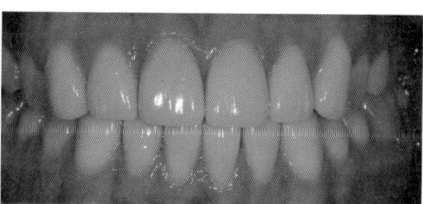

변색치료 전후

05_ 돌출

골격적인 돌출의 경우 교정을 동반하거나 수술교정이 필요한 경우가 있다. 치아만 돌출된 경우에도 교정과 라미네이트를 동시에 진행해야 하는 경우가 있다. 중요한 것은 라미네이트만으로 해결하는 케이스와 교정치료가 동반되는 케이스를 선별하는 것이다. 교정이 필요한 케이스에 무리하게 라미네이트시술을 진행하면 부작용이 생길 수 있으므로 교정 원장과의 협진을 통해 치아 심미와 건강을 지킬 수 있는 방법을 제시해주어야 한다.

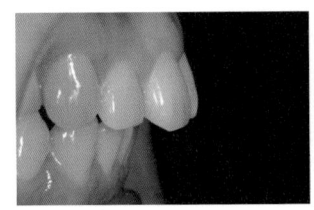 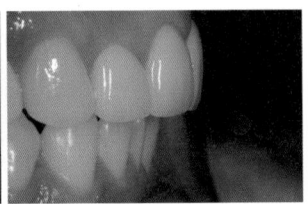

돌출교정 전후

Tip

시술시간	마취방법	입원여부	회복기간	체류기간
4~5시간	국소마취	당일 퇴원	–	7일

미용성형고수의 Advice _ 02 »

치아미백

아름다운 미소는 크게 보면 얼굴 전체의 조화가 중요하다. 하지만 미소만을 한정지어서 생각한다면 입술, 잇몸, 그리고 치아의 조화가 중요하다 할 수 있다.

아름다움을 한층 업그레이드시켜 주는 하얀 치아

치아의 색은 선천적으로 더 어둡거나 노란색일 수도 있고 어렸을 때 잘못된 식습관이나 약물 복용으로 인해서 변색이 되기도 한다. 대부분의 경우는 차나 커피 등 착색이 강한 음식을 반복적으로 섭취하면서 표면에 그 색이 침착되는 것이다. 경우에 따라 미백방법은 달라져야 한다.

선천적인 누런이는 좀 더 긴 미백 시간이 필요하기도 하고 약물에 의한 변색은 미백이 잘 되지 않는 경우도 많다. 미백은 보통 두 가지 타입으로 나뉘는데 치과에서 하는 전문가 미백과 장치를 이용해서 스스로 하는 자가 미백이다.

치아미백은 한 번 하면 평생 가는 것은 아니다

특히 전문가 미백의 경우 미백을 받자마자 치아가 건조되어 있어서 실제 치아색에 비해서 훨씬 하얗게 보이게 된다. 시간이 지나면서 음식이나 음료에 의해서 치아색은 다시 점점 착색이 진행되어간다. 보통 1~2년에 한 번씩은 미백을 반복적으로 받는 것이 밝고 하얀 치아를 오랫동안 유지할 수 있는 방법이다.

미백제는 농도가 높을수록 미백의 효과가 크다. 하지만 어느 수준 이상 높게 되면 치아에 해를 끼칠 수도 있다. 한국의 경우 미백제에 대한 제한이 까다로워 허가를 받은 제품의 경우 그 안전성이 상당히 우수하다 할 수 있다. 특히 전문가 미백제의 경우 국내에서 허가를 받은 제품은 상당히 제한적이기 때문에 허가 받은 미백제만을 사용하는 치과를 선택해야 한다.

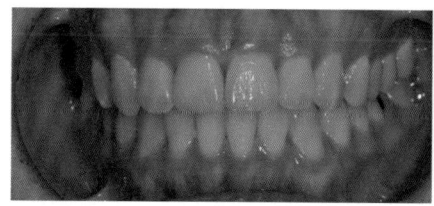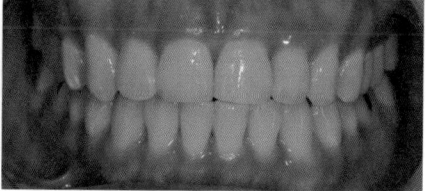

미백치료 전후

Tip

시술시간	마취방법	입원여부	회복기간	체류기간
1~2시간	–	당일 퇴원	1~2일 정도 시린 증상	–

임플란트

임플란트는 뼈 속으로 뼈와 붙을 수 있는 금속 재료를 넣고 그 금속 기둥을 지지대 삼아 그 위로 치아의 모양을 만드는 방식이다.

상실된 치아만을 회복하는 임플란트시술

물론 오래전부터 내려오는 전통적인 치료방법도 있지만 최근에는 남아있는 다른 치아에는 피해를 주지 않고 상실된 치아만을 회복하는 임플란트시술을 많이 받고 있다. 없어진 치아의 위치에 인공 뿌리를 넣고 그 위로 인공 치아를 만드는 것이다.

앞서 말한대로 치아는 씹는 저작기능에 의해서 건강에 상당히 중요한 부분일 뿐 아니라 발음 등의 기본적 기능도 상당히 중요하다. 최근에는 이러한 기능적 부분과 더불어 심미적인 부분까지 치아는 자신감과 건강함의 근본이기 때문에 상실된 치아를 임플란트로 회복하는 것은 건강하고 즐거운 삶의 중요한 부분이 되었다.

지속적인 관리 받을 수 있는 치과 선택 중요

임플란트는 한 번 식립하면 수년에서 길게는 수십년까지 사용을 해야 하기 때문에 우선 경험이 풍부한 치과를 선택하는 것이 좋으며 지속적으로 관리를 받을 수 있는 믿을 수 있는 치과를 선택해야 한다. 임플란트는 보통 3개의 구조로 되어 있다. 뼈 속에 들어가는 인공 치아 임플란트를 픽스쳐라 부르며 치아 모양으로 우리가 음식을 씹을 때 직접적으로 씹는 역할을 하는 부분을 크라운이라 부른다. 픽스쳐와 크라운의 연결 역할을 하는 부분이 어버트먼트라고 부른다.

최근까지는 주로 뼈 속에 들어가는 임플란트 픽스쳐 부분에 대한 연구가 많아 왔지만 이제 이 부분은 어느 정도 기술적 정점에 와 있다고 해도 과언이 아니다. 픽스쳐로 인해서 임플란트가 실패가 되는 경우는 점점 더 적어져서 수준 이상의 임플란트 픽스쳐를 사용한다면 실패를 크게 걱정하지 않아도 될 정도가 되었다.

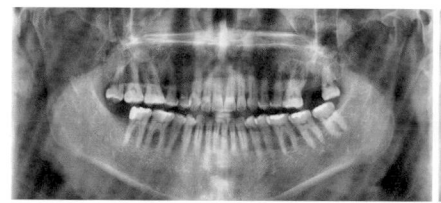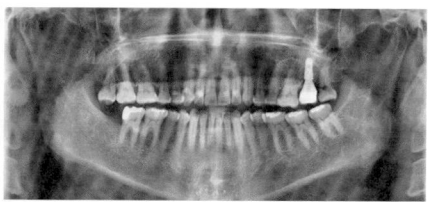

임플란트치료 전후(엑스레이촬영)

어버트먼트는 지금에도 많은 치과에서 기성품을 사용하고 있다. 기성품은 어버트먼트의 모양에 잇몸이 적응하게끔 하는 방식이기 때문에 사람마다 다른 잇몸 모양과 뼈 모양에 적용하기에는 한계가 있었다. 특히 치아와 치아 사이의 거리도 사람마다 다른 상황에서 기성품으로 자연 치아를 재현하는 데는 한계가 있다.

최근에는 주변 치아와 잇몸 모양을 고려해서 사람마다, 치아마다 다른 맞춤형 어버트먼트를 제작하고 있다. 이러한 과정을 거쳐서 제작된 임플란트는 주위의 잇몸 염증도 감소되고 크라운 부분도 더 자연 치아에 가깝게 만들 수 있을 뿐 아니라 다양한 형태의 잇몸과 치아에 맞게 제작이 가능하기 때문에 기능적으로도 심미적으로도 더 우수한 결과를 보여준다.

최근 CAD/CAM의 기술적 발전으로 금속으로 된 어버트먼트의 더 정밀한 제작이 가능해졌다. 컴퓨터에 의해서 잇몸과 주변 치아의 상태에 맞춰 디자인된 어버트먼트가 정밀가공 과정을 거쳐서 제작되고 있다.

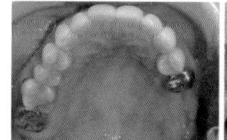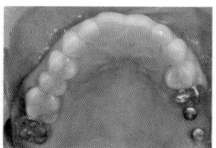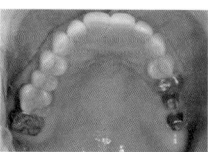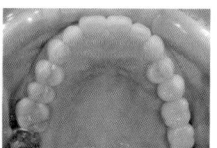

임플란트시술

Tip

수술시간	마취방법	입원여부	회복기간	체류기간
1~2시간	국소마취	당일 퇴원	1주일	수술 후 2-4개월 후 재입국 후 7일

14 牙齿形状和整齐度 决定您的形象

如同面部整形一样通过牙齿整形来增强自信感吧

我们把容貌变美的手术叫做整形手术。整形手术的领域除了比较常见的眼睛，鼻子以外还有下巴和额头等，种类相当繁多。牙齿也一样，我们把让牙齿变美的治疗叫做牙齿整形。牙齿整形大体分为两种。一种叫做牙贴面，是将牙齿的唇面微量磨除后，就像在指甲上贴上人工指甲一样贴在牙齿的表面，以遮盖前牙表面影响美观缺损的治疗方法。另一种叫做全瓷冠，需要整体的牙体预备，在设计后的备牙体上套上牙冠的方式。两种治疗方法中选择和牙齿状态相符合的方法进行治疗。牙齿整形术不像牙齿矫正那样需要很长时间，一般只需1~2周，不会对日常生活产生任何影响，因此治疗更为方便。

美容整形高手之 Advice_01 》

美牙修复-美容冠

美容冠最重要的是医生的专业性。尤其需要医生具备对牙齿形态的理解和美感的把握，对时尚的理解，以及对最新施术方式的专业性。

牙齿的变化是自信的源泉

不仅要考虑牙齿形态，更重要的是协调脸形与唇线整体的均衡美。专家制作每一颗牙齿都要充分考虑自然牙齿的透明度和色泽，并理解以及对光的反射与吸收，需要技师的专业性和熟练的技巧。专做美牙修复的牙科医院，为了在各个不同的条件下，达到最佳的效果，在术前精密诊断时付出精益求精的不懈努力。以获取精确的诊断资料，因为提供精确的分析资料才能够使治疗结果更加满意。诊断和治疗的整个过程中需要牙科医生和牙技师的相互配合，因为这样才能够获得更完美的牙齿，更美丽的微笑。牙齿的变化可以成为自信的源泉，甜美的微笑可以提升自我魅力。

01_ 双重牙

双重牙是由于牙齿生长空间不足，没有按照正常的位置长出，比正常的牙位靠前或靠后的临床表现。当恒齿萌出时，牙齿的大小比牙槽弓大就会因为没有足够的空间，形成错位萌出，也是一种临床表现。

双重牙常见在虎牙上。有时因虎牙给予的可爱形象，而不接受治疗的情况也很多。但是双重牙在构造上会致使食物镶嵌、刷牙不便，以及增加蛀牙形成的危险性，因此需要对其进行治疗。针对双重牙的牙贴面术必需要慎重的接近。根据双重牙的严重程度，可以决定具体的磨牙量，术前必须要进行精密的诊断及牙体预备过程，如果不合理地进行磨除，不仅会伤害牙齿，也会导致牙龈的损伤，因此必需要找经验丰富的牙科医生来施行治疗。

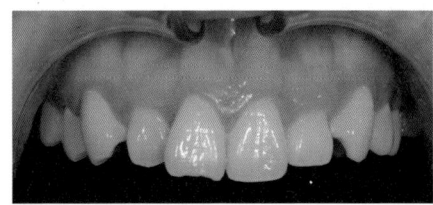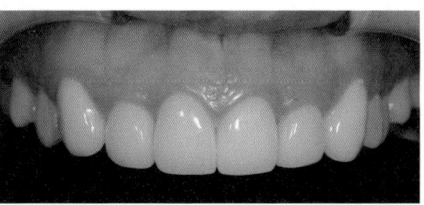

双重牙治疗案例

02_ 扭转牙

在牙齿生长空间不足的情况下，因咬合力或咀嚼习惯造成的牙齿歪曲，扭转。这种歪曲的牙齿在设计牙形之前先要确认左右两侧是否对称。尤其是重叠的牙齿必须要先确认是否能得到正常牙齿的大小比例，更重要的是通过术前的诊断蜡型过程，进行设计并预测治疗后的结果。

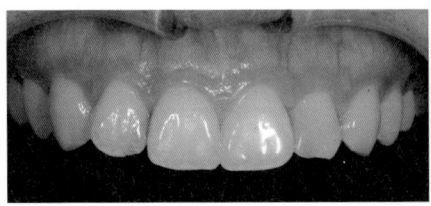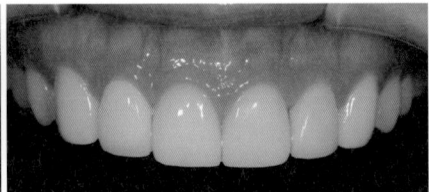

扭转牙治疗案例

03_ 畸形牙

畸形牙是指牙齿的形态异常，是与周围牙齿大小不一或由于外伤或冲击等原因造成牙齿破损的情况，或是先天性的畸形牙，或是指啃指甲或使用门牙咀嚼等不良习惯导致的牙齿磨损。因此术前，分析畸形现象的原因是非常重要的一个步骤。如果是先天性的畸形牙，需要术后改善不良的咀嚼习惯，也需要对每个人的牙齿咬合运动进行精密的检查。

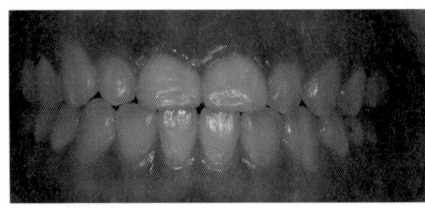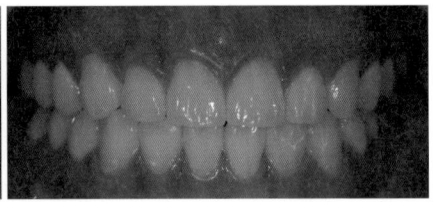

畸形牙治疗案例

04_ 变色牙

变色牙主要包括四坏素牙，食物着色的变色牙。

因蛀牙或根管治疗导致的牙齿变色，需彻底的治疗龋齿，并在完成根管治疗的患牙髓腔中放置漂白药物，在牙齿内部实行死髓牙漂白，才能恢复牙齿色泽。因口腔卫生差，或因咖啡，茶等食物引起的变色，这些外源性变色牙可施行激光美白术。

但对外伤造成的变色牙，因施行根管治疗有所困难，所以建议对其进行美学修复。像四怀素牙，沸斑牙等的内源性变色牙，通过激光美白无法达到理想的结果，可是选择美容冠修复，即可得到最佳的效果。

严重的情况下，连同牙龈内侧的牙质导致牙龈变色。这时需通过内漂白取得美白牙齿的效果，从而获得健康的牙龈颜色。

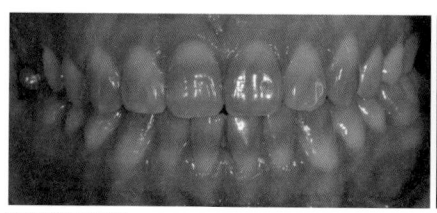 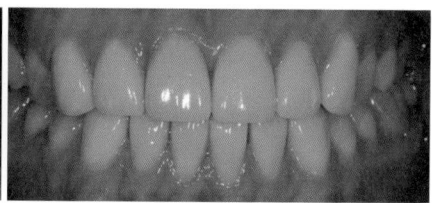

变色牙治疗案例

05_ 龅牙

治疗骨性龅牙可能需要与牙齿矫正同时进行，也有可能需通过额骨手术矫正。牙齿前突患者，有时也需要同时进行矫正和美容冠修复。最重要的是选择适当的治疗方案，要正确判断需接受美容冠术还是牙齿正畸。如果只需矫正的牙齿却因医院的误诊接受了多余的治疗，则会产生副作用，所以需要与矫正科院长协诊，充分沟通后，共同商讨出获得牙齿审美同时保证健康的方案是至关重要的。

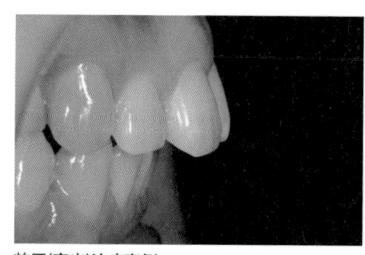 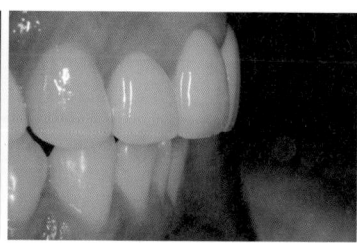

龅牙(突出)治疗案例

Tip

手术时间	麻醉方法	是否住院	恢复时间	停留时间
4~5个小时	局部麻醉	当日出院	—	7天

牙齿美白

想要拥有甜美的微笑，广义上讲，重要的是面部整体的协调。但是狭义而言，红唇齿白，外加健康牙龈的协调才是绽放甜美笑容的关键。

牙齿美白，升级您的美丽

牙齿会先天性发暗或发黄的，也会有少儿期不良的饮食习惯或者服用某种药物所造成的牙齿变色。但是，一般都是在日常饮食中，反复摄取茶，咖啡等着色性比较强的食物，而逐渐使牙齿表面着色的现象。所以针对不同的患者，实施的美白方法也会因人而异。先天性黄牙需要更长的美白时间，因药物引起的牙，美白效果不太理想的情况也比较普遍。美白一般分为两种，一种是在牙科进行的专家牙齿美白术，另一种是可以在家使用的自行美白的方法。

牙齿美白并非一劳永逸

刚做完专家美白后，会发现到牙齿表面显得比较干燥，使牙齿看起来比实际上美白后的牙齿颜色更白更亮。但随着时间的流逝，由于食品或饮料等的外在因素，牙齿又会渐渐着色。所以想要持久的维持亮白牙齿，建议每隔1~2年反复接受美白治疗。

美白剂的浓度越高美白效果就会越明显，但是高于一定标准浓度时就会造成牙齿的损伤。在韩国，对于美白药剂的限制比较严格，所以获得认证的产品其安全性是毋

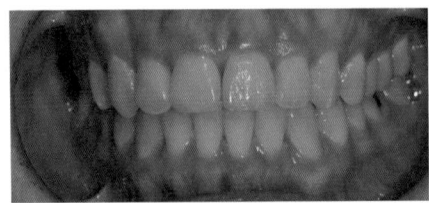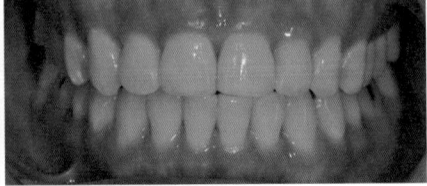

牙齿美白前后对比

庸置疑的。由于在韩国食药监获得认证的美白药剂是非常有限的，因此务必要谨慎选择使用正规美白剂的牙科。

Tip

手术时间	麻醉方法	是否住院	恢复时间	停留时间
1~2个小时	—	当日出院	1~2日左右发凉症状	7天

种植牙

种植牙是在骨组织内植入能与骨骼相粘连的金属为支柱，在这个固位上部做出牙冠的方式。

种植牙手术对临牙没有损伤

缺失牙的修复，虽然还存在着传统牙桥冠修复方式，但近来被受瞩目的还是对临牙没有损害的种植牙手术。是因为种植牙手术不会损害周围的其他牙齿，只针对缺失牙实施手术。在缺失牙的位置植入人工牙根，在其上镶上人工牙齿。如前所诉，牙齿的咀嚼功能直接影响着自身的健康，而且在发音功能上也扮演着重要的角色，最近除了这两种功能之外，又添加了审美的重任，扛起了自信和健康的重要使命。所以与其说利用种植牙恢复了缺失牙，等于说恢复了健康快乐的人生！

选择能够提供持续性管理的牙科很重要

我们是为了使用数年甚至数十年而选择了接受种植牙手术。首先要选择含有丰富临床经验的牙科，其次要留意的是选择可以对患者提供持续管理并值得信赖的牙科医院。种植牙一般由三个结构组成。植入牙槽骨内部的人工牙根称做种植术固位钉(fixture)，我们在咀嚼食物时，直接起到咀嚼作用的部分称做牙冠(crown)，将种植术固位钉和牙冠连接的部分称做基台(abutment)。

目前为止，对植入牙骨内部的种植术固位钉进行的研究非常多，这一领域在某种程度上而言已经达到了顶峰。固位钉造成种植牙失败的情况也越来越少了，因此使用有一定水准的种植术固位钉接受治疗也不必过于担心失败。

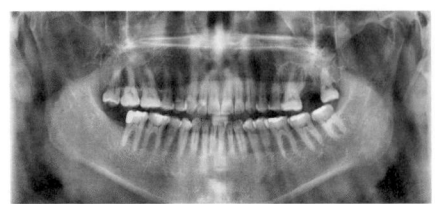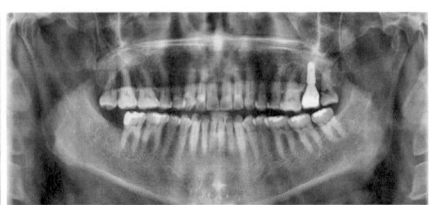

种植牙手术前后对比(X-光片)

现如今很多牙科还在使用基台成品，成品是使牙龈适应基台形状的方式，但是它的局限在于无法广泛适应在因人而异的牙龈与牙骨环境。特别是每个人的齿间距不同，因此利用成品来再现自然牙齿的状态是有一定的难度。

近年来，针对不同病例，采取了量身定做的方式，做出了高精密度的个性化基台，可减少牙龈炎症，使牙冠更加自然逼真。

最近借助CAD/CAM系统的技术发展，已达到了利用电脑设计出个性化基台的水准。通过与个人的牙龈和周围牙齿相吻合的设计，再加上精密加工过程塑造出高水准的基台，最终使种植牙可以达到理想的功能和美观的形态。

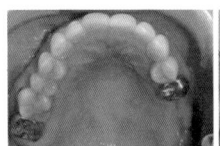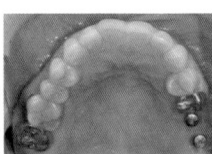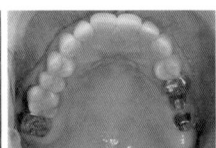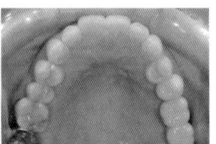

种植牙手术

Tip

手术时间	麻醉方法	是否住院	恢复时间	停留时间
1~2个小时	局部麻醉	当日出院	1周	术后2-4个月以后再入境后7天

여성모발이식(女性毛发移植)

여성헤어라인교정(发际线矫正)
눈썹이식(眉毛移植)
속눈썹이식(睫毛移植)
무모증, 빈모증이식(无毛症, 贫毛症移植)
여성정수리탈모증(女性秃顶症)

"
미적 요소를 아우르는 예술적 감각의 여성모발이식 "

"汇集美感要素的
艺术性感觉的女性毛发移植"

여성에게는 남이 모를 정도로 얼마나 자연스럽게 이식하는가가 모발이식의 생명이다. 헤어라인 교정, 눈썹이식, 무모증, 정수리탈모 등 다양한 미용 목적으로 이용되는 경우가 늘고 있다.

对于女性来说, 在不被人知道的情况下, 做出自然的毛发移植是至关重要的。发际线矫正, 眉毛移植, 无毛症, 头顶脱发等各种以美容为目的的人日益增多。

홍성철성형외과의원(洪性徹整形外科医院)

홍성철 (洪性徹)

Profile
성형외과 전문의(整形外科专门医)
의학박사 (医学博士)
대한성형외과학회 정회원(大韩整形外科学会正会员)
국제모발학회 정회원(国际外科学会正会员)
고려대학교 외래교수(高丽大学门诊教授)

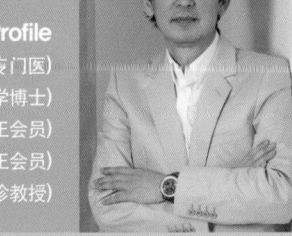

www.hairgraft.co.kr

15

아름다고 풍성한 모발, 여성들만의 특권!

헤어라인교정, 눈썹이식 등 다양한 미용목적으로 이용

자신의 뒷머리카락을 옮겨 심는 자가모발이식은 주로 남성 대머리를 고치는 시술로만 알려져 있지만, 여성들에게는 헤어라인교정, 눈썹이식, 무모증, 정수리탈모 등 다양한 미용목적으로 이용되는 빈도가 점차 늘고 있다.

여성들은 눈썹을 그리는데도 많은 시간과 정성이 들어간다. 하지만 땀으로 인해 그린 눈썹이 쉽게 지워지기도 한다. 그래서 아름다운 눈썹라인을 갖기 위해 눈썹이식이나 눈썹문신을 하기도 한다. 눈썹이식은 대머리에 털을 심듯이 없는 눈썹을 이식하는 것을 말한다.

여성 탈모의 주된 원인은 스트레스나 무리한 다이어트를 비롯하여 잦은 염색과 퍼머 등이라고 할 수 있다. 발모제인 미녹시딜을 사용한다면 탈모를 늦추는 효과를 볼 수 있다. 자가모발이식은 미세현미경이나 비절개모발이식수술을 통해 많은 양의 모발을 모낭의 손상을 최소화하면서 이식을 진행하게 된다. 특히 여성에게는 남이 모를 정도로 자연스럽게 이식하는가가 가장 중요하다.

여성헤어라인교정

이마가 너무 넓거나 사각이마인 여성은 머리를 올리거나 이마를 드러내는 걸 싫어하는데 이를 미세모발이식으로 작은 이마를 만들 수 있다.

얼굴이 작아 보이는 동안 효과

이마가 너무 넓거나 사각이마인 여성은 머리를 올리고나 이마를 드러내는 걸 싫어하는데, 이를 미세모발이식으로 작은 이마를 만들 수 있다.

헤어라인을 둥글게 디자인하여 이마에서 미간, 미간에서 코밑, 코밑에서 턱까지 길이가 3분의 1씩 분할되도록 한다.

모발을 지그재그로 불규칙하게 배열하고, 앞머리 부분은 가급적 가느다란 모발을 골라서 심어 잔머리 같은 느낌이 나도록 자연스럽게 이식한다. 보통 3,500모 이상을 심으며 관자놀이나 귀 앞머리를 이식하여 얼굴이 작아 보이고 어려 보이는 동안 효과를 줄 수 있다.

어떤 경우에 헤어라인교정을 하는가

01_ 사각이마
02_ 선천적으로 넓은 이마
03_ 옆얼굴이 넓은 경우
04_ 관자놀이 모발이 빈약하거나 안쪽으로 들어간 경우
05_ 헤어라인이 부분적으로 올라갔거나 어색하여 헤어라인 수정을 원하는 경우
06_ 미용수술 등으로 인해 생긴 머릿속 흉터

여성의 넓은 이마는 이런 이미지를 줄 수 있다

01_ 얼굴이 길어 보임

02_ 나이가 들어 보임

03_ 남성적인 이미지

04_ 대머리 같다는 느낌

05_ 40~50대가 되면 눈썹이 처지면서 더 이마가 넓어 보임

여성헤어라인을 디자인하는 기본원칙

01_ 이마에서 미간, 미간에서 코밑, 코밑에서 턱까지 길이가 3분의 1씩 분할되도록 디자인

02_ 얼굴형에 따른 균형 있는 디자인

03_ 너무 좁은 이마는 답답해 보이므로 이마를 좁지 않게 디자인

04_ 여성의 미용적인 욕구를 고려

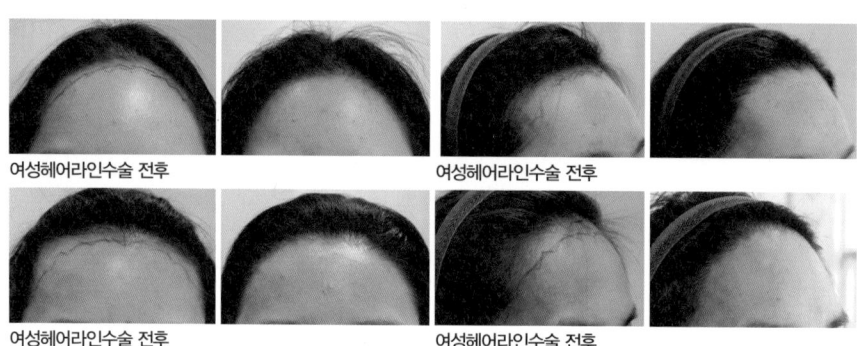

여성헤어라인수술 전후   여성헤어라인수술 전후

여성헤어라인수술 전후   여성헤어라인수술 전후

자연스런 여성헤어라인 만들기 전략은

01_ 자연스러운 헤어라인으로 이식함

02_ 가급적이면 한 번의 수술로 마무리

03_ 촘촘하게 이식

04_ 수술의 공포와 통증을 최소화

05_ 뒷머리 흉터를 최소화하기 위해 비절개

Tip

수술시간	마취방법	입원여부	회복기간	체류기간
5~6시간	수면마취	당일 퇴원	1주일 경과 후	8~9일

눈썹이식

반쪽 눈썹이나 처진 눈썹으로 스트레스 받는다면 반영구화장이나 문신으로 커버하기도 할 수도 있지만, 대머리에 털을 심듯이 없는 눈썹에 이식한다면 더 자연스럽다.

눈썹 스트레스에 대한 해결책

여성은 남성에 비해 빈약한 눈썹에 대해서 스트레스를 덜 받는다. 눈썹을 그리기도 하고 문신을 하기도 한다. 하지만 눈썹을 그리는 일은 생각보다 쉬운 일이 아니다. 간단하게 처리할 수 있을 것 같지만 아침마다 화장대에 앉아 많은 시간을 투자해야 한다. 또한 밖에서 일을 보며 얼굴에 약간의 땀이라도 나면 정성들여 그린 눈썹이 쉽게 지워져 수시로 화장을 고쳐야 하는 번거로움이 뒤따른다.

여성들이 가장 고민을 많이 하는 눈썹이 반쪽 눈썹이거나 처진 눈썹이다. 눈썹이 앞부분만 있다가 뒤로 희미해지는 반쪽 눈썹이나 처진 눈썹인 경우에는 스트레스를 받기도 하는데 사진을 찍어 자신의 모습을 보면 왠지 더 어색해 보인다. 이럴 경우 반영구화장이나 문신으로 커버하기도 한다.

하지만 대머리에 털을 심듯이 눈썹을 이식하는 것도 좋은 방법이다. 없는 눈썹도 풍성하게 만들어 개성 있는 자신의 이미지를 연출할 수 있다. 보통 한쪽 눈썹에 200~300모 정도를 자연스런 달팽이 문양으로 눈썹의 흐름을 살려 기존의 눈썹 사이사이에 하나씩 심으면 되는 것이다. 눈썹 문신이 있거나 화상이나 교통사고 등의 눈썹 흉터에도 이식이 가능하다.

눈썹이식은 어떤 경우에 하나?

01_ 선천적으로 눈썹이 전체적으로 빈약한 경우
02_ 눈썹 앞부분은 있는데 뒷부분이 없는 경우
03_ 눈썹이 아래로 처진 경우
04_ 팔자눈썹

05_ 눈썹 앞부분 숱이 적은 경우

06_ 눈썹 흉터

자연스런 눈썹 만들기 전략

01_ 수술 전 세심한 눈썹 디자인

02_ 이식 마무리 단계에서의 여러 번 세심한 교정

03_ 눈썹 결을 맞춰서 입체적인 눈썹이식

04_ 자연스럽도록 하나짜리 털로만 이식

05_ 눈썹 앞머리는 가느다란 털을 골라서 위를 향하도록 이식

06_ 한쪽에 200~300개 정도를 최대한 눕혀서 이식

07_ 반쪽 눈썹에서는 눈썹 중간부터 연결하여 뒷부분까지 이식

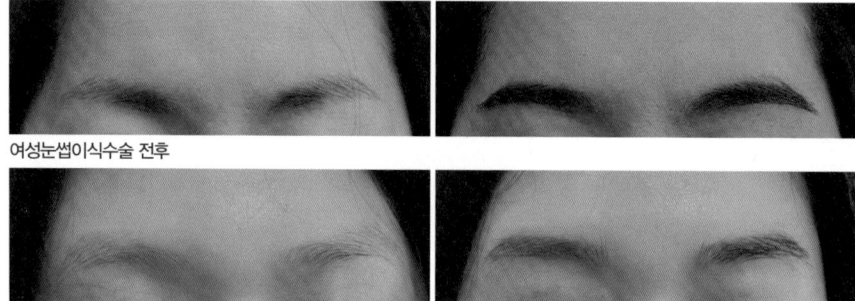

여성눈썹이식수술 전후

여성눈썹이식수술 전후

눈썹 흉터를 가리는 눈썹이식

01_ 눈썹 흉터는 대개 흉터축소술보다는 눈썹이식을 하는 게 효과적이다.

02_ 주변 기존 눈썹에 잘 어울리도록 방향과 각도를 맞춰 심는다.

03_ 세심하게 시술한다면 흉터에도 생착률이 높다.

04_ 흉터이식에서는 뒷머리를 절개하지 않고 비절개로 시술한다.

Tip

수술시간	마취방법	입원여부	회복기간	체류기간
3~4시간	부분마취	당일 퇴원	1주일 경과 후	8~9일

속눈썹이식

속눈썹이식은 필요한 양보다 모발을 많이 채취해서 곱슬한 모발을 골라서 속눈썹 사이사이에 이식해야
하며 모발이 가늘고 곱슬곱슬할수록 수술결과가 자연스럽다.

자연스런 속눈썹 만들기 전략

01_ 모발이 가늘고 곱슬할수록 자연스러움

02_ 원래 속눈썹 사이사이에 촘촘히 이식

03_ 곱슬한 털이 위를 향하도록 섬세하게 이식

04_ 심은 자리가 표시나지 않도록 시술하고 부기 최소화로 빠른 회복

속눈썹이식에서 모발이식센터의 특별한 장점

01_ 100% 현미경을 이용해서 시술한다.

02_ 이식한 속눈썹 자리에 흉터가 생기지 않도록 특별한 노하우가 있다.

03_ 18년 풍부한 수술경험으로 꼼꼼히 시술한다.

04_ 속눈썹 상태에 따라서는 비절개로 시술한다.

05_ 속눈썹흉터를 가리는데도 효과적이다.

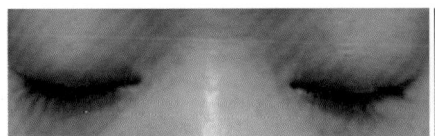 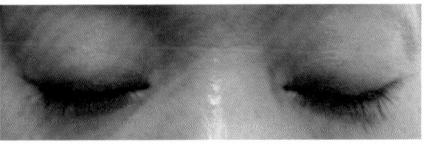

속눈썹흉터이식수술 전후

Tip

수술시간	마취방법	입원여부	회복기간	체류기간
2시간	수면마취	당일 퇴원	1주일 경과 후	1주일

무모증, 빈모증이식

음모가 전혀 없는 무모증도 있지만 많은 여성이 음모가 부족한 빈모증으로 고민을 한다. 체형, 연령과 원하는 모양에 따라 팬티라인 안쪽에서 음부 아래쪽까지 이식을 해야 결과가 자연스럽다.

한 올씩 심어주는 미세형 개별모발이식법

사춘기 이후에 다른 신체적 발육은 정상인데도 음모가 발모하지 않거나 적은 경우에 무음모증, 빈모증이라 한다. 음모의 발모 성장 탈모에는 호르몬, 체질적, 유전적 요소가 복합적으로 작용하므로 원인에 따른 근본적인 치료는 불가능하며 자신의 뒷머리카락을 이용하는 모발이식에 의존하고 있다.

예전에는 한꺼번에 여러 개씩 심어주어 분포가 일정하지 않고 울퉁불퉁한 흉터를 남기는 단점이 있었다. 요즘은 한 올씩 심어주는 미세형 개별모발이식법으로 심은 표시가 안 나고 자연스런 음모의 형태를 얻을 수 있다. 여성은 역삼각형으로 중앙을 향하여 대칭되게 모발의 흐름을 만들어 주는 게 중요하다. 한 번에 1,000개 이상을 이식하며 심은 머리카락이 직모여도 오랫동안 속옷에 눌리면서 점차 곱슬해진다.

여성음모 유형

음모의 분포와 밀도에 따라 역삼각형, 마름모형, 다이아몬드형, 분산형으로 분류된다. 우리나라에는 역삼각형 음모 형태를 가진 여성이 가장 많다. 무모증이나 빈모증을 가지고 있는 여성은 13% 정도이며, 완전히 털이 없는 무모증은 4%, 숱이 적은 빈모증은 9% 정도이다.

Tip

수술시간	마취방법	입원여부	회복기간	체류기간
3~4시간	수면마취	당일 퇴원	1주일 경과 후	1주일

여성 정수리탈모증

여성탈모증은 유전적 요인과 여성의 체내에 정상적으로 있는 남성호르몬에 의해 특정 부위의 모낭이 예민하게 반응을 하여 모발이 빠지면서 가늘어진다.

스트레스, 다이어트 등이 탈모의 주된 원인

정신적인 스트레스, 무리한 다이어트와 잦은 염색과 퍼머로 인해 탈모가 일어나는 사례가 늘고 있다. 또한 일부 피임약, 항암제와 갑상선질환, 영양결핍, 빈혈로도 탈모가 될 수 있다. 발모제인 미녹시딜을 사용한다면 탈모를 늦추는 효과를 볼 수 있다. 여성 정수리탈모에서의 모발이식수술은 탈모된 부위 전체를 커버하기보다는 머릿속이 많이 보이는 부분에 집중적으로 모발을 심는 게 효과적이다.

여성 정수리탈모 특징

01_ 여성형 안드로젠탈모증이라고도 함
02_ 정수리탈모로 머리카락이 가늘어지고 짧아짐
03_ 남성탈모증과는 달리 앞헤어라인은 비교적 유지함

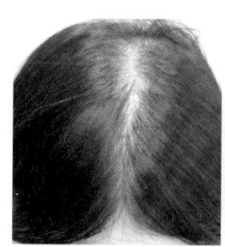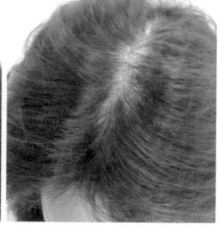

여성 정수리탈모수술 전후

Tip

수술시간	마취방법	입원여부	회복기간	체류기간
5시간	전신마취	당일	1주일 경과 후	1주일

15

美丽茂密的秀发
女性的特权

发际线矫正，眉毛移植等各种目的的美容

将自己后脑部位的头发移植的毛发移植，大部分情况下是男性治疗秃顶时所做的手术，但最近女性的发际线矫正、眉毛移植、无毛症、秃顶等以美容目的的毛发移植手术逐渐增多。女性脱发是由压力，过度减肥，或频繁的染发烫发而导致的。使用米诺地尔生发剂能有效减缓脱发。自体毛发移植是用显微镜或非切开毛发移植法，在毛囊损伤最小化的条件下移植更多量的毛发的手术。对于女性来说，在不被知道的情况下，做出自然的毛发移植是至关重要的。

美容整形高手之 Advice_01 »

发际线矫正

额头过宽或是四方额的女性，不喜欢将头发掀起或是露出额头，这种情况下，可移植细微毛发做出小额头。

小脸童颜效果

将发际线设计成圆形，使额头至眉间，眉间至鼻底以及鼻底至下巴的距离各占面部的3分之一。使毛发以之字形不规则排列，刘海部分尽可能的选择细微毛发进行移植，给人自然的感觉。一般在两鬓及耳边种植3500根后，能显年轻显脸小给人童颜的效果。

什么情况矫正发际线?

01_ 四角额

02_ 先天性宽额头

03_ 侧脸宽的情况

04_ 鬓角的毛发稀疏，或是毛发靠里的情况

05_ 发迹部分靠上或是不自然的发迹线希望矫正的情况

06_ 因美容手术而导致头部有伤疤的情况

女性额头宽会给人以下感觉

01_ 脸显长

02_ 显老

03_ 显男性形象

04_ 显秃顶的感觉

05_ 40~50岁的女性眉毛下垂，额头显宽

女性发际线设计的基本原则

01_ 使额头至眉间、眉间至鼻底以及鼻底至下巴的距离各占面部的3分之一。

02_ 根据脸型均衡设计

03_ 因为额头窄显得憋闷时，额头不显窄的眉型设计，可以缓解人的精神压力

04_ 考虑到女性的爱美之心

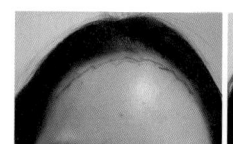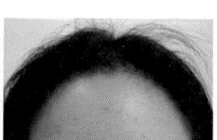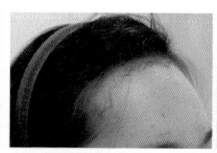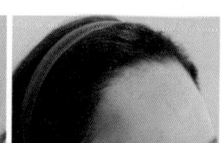

女性发际线手术前后女性发际线手术前后 　女性发际线手术前后女性发际线手术前后

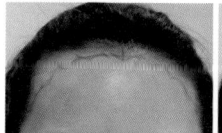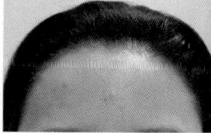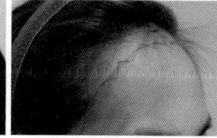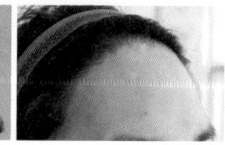

女性发际线手术前后女性发际线手术前后 　女性发际线手术前后女性发际线手术前后

打造自然女性发际线的战略

01_ 自然发际线移植   02_ 尽可能只做一次手术

03_ 密致地移植   04_ 尽可能减少手术的恐惧感与痛症

05_ 为了尽量减少头后部的伤疤，选择非切开手术法

Tip

手术时间	麻醉方法	是否住院	恢复时间	停留时间
5~6小时	睡眠麻醉	当日出院	1周左右	8~9日

美容整形高手之 Advice_02 »

眉毛移植

如果因只有一半眉毛或下垂的眉毛而困扰的话，虽然可以选择半永久化妆或纹眉来改善，但种植眉毛会显得更自然，这与在头顶上方种植毛发是相同的道理。

对于眉毛产生困扰的解决方法

女性即使比男性眉毛稀疏也不会有太大苦恼，因为她们可以画眉也可以纹眉。其实画眉并不像想象中的那么简单。画眉虽然看上去很容易，但每天早上坐在梳妆台前会花费大量时间。如果在室外工作脸上只要一出汗早上的画眉就都前功尽弃了，需随时补妆会很麻烦。

女性最担心的是只有一半眉毛、或是眉毛下垂。只有前半部分有眉毛的情况：因为后半部分的眉毛稀疏或是眉毛下垂而苦恼的女性，在照相时会显很不自然。这种情况可以选择半永久化妆或是纹眉的方法来解决。

正如在头顶上种植毛发那样，种植眉毛也是很不错的方法。即使眉毛不多也能做出有个性的浓眉。通常在一边的眉毛上一颗颗移植，在种植200~300棵后可以制造出自然蜗牛形状的眉形。即使是有纹眉或是因烫伤及烧伤等交通事故出现的伤疤也可以移植。

什么情况下移植眉毛？

01_ 先天眉毛稀少的情况

02_ 只有前半部分有眉毛，没有后半部分的情况

03_ 眉毛向下垂的情况

04_ 八字眉

05_ 眉毛前半部分稀疏的情况

06_ 眉毛有疤痕

自然眉毛的移植战略

01_ 术前进行仔细的眉毛设计

02_ 移植结束阶段进行多次仔细矫正

03_ 根据眉毛纹理做出立体的眉毛移植

04_ 眉毛在一根根的移植后会更自然

05_ 眉头用细微毛发使其朝上移植

06_ 尽量顺着眉毛生长方向，在一侧眉毛上移植200~300根毛发

07_ 只有一半眉毛时，从眉毛中间连接至后方进行移植

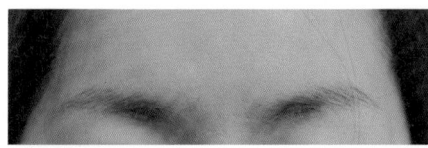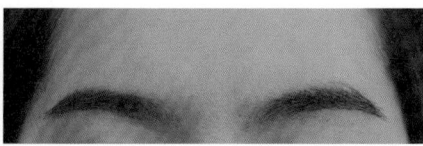

女性眉毛移植手术前后

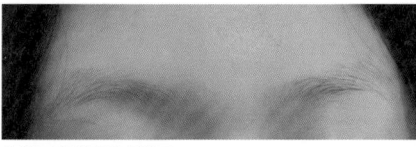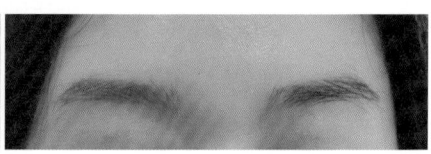

女性眉毛移植手术前后

为遮住眉毛伤疤的眉毛移植

01_ 眉毛有伤疤时，一般情况下眉毛移植比祛疤手术更有效

02_ 配合周围眉毛的角度及方向进行移植

03_ 如果手术足够仔细，伤疤上的毛发生长率也很高

04_ 在伤疤处移植时，不切开后脑部位而选择非切开手术

Tip

手术时间	麻醉方法	是否住院	恢复时间	停留时间
3~4小时	部分麻醉	当日出院	1周左右	8~9日

睫毛移植

与毛发的实际需要量相比，提取更多的卷曲毛发移植至眼睫毛上，毛发越细越卷曲效果越自然。

自然睫毛的移植战略

01_ 越是细微的卷曲毛发越自然

02_ 在睫毛之间致密地移植

03_ 卷曲毛发朝上方仔细移植

04_ 让移植的部位尽量不留痕迹，能减少浮肿且恢复快。

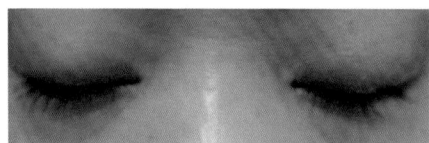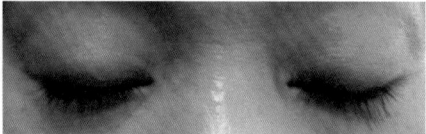

睫毛移植手术前后

睫毛移植中移植中心的特别优势

01_ 100%运用显微镜进行手术

02_ 在睫毛移植部位，巧妙运用诀窍不产生疤痕。

03_ 拥有18年丰富经验，手术做得更仔细

04_ 根据睫毛的状态选择非切开手术法

05_ 能有效的遮盖睫毛部位的伤疤

Tip

手术时间	麻醉方法	是否住院	恢复时间	停留时间
2小时	睡眠麻醉	当日出院	1周左右	1周

无毛症，贫毛症移植

除了完全没有阴毛的无毛症外，还有很多因阴毛稀少而烦恼的女性。根据体型、年龄和希望的形状，从内裤的边缘至阴部下方进行移植是最自然的。

微型个别毛发移植法

青春期过后，其他部位的发育正常，但不长阴毛或阴毛稀少的情况叫做无阴毛症或贫毛症。阴毛的生发障碍包括荷尔蒙的紊乱、体质因素，遗传因素等综合原因，想从根本上解决问题很难，需利用后脑部分毛发移植法。

以往一次种植数根，导致毛发分布不均高低不平，这种方法的最大缺点是会留疤痕。最近利用一根根的微型种植方式，不仅不会看出移植处，还会获得自然的阴毛外形。做出外形为倒三角形，中间对称的流线型女阴毛是很重要的。一次性移植1000根以上的毛发，即使是直毛长时间在内衣里也会渐渐变为卷曲状。

女性阴毛类型

根据阴毛的分布和密度，分别有倒三角形、钻石型、分散性。在韩国大部分女性是倒三角形的阴毛外形。无阴毛或是阴毛不足的女性占13%，完全没有阴毛的女性是4%，阴毛量少的女性占9%左右。

Tip

手术时间	麻醉方法	是否住院	恢复时间	停留时间
3~4小时	睡眠麻醉	当日出院	1周左右	1周

女性秃顶症

女性脱发症是由遗传因素及体内正常的男性荷尔蒙分泌，导致特征部位毛囊敏感而使毛发变细脱落。

压力以及减肥等都是脱发的主要原因

精神压力、过度的减肥和频繁的染发烫发导致脱发日渐增多。且因避孕药、抗癌药及甲状腺疾病、营养不足、贫血等因素都有可能导致脱发。使用米诺地尔生发剂，能有效的减少脱发。女性秃顶处毛发移植不是遮盖住脱发部位，而是在显毛发多的部位，集中种植头发才是最有效的。

女性秃顶症特征

01_ 又称为女性雄性激素脱发症

02_ 因秃顶头发变细变短

03_ 与男性脱发症不同的是，女性相对仍保留前发际线

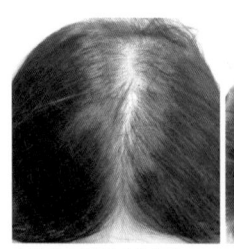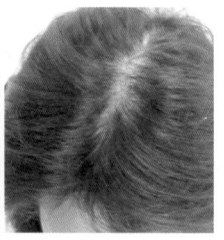

女性头顶脱发手术前后

Tip

手术时间	麻醉方法	是否住院	恢复时间	停留时间
5小时	全身麻醉	当日出院	1周左右	1周

동안피부(童颜肌肤)

의학적 피부관리(医学皮肤管理)
갸름한 얼굴만들기(塑造瓜子脸)
하이드로리프팅(水疗提升)
레이저치료(激光治疗)

"당신이 원하는
'환상 피부'의 모든 것"

"你所期望的幻想皮肤的一切"

맑고 투명한 피부는 아름다움의 기본으로 스스로에게 자신감을 주고 보는 이로 하여금 행복감을 느끼게 한다.

净白透明的皮肤是美的基础，不仅给自己带来自信，还给予周围人幸福感。

클린피부과의원(洁净皮肤科医院)

이미경(李美京)

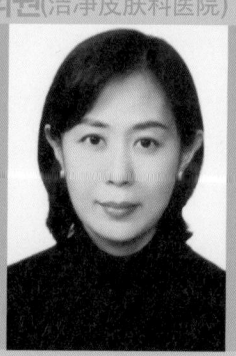

Profile
피부과 전문의, 의학박사(皮肤科专门医, 医学博士)
김대중 전 대통령 자문의사(金大中前总统咨询医师)
이명박 전 대통령 자문의사(李明博前总统咨询医师)
이화여대 피부과 외래교수(梨花女大皮肤科门诊教授)
대한피부과학회 정회원(大韩皮肤科学会正会员)

www.cleanskinclinic.co.kr

16 의학적 피부관리, 지금 결정해야 한다

아름다움의 기본은 투명하고 깨끗한 피부에서 시작된다

한 번 깨끗했던 피부가 영원히 깨끗할 수 있다면 얼마나 좋을까. '내 피부는 깨끗해'라고 자신 있게 말하던 사람도 조금만 방심하면 어느 틈에 잡티가 올라오는 것을 경험했을 것이다. 한 번 생기면 좀처럼 없어지지 않는 얼굴의 색소, 대부분의 경우가 유전적인 이유와 자외선 때문이므로 자신도 모르는 사이에 생기는 경우가 많다.

그러므로 예방이 중요함은 물론이고, 일단 올라오면 인내심을 가지고 관리를 해야 한다. 따라서 피부관리는 모든 여성에게 필요하고, 무엇보다 꾸준히 받아야 효과가 있다. 잡티가 있거나 아직은 없더라도 예방을 위한 관리도 아주 중요하다.

나이가 들수록 처지고 늘어지는 피부, 거울을 볼 때마다 자신도 모르게 한숨이 새어 나온다면 더 늦기 전에 탄력 있고 팽팽한 피부를 가꾸기 위해 노력해야 할 때다.

의학적 피부관리

피부를 아름답고 건강하게 유지하기 위하여 피부과 전문의가 개개인의 피부타입과 문제점을 진단하고 보다 과학적인 데이터에 의하여 미용적인 목적뿐 아니라 노화를 예방해주고 문제 피부를 치료해야 한다.

의학적 피부관리 순서

아름답고 건강한 피부를 오랫동안 유지하고 싶다면 피부과 전문의에게 개개인의 피부타입과 문제점을 진단받고 보다 과학적인 데이터에 의하여 전문적인 치료를 받아야 한다.

미용적인 목적뿐 아니라 노화를 예방하고 기미나 잡티 등 색소를 개선시키고, 여드름을 치료하기도 하며 레이저치료나 여러 가지 시술 후에도 보다 빠른 회복과 호전을 위하여 의학적 피부관리가 시행되어야 한다.

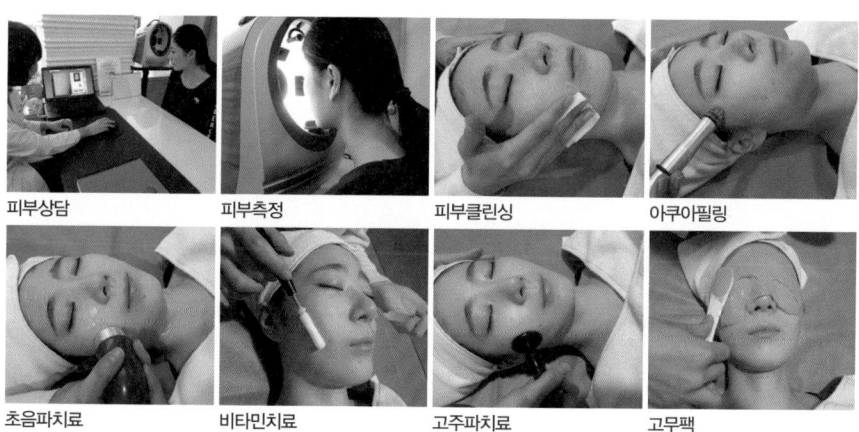

| 피부상담 | 피부측정 | 피부클린싱 | 아쿠아필링 |
| 초음파치료 | 비타민치료 | 고주파치료 | 고무팩 |

01_ 피부진단기를 통하여 피부의 정확한 상태와 문제점을 파악한다.

02_ 클린징_ 피부의 노폐물이나 오염물질을 제거하고 화장을 지우는 단계로 피부타입에 맞는 적절한 클린저를 선택하는 것이 중요하다.

03_ 치료단계_ 여드름을 짜고 소독하거나 스킨 스케일링, 그리고 피부상태를 개선시키고 치료하기 위한 기계치료를 한다.

04_ **진정보습단계_**피부상태에 따라 진정 또는 수분을 공급하는 팩을 시행하고 저출력 레이저 치료를 사용해서 진정시킨다.

여드름 피부관리

여드름은 주로 사춘기 청소년의 85%에서 관찰되는 피부질환으로 남성은 16세와 19세 사이에, 여성은 14세와 16세 사이에 발생빈도가 높다. 보통 여드름은 25세경에 사라지지만 최근에는 25세가 넘어도 계속나거나 성인기에 새로 생기는 성인 여드름이 증가하고 있다.

성인기 여드름은 여자에게 보다 흔하며 턱과 턱선, 목 등에 흔히 나타난다. 여성에게 나타나는 성인기 여드름은 화장품의 사용과 연관이 있는 경우가 많기 때문에 화장품 사용에 대해서 전문의와 상담을 받아보는 것이 좋다.

여드름은 관리를 제대로 하지 않으면 흉터나 모공이 넓어지고 색소 침착이 남기 때문에 잘 관리하고 치료하는 것이 더욱 중요하다. 여드름 피부관리에서 가장 중요한 것은 치료도구의 철저한 소독이다. 클린징을 하고 철저하게 소독된 도구를 이용하여 여드름을 압출하고 저출력 레이저 등을 이용해서 진정과 소독을 하고 팩을 시행해야 한다.

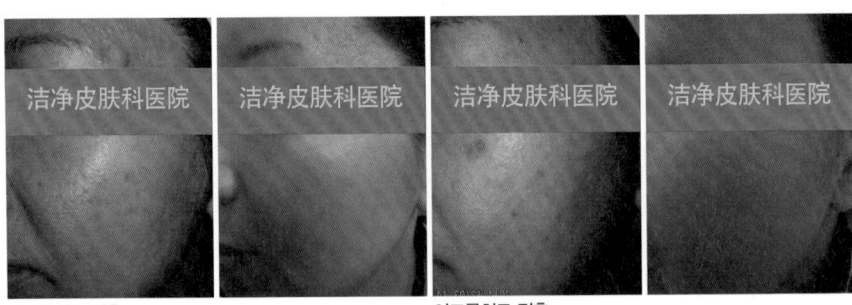

여드름치료 전후   여드름치료 전후

기미 잡티의 미백피부관리

기미는 치료가 어려운 피부질환이지만 최근에는 레이저토닝과 적절한 미백피부관리를 병행해서 좋은 결과가 보고되고 있다. 우리가 흔히 잡티라고 부르는 것은 의학적으

로 보면 단순 흑자 주근깨 색소성 모반 등 여러 가지 병변이 혼합되어 있는 경우가 많은데 이런 것들 역시 레이저치료와 피부관리를 병행하면 좋은 결과를 얻을 수 있다.

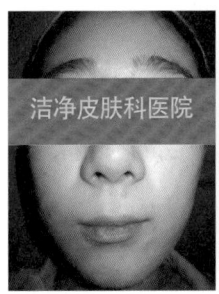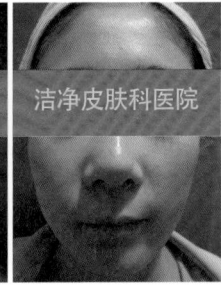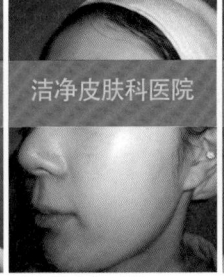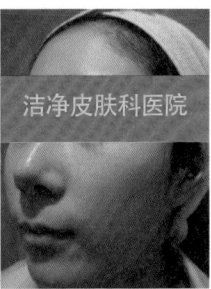

기미, 잡티치료 전후   기미, 잡티치료 전후

건조피부의 피부관리

건조피부는 병은 아니지만 피부의 수분이 부족한 상태(정상의 10% 이하)로 피부가 붉고 각질이 일어나며 거친 상태를 말한다. 원인으로는 건조한 환경이나 바람 같은 기후조건, 과도한 세안, 레티노이드 계통의 약물치료와 같은 외적 원인, 노화, 어린선, 아토피피부염, 만성신부전증 같은 병적인 원인에 의해서도 생길 수 있다.

평소에 보습제를 잘 바르고 과도한 자외선 노출은 피하는 것이 좋다. 비누는 각질층의 PH가 올라가고 건조를 악화시킬 수 있기 때문에 가급적 사용을 자제하는 것이 좋다.

민감피부의 관리

작은 자극에도 과민하게 반응히는 피부로 쉽게 붉어지고 가려우며 얼굴이 붓고 따가운 증상이 동반된다. 이런 경우는 진정과 보습 관리가 도움이 되며 개개인에 따라 자극반응이 차이가 있으므로 피부상태를 잘 분석해서 치료해야 한다.

Tip

시술시간	마취방법	입원여부	회복기간	체류기간
1~1시간 30분	–	–	–	1일

갸름한 얼굴만들기

피부과에서 이루어지는 아름다운 얼굴 형태는 부작용이 적은 시술이라는 것 외에도 피부를 상황에 맞게 개선하는 방법이다.

보톡스를 이용한 갸름한 얼굴만들기

현재 보톡스는 얼굴이 넓은 동양인들에게는 간단히 주사치료만으로 얼굴이 작아지고 갸름해지면서 보다 젊고 예쁘게 보이는 시술로 자리 잡게 되었다. 주사는 얼굴의 저 작근 아래쪽에 시행되며 치료 후 효과는 2주경부터 나타나기 시작해서 3개월까지 계속 좋아진다.

하지만 잘못 시술받을 경우 도리어 광대가 넓어 보이거나 표정의 변화 등 부작용이 생길 수 있기 때문에 반드시 경험이 많은 전문가에게 시술을 받는 것이 중요하다.

녹는 실을 이용한 갸름한 얼굴만들기

실리프팅에 사용되는 실은 녹는 실과 녹지 않는 실이 있는데 최근에는 장기 부작용이 적은 녹는 실을 이용하는 경우가 많다. 녹는 실은 PDO(Polydioxanone)라는 성분으로 인체조직에 이상 반응이 적어 예전부터 외과수술 등에도 많이 이용되어져 왔다. 실을 이용한 리프팅은 PDO 성분의 실을 얼굴 및 턱에 일정한 방향으로 삽입하는 시술이다. 삽입된 실 사이에 벡터를 형성하여 원하는 방향으로의 리프팅 효과를 누릴 수 있어 갸름한 V라인의 윤곽선을 만들 수 있고 전반적인 탄력도 증가한다.

PDO를 이용한 실리프팅은 녹는 실을 사용하기 때문에 일정 시간이 경과하면 자연스럽게 사라져 이물감이 없고 과민반응의 위험성이 없으며, 시술 후 약간의 바늘 자국이나 멍 외에는 큰 부작용이 없다. 화장이나 샤워 등이 가능해 일상생활에 거의 지장이 없기 때문에 큰 부담 없이 시행받을 수 있다.

효과는 시술 즉시 리프팅을 눈으로 확인할 수 있는 즉각적인 효과가 있으며, 시술 1주

후부터 콜라겐의 합성이 왕성해져 2~3주 후에는 더욱 효과가 증가하고 사람에 따라서는 1~2년까지 장기적인 효과를 보기도 한다.

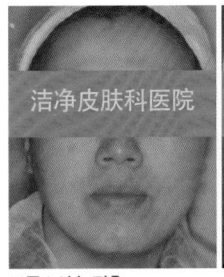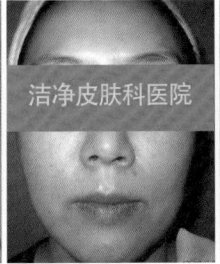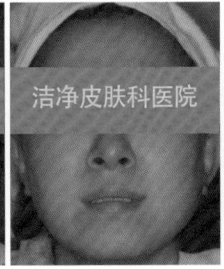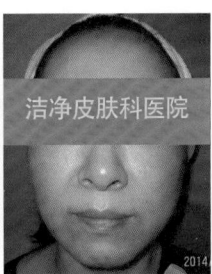

보톡스시술 전후   실리프트시술 전후

Tip

시술시간	마취방법	입원여부	회복기간	체류기간
30분	바르는 마취약	당일	–	1일

하이드로리프팅(물광주사)

히알루론산을 안면부에 주입, 노화된 피부의 보습과 탄력을 개선하고 수분을 진피층에 침투시킴으로써 촉촉하고 탄력있는 피부로 가꾸어주기 때문에 피부톤을 환하게 하는 치료이다.

보톡스를 사용할 수 없는 표정주름치료에 효과적

히알루론산은 피부의 보습력을 결정하는 주요 구성 성분으로 20대 후반부터 피부노화가 진행되면 히알루론산은 점점 감소하게 되어 피부가 건조해지고 주름이 생기게 된다. 피부에 직접 주입하게 되면 물 분자를 끌어들이는 수분 흡수작용이 있어서 보습력이 강화되어 거칠고 건조한 피부를 개선시켜 준다.

주입되는 히알루론산은 인체에 무해하며 일정한 시간이 지나면 분해되는 물질로 안전하다. 연고마취 후 시술하고 간혹 멍이 들거나 일시적인 홍조나 멍울이 나타날 수 있으나 일상생활에 불편이 거의 없고 안전한 안티에이징치료이다. 건조하고 푸석푸석한 피부, 잔주름, 피부탄력이 떨어져 웃을 때 심해지는 코옆팔자나 뺨과 입주변의 표정주름 등 보톡스를 사용할 수 없는 표정주름치료에도 효과적이다.

Tip

시술시간	마취방법	입원여부	회복기간	체류기간
30분	–	–	–	1일

레이저치료

높은 에너지로 치료하는 기존의 색소치료와 달리 에너지를 낮춰서 일정한 기간을 두고 반복해서 치료하는 단계적인 접근으로 비교적 안전하다.

미백을 위한 레이저치료, 레이저 토닝

미백을 위한 레이저치료로는 레이저 토닝이 많이 사용되는데 이 치료는 레이저 후 과색소침착의 위험부담을 낮추고 안전하게 시술받을 수 있다는 장점이 있다.

레이저 토닝의 효과를 높이기 위해서 롱펄스레이저를 같이 사용하는 듀얼 토닝을 시행할 수 있는데 롱펄스레이저는 진피조직을 자극하는 효과도 있어 주름 개선 등의 항노화 효과도 볼 수 있다. 특히 목선 주름 등 레이저치료가 한정적인 부위도 시술이 가능하다는 장점이 있다.

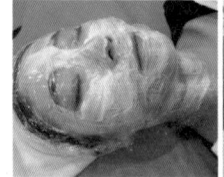
마취약도포

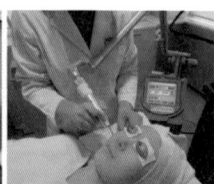
레이저치료, 토닝

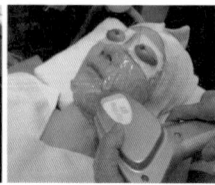
리펌st치료

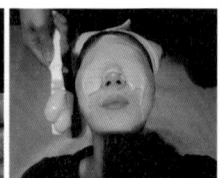
레이저 후 진정팩

피부노화치료에 효과적인 복합레이저요법

피부노화가 시작되면 건조해지면서 거칠어지고 잔주름이 생기며 탄력이 급격히 떨어지게 된다. 피부노화를 예방하고 치료하는 다양한 레이저치료가 있는데 그 중 엔디야그레이저는 처진 피부의 리프팅과 피부탄력 증가에 도움이 되는 레이저로 최근에는 치료법이 더욱 다양하게 응용되면서 브이스타레이저와 함께 치료받을 경우 상승 작용으로 색소와 노화의 치료 효과를 높일 수 있다.

치료 원리는 진피 내 콜라겐을 재생해 탄력있는 피부로 만들어 주고 라이트의 노출시간과 에너지를 조절하면서 불필요한 모세혈관을 없애기도 하며 잡티를 호전시켜 안색을 맑게 해준다. 치료 직후에 얼굴을 만져보면 피부가 한층 매끈해진 것을 느낄 수 있다. 여드름 흉터나 모공 치료에도 효과가 좋다고 보고되고 있다.

엔디야그리프팅레이저는 시술 후 피부가 약간 붉어지긴 하지만 바로 진정되므로 일상생활에 전혀 제약이 없고, 특히 30대 초반에서 50대 사이의 주름치료에 효과가 좋다. 치료하는데 걸리는 시간은 마취약을 바르는 시간과 레이저시술 후 진정 치료를 포함해서 1시간 30분 정도 걸리며, 피부상태에 따라 메디컬 스킨케어를 1주 간격으로 받으면서 레이저 치료는 3~4주 간격으로 시술한다.

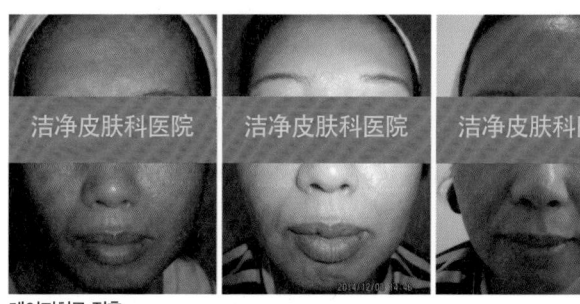

레이저치료 전후

Tip

수술시간	마취방법	입원여부	회복기간	체류기간
1시간 30분	바르는 마취약	-	-	1일

16

医学护肤，
就在今朝

美的基础从洁净透明的皮肤开始

洁净皮肤能永久保持该有多好。非常自信地说"我的皮肤很干净"的人，也有过因一时疏忽而导致色斑滋生的经验。色斑一旦滋生将很难去除，其主要原因在于遗传和紫外线，一般是在不经意间产生。因此预防是必需的，同时也要有耐心地进行护肤管理。每个女性都需要皮肤管理，而且持续护肤更有效。已经滋生色斑，或者暂时还没有，而为了预防色斑，管理也是非常重要的。

随着年龄的增长皮肤会松弛下垂，每当照镜子时情不自禁地叹息的时候，要尽早管理，使皮肤紧致有弹性。

美容整形高手之 Advice_01 »

医学皮肤管理

为了保持美丽健康的皮肤，皮肤科专家诊断不同个体的皮肤类型和问题，根据科学的数据，不仅以美容为目的，还要为预防皮肤的老化进行皮肤治疗。

医学皮肤管理顺序

为了保持美丽健康的皮肤，皮肤科专家诊断不同个体的皮肤类型和问题，根据科学的数据，不仅以美容为目的，同时要预防皮肤老化，改善斑痕或色斑等色素问题，治疗痘痘，进行激光治疗或者多种治疗后为了快速的恢复和好转，需要进行医学护肤管理。

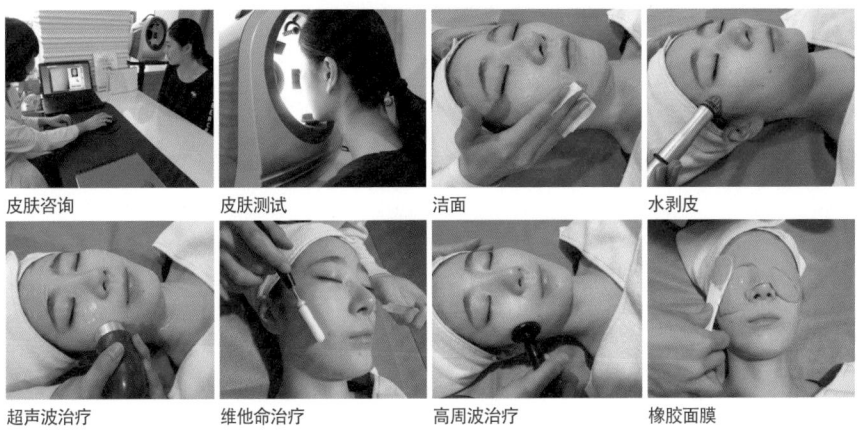

皮肤咨询　　　皮肤测试　　　洁面　　　水剥皮

超声波治疗　　维他命治疗　　高周波治疗　　橡胶面膜

01_ 通过皮肤测试器诊断皮肤的准确状态和问题。

02_ 洁面_ 去除皮肤的老化物质或污染物，在卸妆阶段选择适合本人皮肤类型的洁面产品很重要。

03_ 治疗阶段_ 挤出痘痘后消毒或者去角质，为改善皮肤状态和治疗，使用仪器治疗。

04_ 镇静保湿阶段_ 根据皮肤状态敷面膜镇静或者供给水分，利用低输出激光进行镇静。

痤疮皮肤管理

85%的青少年在青春期都会产生痤疮，其中男生在16岁到19岁之间，女性在14岁到16岁之间发生痤疮的频率最高。一般痤疮在25岁左右会消失，但近来25岁以上成人或成人期长痤疮的比例正在增加。

成人期痤疮女生比例相对较高，主要是长在下巴、下颌缘以及颈部。由于女生产生成人期痤疮大部分是跟所使用的化妆品有关，因此使用化妆品前建议与专家咨询。痤疮如果不及时管理会留下疤痕、毛孔粗大或色素沉着等问题，因此管理和治疗就更为重要。痤疮皮肤管理中最重要的是治疗仪器的彻底消毒。清洁之后必须使用经过彻底消毒的工具挤出痘痘，然后利用低输出激光进行镇静和消毒之后再敷上面膜。

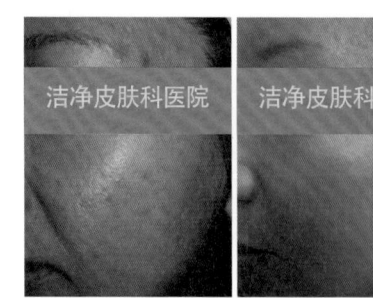
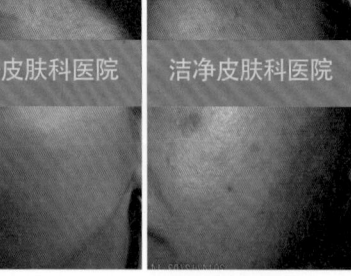
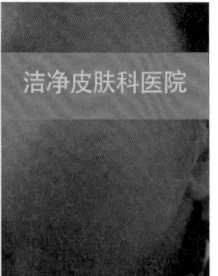

痤疮治疗前后对比　　　　　　　　　　　痤疮治疗前后对比

黄褐斑、色斑的美白皮肤管理

黄褐斑的治疗相对较难，但最近通过美白激光和适当的美白管理，可获得比较理想的效果。我们通常讲的色斑，从医学角度来看，由单纯的黑点、雀斑、色素性胎记等多种病变混合的情况较多。而针对这些色斑，激光治疗和皮肤管理相结合效果更佳。

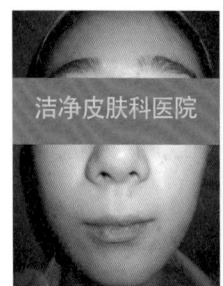
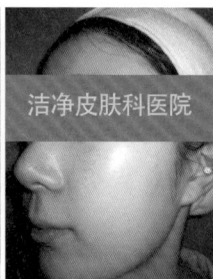
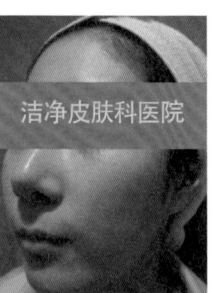

色斑治疗前后对比　　　　　　　　　　　色斑治疗前后对比

干燥皮肤的管理

干燥皮肤虽称不上疾病，但因为皮肤缺乏水分(正常皮肤水分的10%以下)，因此皮肤会发红、起角质、干燥粗糙。其外因在于干燥的环境或气候、过度清洁、维甲酸系列的药物治疗，病理原因在于皮肤老化、蛇皮癣、特应性皮肤炎、慢性皮肤前症等。平时要涂好保湿霜，避免紫外线下过度外露。香皂会使角质层PH值提升，从而恶化皮肤干燥，因此要尽量避免使用香皂。

敏感皮肤的管理

即使是小的刺激也会造成皮肤过敏反应，易红肿瘙痒，脸部会肿胀，同时伴有刺痛症状。这种情况进行镇静及保湿管理会有一定帮助，由于每个人皮肤的刺激敏感度不同，因此必须对皮肤状态进行分析后接受治疗。

Tip

手术时间	麻醉方法	是否住院	恢复时间	停留时间
1~1.5个小时	–	–	–	1天

美容整形高手之 Advice_02 》

塑造瓜子脸

在皮肤科进行的美颜手术除副作用小以外，也是适情况而改善皮肤的方法。

使用肉毒素塑造瓜子脸

如今，对于脸型宽大的东方人只通过简单注射肉毒素便可让脸蛋变小、变成瓜子脸，同时可以变美变年轻。肉毒素注射在咀嚼肌下方，注射两周后开始见效，效果可持续三个月左右。

但如果注射失误或失败，反而会导致颧骨看上去更宽、表情僵硬等副作用，因此必须要与经验丰富的专家进行咨询后注射。

使用可溶线塑造瓜子脸

埋线提升中使用的线有可溶线和不可溶线，最近使用副作用较小的可溶线的比例更高。可溶线的成分为PDO(Polydioxanone)，其成分对人体组织带来的异常反应较小，一直以来都在外科手术中使用。埋线提升是通过在脸部及下颌部位按一定方向插入PDO成分的线，使插入的线中间形成矢量，按照所需方向提升，可塑造出V型瓜子脸，同时也能增加全脸皮肤弹力。

使用PDO线的提升，由于线可溶，经过一段时间可自然消失，因此无异物感和过敏反应的危险性，术后除留下微小的针孔痕迹外，无其他副作用。术后可化妆和洗浴，不影响日常生活，可以无负担地接受手术。

术后效果立竿见影，可即刻看到提升效果，术后一周开始胶原蛋白的合成越发旺盛，手术2~3周会有更佳的效果，虽有个体差异，但其效果一般可维持1~2年。

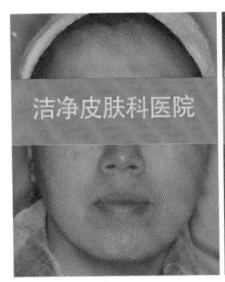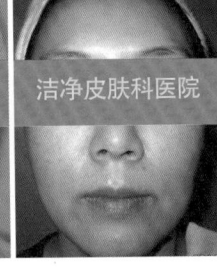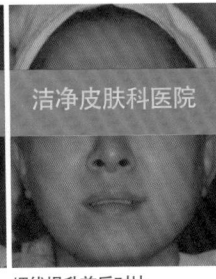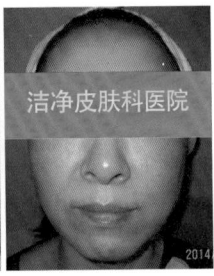

注射肉毒素前后对比　　　　　　　　埋线提升前后对比

Tip

手术时间	麻醉方法	是否住院	恢复时间	停留时间
30分钟	麻醉膏	当天	－	1天

美容整形高手之 Advice_ 03 》

水疗提升(水光注射)

通过在面部注入玻尿酸，使老化皮肤的保湿和弹力得到改善，将水分渗透至真皮层，使皮肤滋润有弹力，同时提亮肤色。

对于无法注射肉毒素的表情纹效果显著

玻尿酸是决定皮肤保湿的主要构成成分，从20岁后半期开始，皮肤老化开始进行，透明质酸逐渐减少，皮肤会变得干燥从而产生皱纹。直接在皮肤注入透明质酸，由于具有吸收水分子的水分吸收作用，因此皮肤保湿得到强化，干燥的皮肤得以改善。

所注入的玻尿酸对人体无害，经过一定时间会自然分解，因此比较安全。涂麻醉膏以后进行注射，偶尔会有淤青或者一时的红晕或小疙瘩，但不会影响日常生活，是安全的抗衰老治疗方法。对于干燥粗糙的皮肤、鱼尾纹、缺乏弹性，笑的时候更加明显的八字纹、以及脸颊与嘴周边的表情纹等无法使用肉毒素注射的表情纹治疗效果显著。

Tip

手术时间	麻醉方法	是否住院	恢复时间	停留时间
30分钟	–	–	–	1天

激光治疗

与以往高能量激光的色素治疗不同，降低激光能量每隔一定的时间反复进行治疗的阶段性疗法比较安全。

以美白为目的的激光治疗，净肤镭射(laser toning)

皮肤美白所使用的激光一般多用净肤镭射(laser toning)，该激光治疗后降低色素沉着的危险性，可安全接受治疗是净肤镭射(laser toning)的优点。

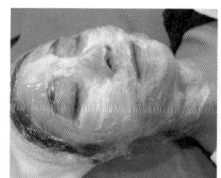
涂抹麻醉膏

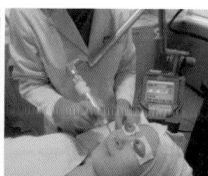
进行净肤镭射

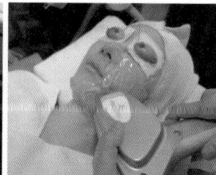
重复st治疗

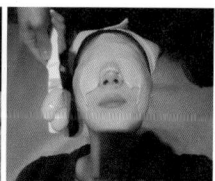
激光后镇静面膜

为了增强净肤镭射(laser toning)的效果，可结合长脉冲激光，长脉冲激光可刺激到真皮组织，具有改善皱纹等抗老化效果。尤其对颈纹等激光治疗受限的部位也可以使用。

皮肤抗老化的复合激光治疗

皮肤开始老化，肌肤就会变干燥粗糙的同时产生鱼尾纹，弹力也会急剧下降。预防皮肤老化，有多种激光治疗方法，其中ND:YAGE激光对下垂皮肤的提升和皮肤弹力的增加有所帮助，最近应用多种激光治疗法，将ND:YAG激光和V-Star激光(血管激光)结合进行治疗，可提高色素和老化的治疗效果。其治疗原理为，促进真皮层胶原蛋白再生，增强皮肤弹性，调节外露时间和能量，去除不必要的毛细血管，改善色斑提亮肤色。治疗后触摸脸部，即刻可感觉到皮肤更光滑。据报告称，对于痘印或毛孔治疗也有很好的效果。ND:YAG提升激光后，皮肤微微发红，但很快会镇静，对日常生活完全没有影响，尤其对于30岁初期到50岁患者的皱纹治疗效果更佳。治疗时间包括麻醉时间以及激光后镇静治疗共需要约1个半小时左右。根据皮肤状态每隔一周做一次医疗护肤，激光治疗需要每隔3~4周进行一次。

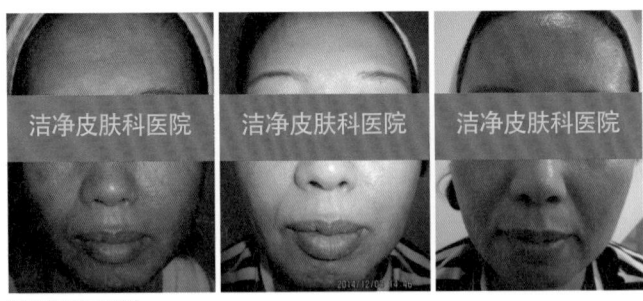

激光治疗前后对比

Tip

手术时间	麻醉方法	是否住院	恢复时间	停留时间
1.5个小时	麻醉膏	–	–	1天

남성성형(男性整形)

발기부전(阳痿)
남성확대(男性增大术)
조루증(早泄症)

> "남성의 자신감은
> 발기력과 우람함"
>
> "男性的自信来自勃起能力和雄起"

남성의 말하기 힘든 성기의 문제는 온라인에서 접하는 지식들로 스스로 곡해할 여지가 있다. 근본적인 해결방법을 찾고 싶으면 전문의와 함께 정확한 상담을 받아야 한다.

男性难以启齿的生殖器官问题，只通过网上搜索到的知识会很容易被曲解。若想找到根本解决问题的办法，必须要与专门医生进行准确的商谈。

코넬비뇨기과의원(CONEL泌尿科医院)

조은석(趙殷奭)

Profile
비뇨기과 전문의(泌尿科专门医)
대한남성학회 정회원(大韩男性学会正会员)
대한의학레이저학회 정회원(大韩医学激光学会正会员)
세계성학회 정회원(世界性学会正会员)
삼성의료원 외래의사(三星医疗院门诊医生)

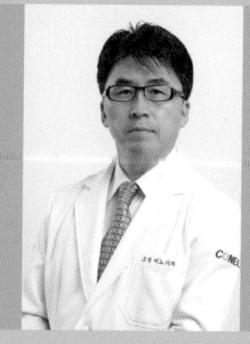

www.conel.co.kr

17

남성의 자신감,
이제는 선택의 문제

성욕은 풍요로운 삶을 유지하는 가장 큰 욕구

중년 남성의 50% 이상은 발기부전과 음경왜소증으로 많은 고민을 하고 있다. 의료기술의 발달로 100세 시대로 진입한 지금 스트레스와 음주, 흡연 등등의 사회적 요인으로 심인성과 기질성 발기부전이 생겼다. 정작 본인들은 고민만 하다 적절한 치료시기를 놓쳐 원만한 부부관계를 할 수 없게 된다. 성기능 장애 및 음경왜소증의 경우 남녀가 서로 원만한 관계를 유지하기 위해서 반드시 개선이 필요하다.

오랜 시간 동안 남성수술은 비뇨기과 남성수술전문병원에서 주로 발전되었다. 우리나라에서 많이 시행되는 대표적인 남성수술로서 음경확대와 귀두확대, 조루시술과 발기보형물 삽입술 등이다. 나머지 포경수술이나 정관수술, 음경만곡증, 바세린 제거술 등은 오래전부터 해왔던 전통적인 수술이다.

발기부전

젊은층에서도 종종 나타나지만 주로 중년이 되어가면서 원만한 성관계를 할 수 없거나 성관계시 발기가 유지 안 되는 것을 발기부전으로 정의 내릴 수 있다.

평생 만족스런 성관계를 원한다면 발기부전 보형물삽입수술로

발기부전 치료방법은 약물로 치료하는 방법과 자가주사요법, 발기부전 보형물삽입수술로 나누어 볼 수 있다. 처음에 먹는 약을 복용하게 되는데 부작용이 있을 수 있다. 먹는 약의 부작용이 심할 경우와 먹는 약에 효과가 없을 경우에 자가주사방법을 활용할 수 있다. 주사방법은 본인이 직접 음경에 주사를 주입하여 발기하는 방법으로 본인의 의지와 상관없이 발기가 이루어져 원활한 성관계를 가질 수 있다.

위 두 가지 방법은 약의 내성 및 부작용으로 인해 오래 사용할 수 없는 경우에 최종적으로 발기부전 보형물삽입수술을 받아 평생 만족스런 성관계를 할 수가 있다. 발기보형물의 종류에는 굴곡형과 팽창형이 있다.

굴곡형 보형물

굴곡형은 평소에는 구부려 두었다가 사용시에만 펴서 사용한다. 비교적 간단하다는 장점은 있으나 평소에 구부려 놓는다고 해도 발기 상태로 구부려져 있기 때문에 목욕탕에서 보면 표시가 날 수 있다는 단점은 있다. 장점으로는 팽창형보다는 가격이 저렴하고 수술이 한 시간 이내로 간단하고 안전하다.

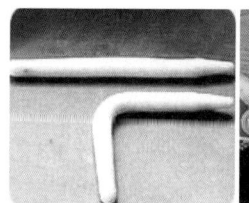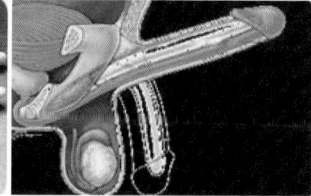

굴곡형 보형물

팽창형 보형물삽입술

1973년 미국에서 처음으로 시작된 팽창형 보형물삽입술은 미국 FDA의 승인을 거쳐 지금까지 40년간 전세계적으로 고민있는 남자들에게 안전하게 시술되어 오고 있는 방법이다.

해면체 내에 팽창이 되는 실린더 두 가닥을 넣고 조절펌프를 음낭 내에 설치하며, 치골 뒤 아랫배에 생리식염수가 들어가는 저장고를 넣는다. 음낭 내의 조절펌프를 작동시켜 발기시켰다가 껐다가 하게 된다. 장점은 평상시 음경이 자연스럽게 되어 표시가 안 난다는 것이고, 단점은 가격이 고가이고 수술시간이 굴곡형보다는 더 길다는 것이다. 팽창형 보형물이야말로 보형물 가운데 가장 자연 발기와 유사할 뿐만 아니라 음경 보형물의 교과서적인 표준형이라 할 수 있으며 현재는 거의 80% 정도가 팽창형으로 시술되고 있다.

또한 가장 기계적 신뢰도가 높고 환자의 만족도나 음경의 강직도, 음경둘레의 증대, 발기 상태의 자연스러움 등도 보형물 중 가장 뛰어나 수술 1년 후 환자의 만족도가 95%에 이른다. 특히 육안으로도 구분하기 힘들어 자연스럽게 성관계를 가질 수 있다. 다만 팽창형 음경보형물삽입술의 경우 수술기법이 까다로워 충분한 수술경험이 있는 전문의가 시술해야 한다.

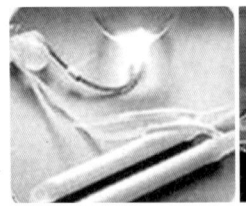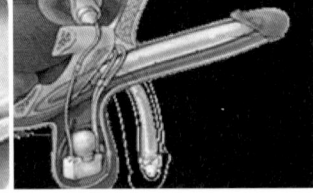

팽창형 보형물삽입술

Tip

수술시간	마취방법	입원여부	회복기간	체류기간
1~2시간	척추마취	당일퇴원	1주일 경과 후	8~9일

남성확대

성인 남성의 80%는 왜소증으로 고민하고 대중탕에서 남들과 비교하여 왜소하다고 생각한다. 이런 고민을 해결하기 위해서는 음경, 귀두확대 등으로 자신감을 회복할 수 있다.

음경확대

음경확대의 경우 비수술적인 XL저장진피 주입술을 해서 평상시 길이 연장 및 두께 변화를 볼 수 있다. XL저장진피는 무세포 동종진피로 FDA 및 KFDA의 엄격한 가이드라인을 통과한 안전한 재료로 E-beam멸균법을 사용하여 안전한 재료이다.

시술 전 별도의 알러지 테스트가 필요 없으며 이식 후 조직의 괴사, 염증작용을 유발하는 화학합성물이 전혀 들어있지 않는 100% 콜라겐과 엘라스틴으로 구성되어 있다.

뭉치는 현상 감소, 모양 불균형 감소, 정밀한 교정이 필요한 부분에 효과적이며 다른 제품에 비해 흡수율이 적다.

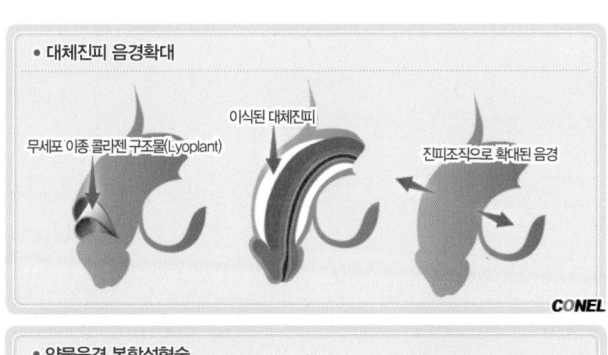

• 대체진피 음경확대

무세포 이중 콜라겐 구조물(Lyoplant)   이식된 대체진피   진피조직으로 확대된 음경

CONEL

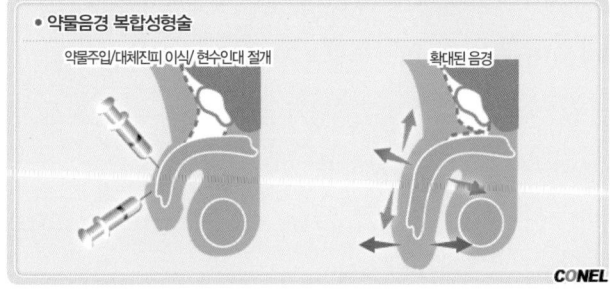

• 약물음경 복합성형술

약물주입/대체진피 이식/현수인대 절개   확대된 음경

CONEL

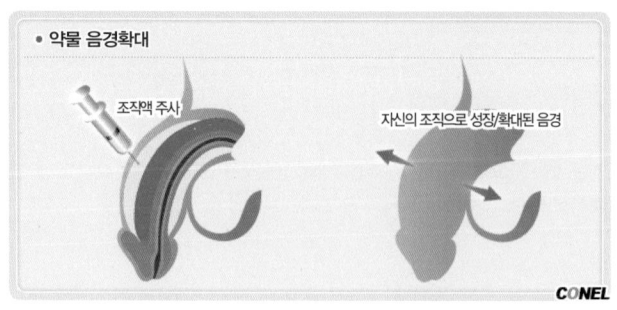

● 약물 음경확대

조작액 주사

자신의 조직으로 성장/확대된 음경

CONEL

XL시술은 일상생활에 바쁜 사람들을 위해 시술시간이 15분 이내이며 2일 후부터 샤워가 가능하다. 왜소증으로 고민인 사람, 다른 병원에서 수술 후 불만족인 사람, 수술을 싫어하는 사람들에게 좋은 방법이다.

귀두확대

귀두에 약물을 주입하면서 모양을 만들어가며 확대 효과를 조절하게 된다. 시술시간은 30분 정도 소요되며 시술 후 치료과정이 전혀 필요 없다. 성관계는 약 1주일 후 가능하다. 확대 효과는 평균 20~30% 정도 확대 가능하며 주입하는 약물의 양으로 조절되고 귀두 점막이 최대한 부풀도록 주입하여 확대 효과를 보게 된다. 반영구적으로 유지되며 일부 흡수가 되면 다시 재주입이 가능하다.

확대 후 모양은 시술자가 주입하면서 모양을 만들어가는 것이므로 원하는대로 조절이 가능하다. 모양이 울퉁불퉁하지 않고 자연스러운 모양으로 확대 가능하며, 이는 시술자의 시술 노하우에 따라 달라진다. 시술 전후의 사진을 본 후 결정하면 된다.

약물주입법의 장점은 부작용 발생 가능성이 매우 적으며 시술과 치료가 매우 간편하다는 점이다. 칼로 절개할 필요 없이 약물을 주입하는 것으로 끝나기 때문에 환자에게 부담감을 주지 않는다. 부가적으로 조루방지 효과를 얻을 수 있다. 보통 조루가 심하지 않은 경우는 귀두확대만으로 충분하며, 조루가 심한 경우는 별도의 조루치료를 하면 된다. 또한 귀두의 돌출된 관상부가 질벽을 자극하게 되므로 여성 파트너의 성감을 증가시켜 성적 만족감을 개선할 수 있다.

Tip

수술시간	마취방법	입원여부	회복기간	체류기간
30분	국소마취	–	1~2일	2~3일

미용성형고수의 Advice_ 03 »

조루증

조루를 진단하는데는 간단한 음경감각 진동각 테스트를 한 후 기질성인지 심리적인 조루인지를 알고 그에 맞는 치료법으로 조루를 치료한다.

시간으로 조루를 진단하는 것은 무리

삽입 직전이나 삽입 직후에 사정을 한다면 누구나 그 사람이 조루라는 것을 진단하는데 무리가 없지만 시간의 경계선을 정해서 조루를 진단하는 것에는 논란이 많다. 즉 '5분이면 된다' '3분이면 된다'라는 경계선을 정하여 그 밑으로는 조루라고 가정하는 방법은 어떤 특정한 근거가 없다.

조루라는 것은 상대적인 것이다. 자기가 10분을 견디더라도 상대방이 만족 못한다면 조루라 할 수 있고 3분이라 하더라도 상대방이 만족한다면 아무 문제가 없는 것이다. 보통 사정시간에 영향을 주는 요소는 다음 두 가지로 나뉠 수 있으며 각각의 치료방법은 다음과 같다.

01_ 성기의 예민성(약 80% 정도 기여)_ 수술적인 요법의 차단(배부신경차단술 또는 신경차단 약물주사주입)

02_ 정신적인 흥분성(약 20% 정도 기여)_ 먹는 약으로 차단(항우울제 등)

누구는 성기의 예민성만 있고 누구는 정신적인 흥분성으로 인해 조루증이 발생하는 것이 아니라 양자를 다 가지고 있는 것으로 이해를 하면 되고, 치료는 주로 조루약물

주입방법을 많이 하며 젊고 발기가 잘되면서 아주 신경이 예민한 경우는 배부신경차
단술을 받는 경우에 효과가 있다.

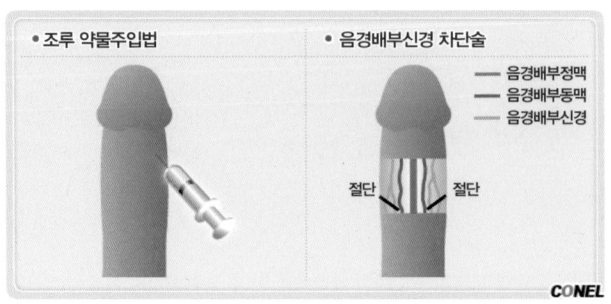

약물주입법

수술을 하지 않고 조루치료 전용약물을 귀두 바로 아랫부분에 주입하여 조루증을 치
료하는 비수술적 방식이다. 주기적으로 약물을 주입하는 것이 아니라 한 번 주입으로
영구적인 효과를 볼 수 있다. 치료원리는 음경 및 귀두에 외부 자극이 주어졌을 때 약
물이 완충 및 쿠션 역할을 함으로써 사정 조절능력을 만드는 것이다.

시술시간은 5분~10분 정도면 끝나고 칼로 절개하는 수술이 아니므로 수술 후 치료나
관리가 필요 없다. 시술 후 바로 퇴원하여 일상생활에는 전혀 지장을 받지 않는다. 점
심시간에 시술을 하고 바로 근무해도 지장이 없다.

배부신경차단수술

음경에 분포하는 예민한 감각 신경을 선택적, 부분적으로 차단시켜 조루증을 해결하
는 수술이다. 수술시간은 20분 정도 소요되며 수술 후 바로 퇴원하여 일상생활에는
전혀 지장을 받지 않는다.

운전, 업무 등 모두 가능하며, 점심시간에 시술을 하고 바로 근무해도 지장이 없다. 수
술 후 통원치료는 필요하지는 않으며 녹는 실을 사용하여 실밥제거가 필요 없다. 원하
면 한 번 정도 통원치료 받아도 되고 본인이 치료하여도 된다.

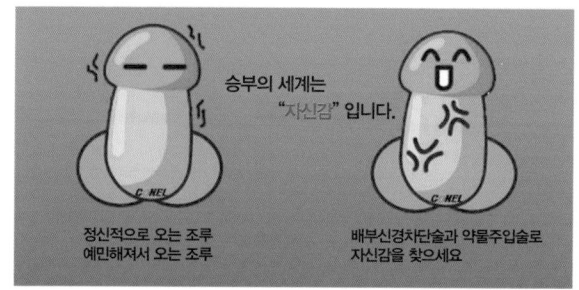

다시 정리해 보면 조루치료방법으로 음경배부신경차단술과 주사약물주입법이 있다. 간단히 설명해서 배부신경 차단술은 피부를 직접 절개해서 신경을 차단하는 것이고, 주사약물주입법은 신경차단 약물을 주입하여 신경을 차단하는 방법이다.

배부신경차단술 시간은 20분 정도이며, 주사약물치료는 마취 시술시간이 5분 정도면 된다. 배부신경차단술시 실은 녹는 실을 사용하고 있으며, 주사약물주입법은 시술 후 다른 치료가 필요 없다.

두 가지 시술 다 큰 통증은 없고 일상생활에 전혀 지장이 없으며 다른 후유장애는 배부신경차단술의 경우에는 미세한 통증 또는 일시적인 지루현상(사정이 오랫동안 안 되는 것) 등이 있으나, 1~2개월 후에는 거의 회복되며 극소수에서 생기는 현상이다. (주사요법은 전혀 부작용 없음). 성관계는 수술 후 4주 뒤부터 가능하나 주사요법의 경우에는 1주 뒤부터 가능하다.

주사주입법의 장점으로는 수술을 단순히 피하고 싶은 사람, 배우자나 이성 친구 몰래 수술을 하려는 경우, 시술 후 업무직으로 음주를 해야 하는 경우, 하는 운동으로 인하여 바로 샤워를 해야 하는 경우 등등에서 유리한 점이 있으며, 단점 하나로는 직접적인 수술보다 비용이 비싸다는 측면이 있다.

Tip

수술시간	마취방법	입원여부	회복기간	제규기간
10~20분	국소마취	–	2~3일	3~4일

17

男性的自信，
就在于选择

性欲是保持丰富人生的最大欲望

中年男性中有超过50%以上的人因阳痿或阴茎短小症而苦恼。如今，随着医疗技术的发展，人类已经进入百岁时代的当下，由于各种压力和饮酒、吸烟等社会性因素的影响，导致心理性和器质性阳痿问题。而本人却只顾苦闷错过黄金治疗期，使夫妻关系不和谐。若有性功能障碍以及阴茎短小等问题时，为了维持和谐的男女关系必须要接受治疗。

长久以来，男性手术主要是在设有泌尿科的男性手术专门医院进行的。在韩国，做得较多、也具有代表性的男性手术有阴茎增大、龟头增大、早泄手术以及勃起假体植入术等。除此以外，像包茎手术、输精管手术、阴茎弯曲症、凡士林去除术等已成为传统的手术。

阳痿

年轻男性中偶尔也会出现阳痿，但大部分是人到中年，性生活不和谐或者性生活时勃而不坚等勃起不足问题可视为阳痿。

想拥有一生满足的性生活，可选择阳痿假体植入术

阳痿的治疗方法分为药物治疗、自我注射治疗以及阳痿假体植入术。治疗初期将服用药物，而药物可能会有副作用。服用的药物副作用严重或者没有药效时，可选择自我注射治疗法。注射方法是本人直接向阴茎注射药物而达到勃起效果的方法，通过注射可自然达到勃起，实现和谐的性生活。

以上两种方法由于药物耐性以及副作用的影响不能长久使用时，最终可以选择阳痿假体植入术来达到满意的性生活。勃起假体种类有弯曲性和膨胀型两种。

弯曲型假体

弯曲型在平时弯曲放置，只在使用时展开。其优点是比较简单，相对于膨胀型价格便宜，手术只需一个小时，安全简单。而缺点是即使平时为弯曲放置，勃起状态下始终保持弯曲，因此去澡堂等需脱衣服的场所可能会有所不便。

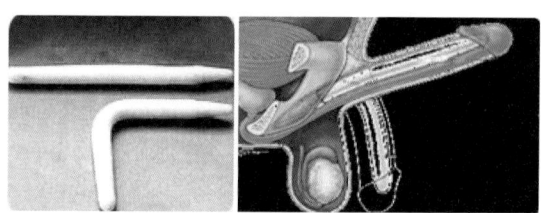

弯曲型假体

膨胀型假体植入术

手术于1973年在美国首次进行，已获得FDA认证，是40年来在全世界安全实施的手

术方法。在海绵体内放入两根可膨胀的圆柱假体，阴囊内设置收缩泵，在耻骨后小肚子部位植入溶液贮槽，调节阴囊内收缩泵来勃起或间歇。优点是平时阴茎自然，看不出手术痕迹，缺点是价格昂贵，手术比弯曲型所需时间长。

膨胀型假体是假体中不仅能达到类似于自然勃起的效果，而且可称为阴茎假体的教科书式的标准型假体，因此目前80%左右的手术都在使用膨胀型。

除对假体信赖度最高外，患者的满意度以及阴茎的硬度、阴茎增大、勃起状态的自然度等也都是最出色的，手术一年后患者的满意度可达到95%。不过膨胀型假体植入术的手术技术比较复杂，因此必须要找经验丰富的专家进行手术。

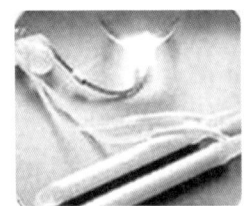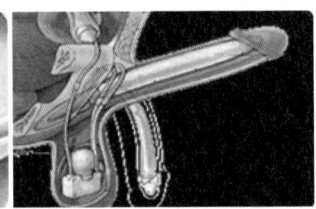

膨胀型假体植入术

Tip

手术时间	麻醉方法	是否住院	恢复时间	停留时间
1~2个小时	脊椎麻醉	当日	1周左右	8~9天

男性增大

成年男性中80%都因为阴茎短小而苦恼，去大众浴池与别人一比较总会认为自己的短小。为了解决这些烦恼，通过阴茎龟头增大等手术，可以恢复男性的自信。

阴茎增大

阴茎增大手术，通过非手术性的XL贮藏真皮植入术，来达到延长阴茎长度和增加厚度的效果。XL贮藏真皮作为无细胞同种真皮，是已获得FDA以及KFDA严格认证的安全材料，也是使用E-beam灭菌法的安全材料。

手术前不需要进行过敏测试，是由不含化学合成物的100%的胶原蛋白和弹力素构成，植入后无组织坏死或诱发炎症等副作用。减少凝结现象以及外形不自然现象，需要准确矫正的部位效果显著，相对于其他产品吸收率较低。

XL手术考虑到日常生活比较忙碌的人群，手术时间只需15分钟左右，术后两天便可洗澡。对于因阴茎短小而苦恼的患者、在其他医院手术后效果不满意的患者以及讨厌手术的患者可谓是一个很好的治疗方法。

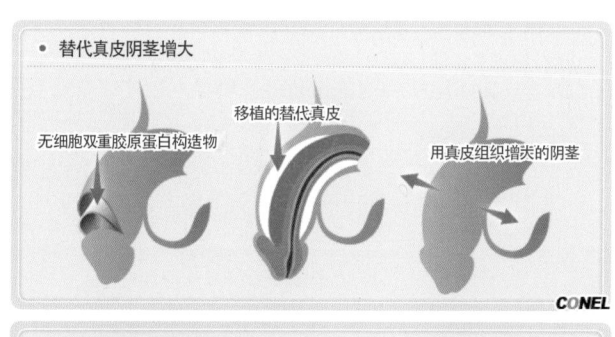

- 替代真皮阴茎增大

无细胞双重胶原蛋白构造物　　移植的替代真皮　　用真皮组织增大的阴茎

CONEL

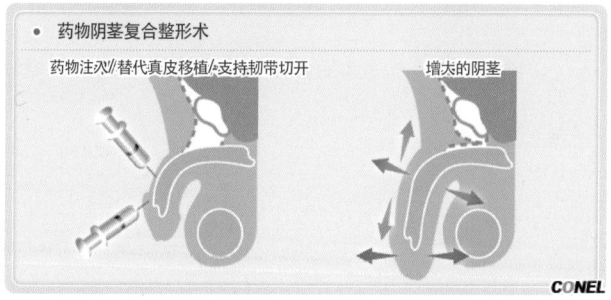

- 药物阴茎复合整形术

药物注次/替代真皮移植/支持韧带切开　　增大的阴茎

CONEL

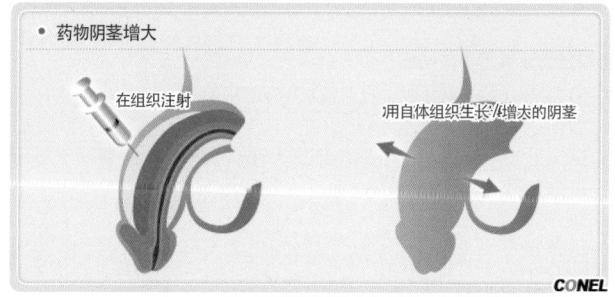

- 药物阴茎增大

在组织注射　　用自体组织生长/增大的阴茎

CONEL

龟头增大

在龟头上注射药物的同时塑形并调节增大的效果。手术大约需要30分钟左右，术后完全没有其他治疗过程。大约1周后可进行性生活。可平均增大20~30%，调节注射的药量，使龟头黏膜最大程度膨胀的增大效果。维持半永久性效果，如果一部分被吸收可进行再注射。增大后的外形可根据需要注射并塑形。外形不会产生凹凸不平，可达到自然效果，而效果由医生的技术来决定。可参考手术前后的照片后做决定。

药物注射的优点是副作用发生的可能性非常低，手术和治疗非常简单。不需要切开治疗，只需药物注射即可结束，因此不会给患者造成心理负担。同时，也有预防早泄的效果。一般早泄不严重时，只做龟头增大手术即可，如果早泄严重，就要进行其他早泄治疗。另外，由于龟头外露部位会产生刺激，因此会增强与女性伴侣的性快感，从而达到性满足的需求。

Tip

手术时间	麻醉方法	是否住院	恢复时间	停留时间
30分钟	局部麻醉	无	1~2天	2~3天

美容整形高手之 Advice_03 »

早泄症

诊断早泄症时，通过简单的阴茎震动测试后，判断是因为器质性还是心理原因造成的，再选择合适的方法进行治疗。

用时间来判断早泄是不合理的

插入之前或者插入之后射精，则谁都可以判断是否是早泄问题，但是通过时间长短来判断是否患有早泄这一诊断方式存在很大争议。例如设定"5分钟可以"或"3分钟可以"的时间界限，认为在时间界限之下就判断为早泄是没有根据的。

早泄是相对而言的，即使自己能够坚持10分钟，若不能满足对方的话，也可以称为早泄，同样，即使只坚持了3分钟，但可以满足对方，则没有任何问题。一般对射精时间产生影响的因素有以下两种，各种治疗方法如下。

01_ 性器的敏感性(约占80%)_ 手术疗法的切断(勃起神经切断术或者神经切断药物注射法)

02_ 精神上的兴奋(约占20%)_ 通过药物切断(抗抑郁剂等)

早泄并非只在于性器的敏感性或者精神上的兴奋，而是两者要同时考虑，其治疗方法主要是注射早泄药物的方法居多，年轻且勃起良好，但很敏感时，进行勃起神经切断术会有很好的效果。

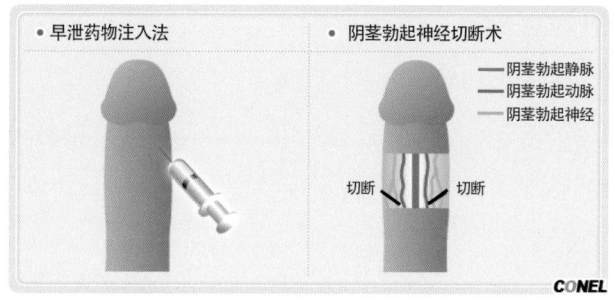

药物注射法

是指不需要手术，通过早泄治疗专用药物在龟头下面直接注射而治疗早泄症的非手术方式。药物注射没有周期性，只需一次注射便可获得永久的效果。治疗原理是在给予阴茎和龟头外部刺激时，药物起到一个缓冲的作用来调节射精能力。

手术时间约为5~10分钟，不开刀，因此术后不需要再治疗和管理。术后直接出院，不影响日常生活。中午时间接受手术也不会影响下午的工作。

勃起神经切断术

是将分布在阴茎的敏感神经有选择地部分切断来治疗早泄的方法。手术时间约20分钟左右，术后可马上出院，不影响日常生活。不影响开车、工作等，午饭时间接受手术下午也可以正常上班。术后不需要门诊治疗，因手术使用可溶线，所以也不需要拆线。本人需要可接受一次门诊治疗，或也可以自己解决。

综上所述，早泄治疗方法有阴茎勃起神经切断术和药物注射疗法。简而言之，勃起神经切断术是直接切开皮肤切断神经的方式，而药物注射疗法是通过注射切断神经的药物而达到切断神经的方法。

勃起神经切断术时间约为20分钟左右，注射药物疗法麻醉时间为5分钟左右。勃起神经切断术使用的缝合线为可溶线，注射药物疗法手术后无需其他治疗。

两种手术均无明显痛症，对日常生活几乎不会产生影响。所谓后遗症是指，勃起神经切断术后，极少数人会产生轻微的疼痛以及暂时性皮脂漏（射精时间过久）等，但1-2个月后即可完全恢复，而药物注射疗法完全没有副作用，术后4周便可进行性生活，注射疗法在手术1周后便可进行性生活。

注射疗法一般推荐给以下人群，不想做手术的情况、不想让伴侣或异性朋友知道的情况、术后要喝酒的情况、健身后要马上洗澡的情况。但唯一的缺点是相对于手术，其费用比较贵。

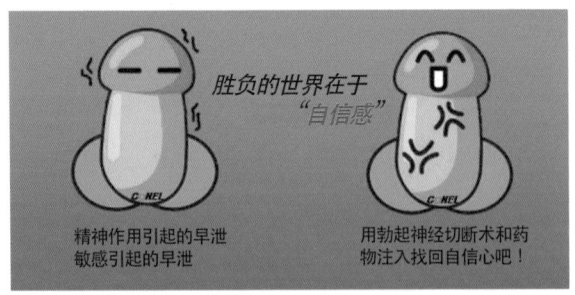

Tip

手术时间	麻醉方法	是否住院	恢复时间	停留时间
10~20分钟	局部麻醉	无	2~3天	3~4天

"얼굴이 아무리 예뻐도
더 강한 강력한 무기는?"

"比漂亮的脸蛋更强有力的武器是什么?"

마음의 치유와 성감 향상 프로그램으로 모든 여성들이 자신의 사랑과 행복을 추구할 수 있다.

利用心理治疗和性感觉提高项目让所有女性追求自身的爱情和幸福。

솜씨좋은산부인과의원(好手艺妇科私密整形医院)

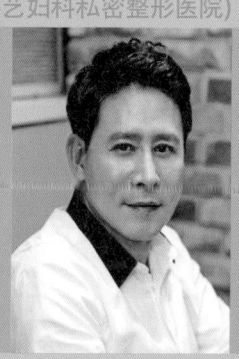

윤호주(尹虎珠)

Profile
산부인과 진문의(妇产科专业医生)
가톨릭대학교 외래교수(加图立医科大学妇产科外聘教授)
대한산부인과학회 정회원(大韩妇产科学会正会员)
한중의료교류협의회 이사(韩中医疗交流协会理事)
한중의학세미나 한국대표 주제발표(韩中医学论坛会议上代表韩国发表主题)

www.ipigood.com

18 이브의 선택이 가져다 준 선물

이브의 중대한 선택을 아시나요?

이브는 인류 최초의 여자다. 그 오랜 세월 이브는 아름다운 여성을 대표하는 성적 매력의 상징으로 우리 머릿속에 깊이 자리 잡고 있다. 그러나 그녀도 어느 시기 중대한 선택을 하지 않았더라면 오늘날 아무도 그녀의 매력 앞에 머리를 조아리려 들지 않았을 것이다.

뱀의 유혹으로 금단의 열매를 따먹은 이브가 갖게 되었다는 지식. 그 지식 속에는 남녀의 구분능력은 물론 잠자고 있던 여성의 본능을 깨운 부끄러움도 포함되어 있다. 본능과 부끄러움이라는 그 모순의 고민 속에서 결국 이브는 아담을 금단의 열매로 인도하고 만다.

그때 먼저 지식을 얻은 이브는 '과연 여자로서의 행복한 삶이 무엇인가'를 깊이 고민하지 않았을까? 자기 몸의 욕망을 알게 된 이브는 단지 '친구'가 아닌 '섹스를 할 수 있는 동반자'로서의 아담을 원하지 않았을까?

아담을 금단의 열매로 인도한 이브의 '역사적인 선택'이 아니었다면, 오늘날 우리들의 남녀관계와 부부관계는 어떨까? 섹스가 주는 쾌감과 안정감과 해방감을 송두리째 잃고 사는 삭막하고 스트레스 넘치는 삶… 상상이나 하고 싶은가?

그런데 요즘 병원을 찾아오는 여성 환자들을 보면 이브가 어렵게 만들어 준 '고귀한 선물'을 누리지 못하고 살아가는 분들이 많다. 어릴 적부터 습관적으로 부주의한 질 관리, 출산 후 질과 자궁에 오는 여러 질환 등으로 섹스의 즐거움을 잃어버렸거나, 아예 의도적으로 회피하고 사는 분들이 많다. 게다가 전문성이 떨어지는 일반의로부터 받은 잘못된 치료와 수술로 질 건강을 해치고 나서야 찾아오는 여성들도 적지 않다.

본원에서 하고 있는 후방질원개수술은 이러한 고민들을 깨끗이 해결하는 수술로서 자궁과 질의 건강까지 동시에 배려하는 명품 이쁜이수술 방법으로 정평이 나있다. 이 수술은 남성 파트너는 물론 여성 본인도 질로부터 전달되는 성적 쾌감을 정상적으로 되돌리고, 자궁 또한 원래 자리로 복원시켜 밑이 빠지는 느낌과 질 안쪽에서 오는 헐거운 느낌으로부터 해방시켜 준다.

이 수술을 통해 솜씨를 찾는 여성들은 '명품의 이브'로 다시 태어난 것 같다고 말한다. 건강하고 성적 매력이 넘치는 여자로 인정받고 자신감을 되찾아 새로운 인생을 시작하는 기분이라는 것이다. 그 옛날 이브가 역사적인 선택으로 모든 여자들에게 준 선물을 마음껏 만끽하기 위해서는 솜씨를 찾는 '또 한 번의 선택'이 필요하다.

남자에게는 의학적으로 비아그라 등의 처방이 있지만 여성에 대한 구조적인 문제는 전문병원이 그 해결책이 될 수 있다.

8자근육강화술과 후방질원개수술법

평생 남편과 아이들 뒷바라지에 자신의 몸은 어떤 상태인지 돌보지 못한 여성들의 고민이 가슴에 와 닿는다. 2005년에 국내 처음으로 '회음부질성형수술과 여성 성기능에 미치는 효과'에 관한 논문을 대한산부인과 학회지에 발표하였다. 지금은 후방질원개 수술법과 8자근육강화술이라는 새로운 기술들이 발전되면서 수술효과에서 95% 이상 높은 만족도를 보이고 있다.

처녀 때로 돌아가고 싶은 이브의 마음

여성들의 골반 구조에 대해 간단하게 이야기 하면 둥그렇게 골반뼈가 있다. 골반뼈가 있는 가운데에 자궁이 있고 그 밑에 여성의 자궁경부, 그리고 그 밑을 보면 여성의 성기, 질, 나팔관, 난소선 등이 있다. 자궁과 질 앞쪽에 방광과 요도, 뒤쪽에 방광과 항문 크게 세 가지의 통로가 질 주위에 있고, 또 이 세 가지 통로들을 힘 좋게 하고 관장하는 가장 중심 지지대 역할을 하는 것이 바로 질과 직장 사이 괄약근이다.

문제는 이 괄약근육이 처녀 때는 참 좋다가 출산하면서 손상을 입는다. 출산 과정에서 아기 머리가 커서 힘들게 산모가 난산하거나 아니면 4kg 이상의 우량아가 나오다가 괄약근육이 손상이 되기 쉽고, 또한 선천적으로 여성들의 자궁 골반이 좀 처진 경우도 있다.

평소에 운동을 좋아해서 등산을 가고 어릴 때부터 늘 운동하신 분들은 괄약근 자체가 골무같이 탄력이 좋다. 질과 직장 사이에 보통 2㎝ 정도의 괄약근육이 여성들에게 있어서 아주 중요한 역할을 한다.

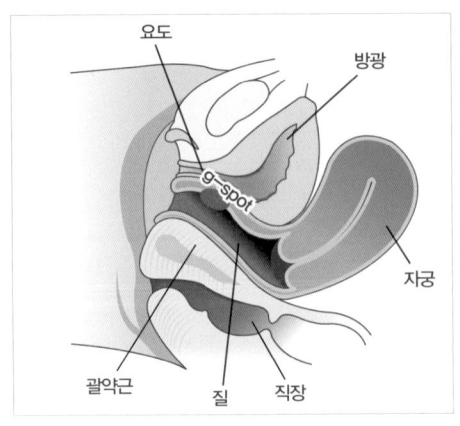

중년 여성들은 이브의 마음처럼 처녀 때로 돌아가고 싶지만 현실은 자꾸만 다리가 벌어지고, 힘이 안 들어간다. 느낌도 신혼 때처럼 확 오지 않는다. 그렇다고 남자의 성기가 작아진 것도 아니다. 문제는 여자에게 있다.

출산 후에 늘어진 질과 내려온 자궁에 대해서 확실한 조치가 필요하다. 자궁을 보호하고 출산후유증으로 늘어난 괄약근육을 바로 잡으면 다리의 힘이 모아지고 항문의 괄약근이 위로 올라가게 된다. 이름 값하는 성의학계의 선두주자인 솜씨좋은산부인과에서 그 비밀을 알 수 있다.

백문이 불여일견

수술 후의 사진 한 장이 1백 마디 말로 설명하는 것보다 더 낫다. 환자들의 소망하는 1순위는 '나의 수술결과를 바로 볼 수 있으면 좋겠다'이다. 수술을 마치면 수술결과를 바로 확인할 수 있다.

수술방법을 아무리 말로 설명해도 직접 볼 수 있는 자신의 사진 한 장보다도 못하다. 본원에서는 'Before / After', '2달 후' 세 번에 걸쳐 자신의 수술결과를 확인할 수 있다.

미용성형고수의 Advice_01 »

여성시크릿성형

정상인 여성 골반구조에서 여성의 질은 자궁경부 크기보다 질의 직경이 약간 작고 좁을 때가 정상적인 여성들의 질 구조이다.

자궁과 질을 하나로 보는 후방질원개술

질 입구의 수술 전후 사진 특징_ 8자근육강화술 부위

01_ 질입구부터 안으로 3cm까지가 수술 범위이다.

02_ 질과 항문 사이 회음부 길이가 너 실어신나.

03_ 질입구는 이전보다 작아진다.

04_ 변비와 요실금방지, 질 수축력강화, 성감향상, 힙업 효과가 있다.

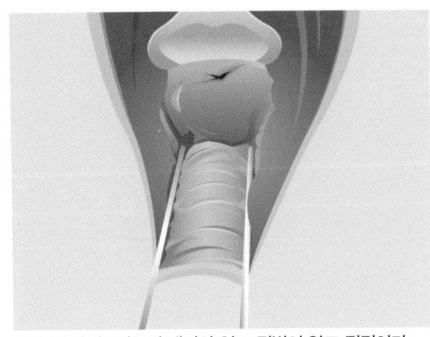 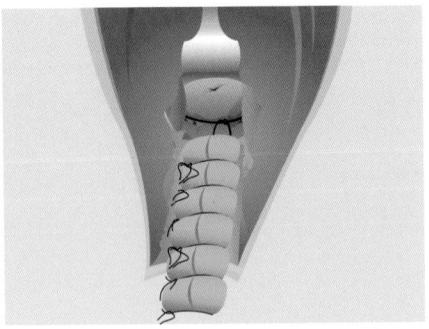

수술 전 사진 : 자궁이 내려와 있고 질벽이 얇고 질길이가 짧고 질의 내강이 크다.

수술 후 사진 : 자궁이 원위치로 올라가고 질벽이 두껍고 질 길이가 길고 질의 내강이 좁다.

질 안쪽의 수술 전후 사진 특징_ 후방질원개수술 부위

01_ 질 안쪽까지 수술된 것을 볼 수 있다.

02_ 자궁은 정상 위치로 올라가고, 질 길이가 더 길어진다.

03_ 자궁보다 질의 직경 크기가 더 작고 좁아진다.

04_ 봉합사와 주름과 점막돌기 모양을 빨래판 또는 지렁이 수술이라고 부르지만, 2달 후에 부종이 다 빠지면 줄어들기 때문에 별 의미가 없다.

2달 후 결과 사진_ 질 입구부터 질 안쪽 끝까지 처녀처럼 작고 좁아진 모양을 확인한다.

01_ 완성된 질 모양이므로 성관계도 가능하다.

02_ 느낌만으로 수술의 성공여부를 알 수 있다.

03_ 밑이 빠지는 느낌, 헐거운 느낌, 복압성 요실금, 질염, 바람 빠지는 소리 등 여러 가지 증상들이 개선된다.

04_ 질 속의 주름과 점막돌기들을 제 각각 다른 모양이다.

05_ 골반근육을 두껍게 묶어서 질이 작게 축소된 것을 알 수 있다.

06_ 2달 후 결과 사진은 솜씨좋은산부인과 내부에서만 볼 수 있다.

질 안쪽 수술(후방질원개술)의 부작용을 예방하는 노하우는?

질 안쪽이란 질 속으로 7~8㎝ 자궁경부 앞부분을 가리킨다. 질 속은 안 보이는 곳, 손도 넣을 수 없으며, 질벽도 매우 얇기 때문에 수술하기 까다로운 곳이다. 질 전체는 여성의 성감대. 질은 신경분포와 혈관이 많아서 잘라내면 성감저하, 애액분비감소, 질 안쪽에서는 직장천공의 위험성이 높아지므로 질점막을 잘라내는 방식의 수술을 해서는 안 된다. 질점막을 잘라내지 않고 1㎜ 이하로 질점막박피술하는 수술방법은 신경과 혈관을 최대한 보존하여 부작용을 예방한다.

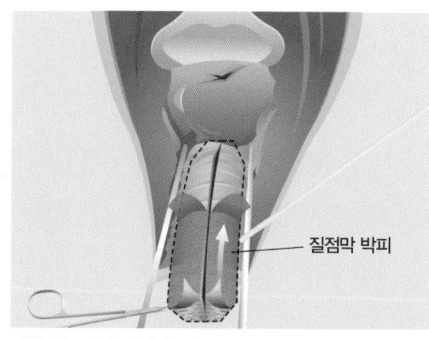

질박피술 : 좁은 질 속을 신경이나 혈관 등의 손상이 없게
두께 1㎜ 정도 얇게 안과용 가위로 박피한다.

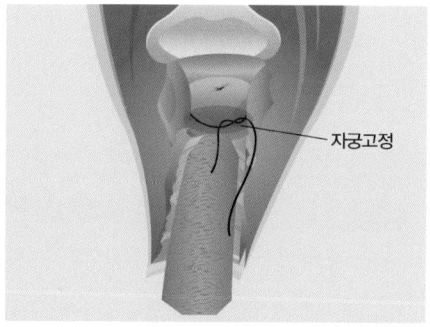

자궁고정술 : 내려온 자궁을 원위치로 올리고 양쪽 인대로
자궁을 내려오지 않게 고정시킨다.

질입구수술(8자근육강화술)에서 부작용을 예방하는 노하우는?

이쁜이수술의 단점은 많이 아프고, 몇 달만 지나면 다시 늘어나기 때문에 반대하는 분들도 있다. 애액이 부족해지거나 성교통증이 생기고, 폐경기 이후에 질위축증 때문에 고생한다는 말도 있다. 이것은 질입구에서 잘라내고 꿰매는 단순한 질축소술을 했기 때문이다. 솜씨좋은산부인과에서 하는 8자근육강화술은 질입구의 점막을 1㎜ 이하로 박피술을 한 후에 8자근육을 찾아서 단단히 묶어주는 방법이다.

자궁하수증과 질이완증을 자궁탈출증과 비교했을 때 훨씬 쉽고 간단한 수술이다

어떻게 하면 처녀 때처럼 다시 속 좁은 질로 바뀔까? 질의 아래 벽에서 점막피부를 1㎜보다 얇게 박피하면 근막이 얇은 상태에서 나타난다. 박피한 면적 4~5㎝를 가운데 절반씩 접어서 봉합하면 근육두께가 2㎝로 바뀌게 된다.

다시 그 위의 점막을 2차 봉합해서 수술이 완성된다. 자궁을 올려 넣고 박피한 면적을 절반씩 접고 하나로 묶어서 질축소술을 하는 후방질원개수술은 질 아래 벽 전체를 수술한다.

자궁과 질은 서로 연결되므로 한 몸과 같으며 동시에 수술해야 한다

자궁과 질은 한 몸으로 연결되어서 질 안쪽이 넓고 헐거워지면 자궁은 밑으로 내려오게 된다. 그러므로 자궁과 질은 함께 수술해야 처녀 때의 질 크기로 복구할 수 있다. 자궁을 올려 넣고 자궁경부 앞부터 수술을 시작하는 후방질원개수술은 직장을 전혀 손상하지 않으면서 골반근육을 두텁게 복원시키고 질 안쪽부터 질입구까지 만족스러운 결과를 얻을 수 있다. 질 안쪽이 넓어지고 헐거운 느낌이 심하면 밑이 빠지는 느낌과 자궁이 내려오는 자궁하수증이 발생할 확률이 높다. 자궁이 내려온 길이만큼 자궁을 다시 올려주고 자궁 주위 조직을 묶어서 자궁을 고정시킨다.

박피한 면적에서 괄약근육을 묶어서 골반근육을 복원시켜주고, 다시 박피한 면적만큼 질을 좁혀주는 봉합기술로 자궁경부 앞부터 질입구까지 질축소술을 한다. 출산의 후유증 또한 선천적으로 골반근육이 허약해서 생기는 자궁탈출증을 치료하는 후방질원개수술은 자궁을 보호하는 질성형술로 널리 알려져 있다.

8자근육강화술은 골반저근육을 찾아서 묶는 수술이다

〈골반저근육 = PC근육 = 치골 미골 근 = 8자근육〉 골반저근육은 치골과 미골 사이에서 그물침대(해먹)처럼 골반장기들을 받쳐주고 지지해주는 괄약근육이다. 특히 질과 항문 사이 8자로 연결되어서 골반저근육의 약화는 질 오르가즘 약화와 질 수축압 약화, 그리고 항문에 힘주기 어렵거나 변비와 아랫배 가스 차는 증상이 생긴다.

8자근육강화술은 질입구로부터 2~3㎝ 지점에서 하는 질축소술로 알려져 있다. 레이저로 수술하든 수술가위로 하든 장비는 중요치 않으며, 정확하게 8자근육을 찾아서 묶는 것이 중요하다.

질성형술의 차원이 다르다

회음질성형수술(이쁜이수술)이라고 하는 질성형수술은 대학병원과 같은 연구가 활발한 기관에서 흔하게 접할 수 있는 수술이 아니다. 때문에 성기능 장애를 겪고 있어도 이를 분석하고 밝혀내고 적절한 치료방법을 소개받을 만한 공정한 의료 시스템의 부재로 유난히 문제가 있는 분야이다.

본원에서는 수술 전후 자료를 토대로 회음질성형수술이 실제 여성의 성기능에 어떠한 영향을 주는지 밝히는데 좋은 계기가 되어 직장탈의 치료 목적 외에 성기능이 좋아지게 된다는 임상연구 논문을 발표하게 되었다. 이 논문에서 언급된 수술은 본원에서 시행된 것이기 때문에 다른 모든 병원에서 시행되는 성형수술의 결과로 확대 해석하는 것은 금해야 한다.

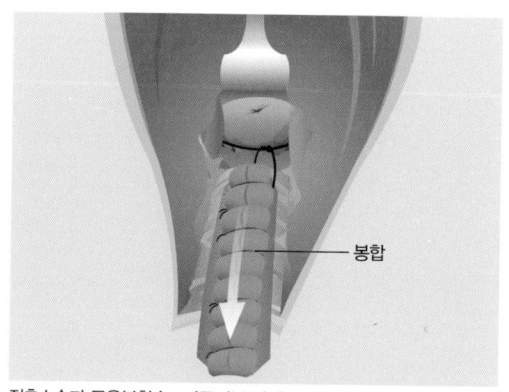

봉합

질축소술과 근육봉합술 : 자궁경부 앞 후방질원개 부위부터 박피한
근육을 봉합하여 질을 축소해 나온다.
근육을 이중으로 봉합한다.

Tip

수술시간	마취방법	실밥제거	퇴원정보	내원횟수
1~2시간(총 소요시간 3시간)	부분마취	불필요(녹는 실 사용)	수술 후 30분	3~4회

18

夏娃的选择
赐予的礼物

了解人类最初女性性魅力的象征"夏娃"的重大选择吗?

夏娃是人类最初的女性。长久以来夏娃是美丽女性性魅力的象征,这种想法让我们根深蒂固。但是她也是在关键时期做出了重大的决定,这对她是一个转折点。

引诱下夏娃吃掉了金丹果实,从而获得了知识。这知识中包括了区分男女能力以外还有就是敲醒女性本能的羞涩。彷徨于本能与羞涩之间的夏娃最终还是诱惑亚当吃下了金丹果实。

那时,先得到知识的夏娃可能深思了一个问题,那就是"对于女人什么才是幸福的生活?"意识到自己的欲望后夏娃不仅单纯的把亚当当做朋友,会不会看作为"性爱伴侣"了呢?

如果没有夏娃引诱亚当吃下金丹果实这一历史性选择,那如今的男女关系和夫妻关系将会是怎样呢?如果失去性爱赋予的快感和释放感,只剩下疲惫的生活…能够想象吗?

但是最近来医院的女性患者大多数没有享受夏娃所赐予的"高贵的礼物"。

很多人从小开始习惯性的疏忽对阴道的管理，分娩后阴道和子宫产生各种疾病等原因对性爱失去兴趣或是试图回避。

甚至有些人接受缺乏专业性的一般医生的错误的执刀手术而损害了阴道健康后来到我们医院的女性也不少。

本院做的后方膣圆盖术可以解决这种苦恼，是让子宫和阴道同时获得健康的名品阴道紧缩术的方法。

作为私人医院首次实行了后方膣圆盖术，不仅是让对方，让女性本人也可以感受到阴道内传达出的性快感，同时子宫恢复原位后解决下坠感和阴道内的松弛感。

通过这样的手术让每个女性变成"名品夏娃"，就是找回健康的同时变成充满性魅力的女性。

以前夏娃做的历史性的选择让很多女人受益匪浅，现在好手艺会是你最佳选择。

男性有医学药物比如伟哥等药物来解决问题，但女性结构上的问题必须要找专业医院来解决问题。

8字肌肉强健术和后方膣圆盖术

能够理解一生为了老公和孩子操劳，从不关心自己身体的女性们的生活。

2005年在国内妇产科学会杂志上首次发表"会阴部阴道整形手术和对女性性功能的影响及效果"的论文有种不足之处。

现在的后方膣圆盖手术方法和8字肌肉强化术可以提高手术效果95%以上。

永葆青春是每个女性的愿望

简单介绍一下女性的骨盆内结构，由骨盆骨呈圆形围绕。子宫位于骨盆中间，输卵管，卵巢位于子宫两侧，子宫下端是子宫颈部，再往下就是阴道，子宫和阴道周围主要有三个通道，前侧是膀胱和尿道，后侧是肛门，另外还有阴道和直肠之间的括约肌，它能给这三种器官赋予力量，发挥各自的功能。

阴道和直肠之间的括约肌年轻时很有力，一旦经历了分娩就会受到损伤。分娩过程中婴儿的头部过大导致产妇难产或分娩4kg以上的超大婴儿时括约肌很容易受到损伤，另外就是先天性的骨盆下垂，也会使括约肌失去弹力。

平时热爱运动爱爬山或从小就经常运动的人括约肌本身就很有弹力。阴道和直肠之间的2cm左右的括约肌起着很重要的作用。

每个女性都想回到年轻时，但现实中却是双腿收不拢，无法用力。房事也没有了像新婚一样的感觉，这不是因为男性的性器变小了，而是女性自身的问题。

及时对分娩后松弛的阴道和下垂的子宫进行治疗，保护子宫的同时矫正因分娩后松弛的括约肌，术后具有收拢双腿，提高括约肌的效果。在好手艺妇科私密整形医院可以领略到名副其实的性医学界领先技术。

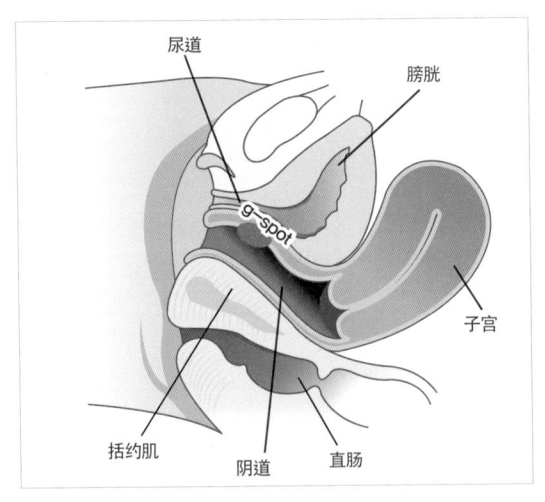

百闻不如一见

手术后的一张照片胜过一百句说明。患者的第一愿望是"想亲眼确认手术结果"。手术结束后可以立即确认手术结果。

再多的手术方法说明也比不过一张本人照片。在本院用 Before / After，两个月后的照片确认结果。

女性私密整形

正常的女性骨盆结构中正常的阴道结构是女性阴道的直径比子宫颈部又窄又小。

子宫和阴道论为一体的后方膣圆盖术

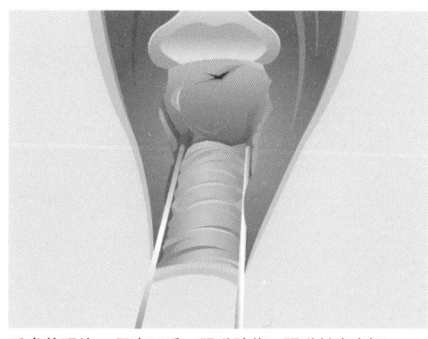 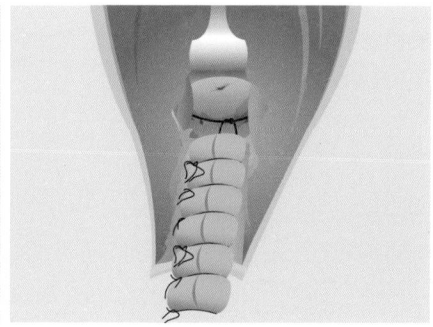

手术前照片：子宫下垂，阴道壁薄，阴道长度变短，阴道内腔宽

手术后照片：子宫恢复原位，阴道壁变厚，阴道长度变长，阴道内腔变窄

阴道入口手术前/后照片特征_ 8字肌肉强健术部位

01_ 手术范围是从阴道入口到内3㎝处

02_ 阴道和肛门之间会阴部距离变长

03_ 阴道口比原来变小

04_ 防止便秘和尿失禁，加强阴道收缩力，提高性感觉，有提臀效果

阴道内侧的手术前/后照片特征_ 后方膣圆盖术手术部位

01_ 可以确认到阴道内侧手术后的状态

02_ 子宫恢复到正常位置后阴道长度变长

03 阴道直径大小比子宫更小更窄

04_ 缝合线和皱襞及粘膜突起的形状叫戳衣板或蚯蚓手术，但术后两个月浮肿消失后没有多大意义。

2个月后结果照片_ 可以确认从阴道口到阴道内侧为止变小变窄的形状

01_ 可以发生性关系

02_ 用感觉可以判断手术的成功与否

03_ 可以改善下坠感, 松弛感, 复合型尿失禁, 阴道炎, 阴吹等各种症状

04_ 阴道内的褶皱和粘膜突起形状各异

05_ 因为是骨盆肌肉双重缝合可以确认到阴道变小变窄

06_ 两个月后只有在好手艺可以看到本人的结果照片

预防阴道内侧手术(后方膣圆盖术)副作用的技巧是什么?

所谓的阴道内侧是指离阴道口到7~8㎝子宫颈部前的位置。阴道内是看不到, 手伸不进, 阴道壁很薄所以很难手术的私密处。膣整体是女性性感地带。膣包含着很多细胞和血管, 切除会有性感觉欠乏, 爱液分泌不足, 可能会穿破阴道内直肠的危险等副作用的产生, 所以不能选择切除阴道粘膜的方式。不切除膣粘膜, 厚度小于1㎜以下阴道粘膜剥皮术的手术方法, 最大限度保留神经和血管, 预防副作用。

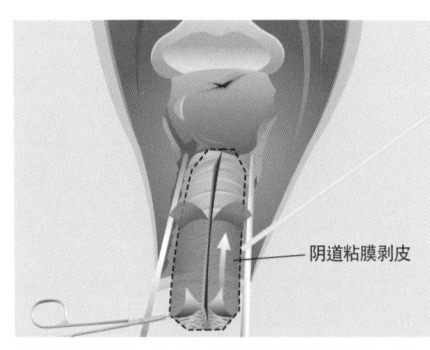

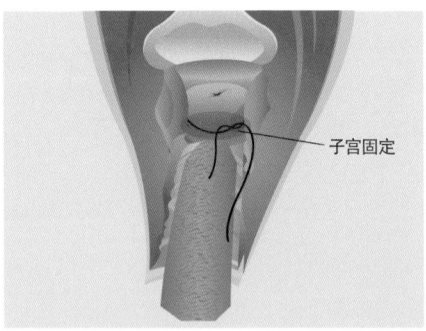

阴道粘膜剥皮术 : 为了不损伤阴道内神经和血管, 用眼科专用手术剪刀进行厚度小于1㎜的粘膜剥离。

子宫固定术 : 把下垂的子宫恢复原位后利用两侧韧带进行固定。

手术阴道入口(8字肌肉强健术)时预防副作用的技巧是什么?

"阴道紧缩术"缺点是很疼, 而且过几个月还会松弛, 所以很多人会反对。会有爱液不足或性交痛等现象, 闭经后还会出现阴道萎缩症。这都是因为只对阴道口切除

后单纯的缝合来做的阴道紧缩术的结果造成的。好手艺做的8字肌肉强健术是剥掉1mm以下的阴道粘膜后找到8字肌肉紧紧缝合的方法。

子宫下垂的子宫下垂症&阴道松弛症比子宫脱垂症更加简单，更加容易的手术

子宫下垂症和阴道松弛症是有很宽松的感觉。怎样才能让阴道回到年轻时的状态？从阴道下壁剥掉1mm以下薄薄的粘膜后会出现很薄的筋膜。剥皮的面积4~5厘米对折后进行缝合，就变成了2cm。重新再进行双重缝合就完成手术。后方膣圆盖术是子宫恢复原位后剥皮的面积对折缝合的阴道紧缩术，是阴道下壁整体的手术。

子宫和阴道是相互连接的一体，故要同时进行手术

子宫和阴道是一体，阴道内侧松弛就会导致子宫下垂，所以做手术时同时进行，才能恢复到年轻时的阴道结构。

子宫恢复原位后子宫颈部前开始进行手术的后方膣圆盖术是不损伤直肠的同时加厚骨盆肌肉从阴道内侧开始紧缩到阴道口，从而达到整体紧缩的效果。子宫内侧严重宽松产生下坠感和子宫下垂的概率会高。

下垂的子宫恢复原位后利用周围组织进行固定。剥下的粘膜用括约肌缝合而达到骨盆肌肉恢复效果，重新剥皮的面积大小用缝合技术从子宫颈部开始紧缩到阴道口的阴道紧缩术。治疗分娩后的后遗症并且先天性骨盆肌肉无力而产生的子宫脱垂症的后方膣圆盖术是保护子宫的同时有阴道整形的效果。

8字肌肉强化术是找到骨盆底肌肉后缝合的手术

<骨盆底肌肉=pc肌肉=耻骨尾骨肌=8字肌肉> 骨盆底肌肉是耻骨和尾骨之间像网床衬托着骨盆脏器，对括约肌有支架作用。特别是阴道和肛门之间以8字连接着，所以骨盆底肌肉减弱会导致阴道性高潮减弱和阴道的收缩力减弱，以及会出现肛门很难用力或便秘及下腹胀气等现象。不管是用激光或用手术刀，都不重要，重要的是正确地找到8字肌肉后进行缝合。

阴道紧缩术与众不同之处

作为会阴部整形手术(阴道紧缩术)的阴道整形术是大学综合医院很难触及的手术。所以即使有性功能障碍，也没有权威性的医院来分析和研究治疗方法。本院以手术前后照片为基础发表了会阴部整形手术对女性有怎样的影响以及对直肠膨出有治疗目的以外还对性功能的恢复有良好的效果的论文。

这次论文所提及到的手术是只有在本院可以实施，所以其他医院不可擅自盗用于整形手术的结果分析。

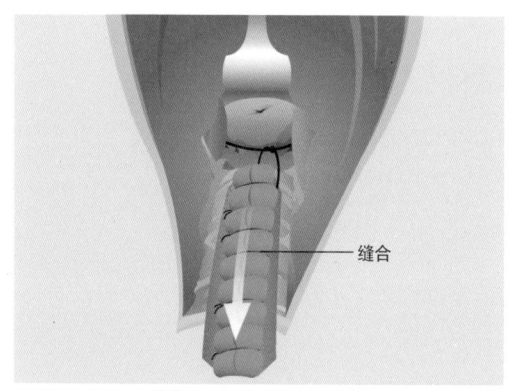

缝合

阴道紧缩术和肌肉缝合术：子宫颈部前后方膣圆盖部位开始进行
双重肌肉缝合，从而达到紧缩阴道的
效果。

Tip

手术时间	麻醉方法	拆线	出院信息	来院次数
1~2小时	睡眠 / 局部麻醉	不需要拆线(利用溶解线)	手术后30分钟即可出院	3~4次

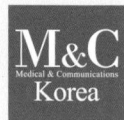

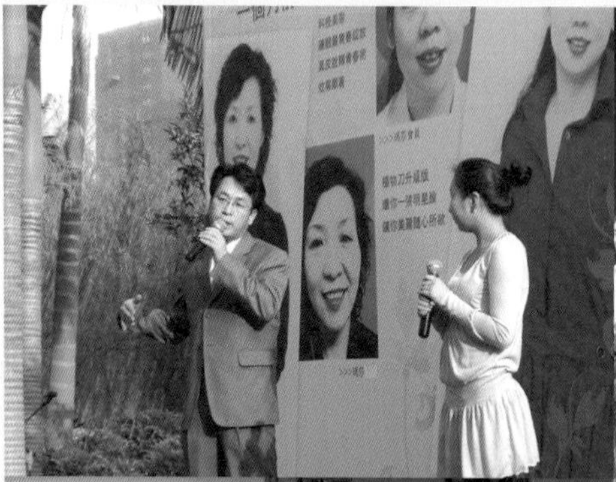

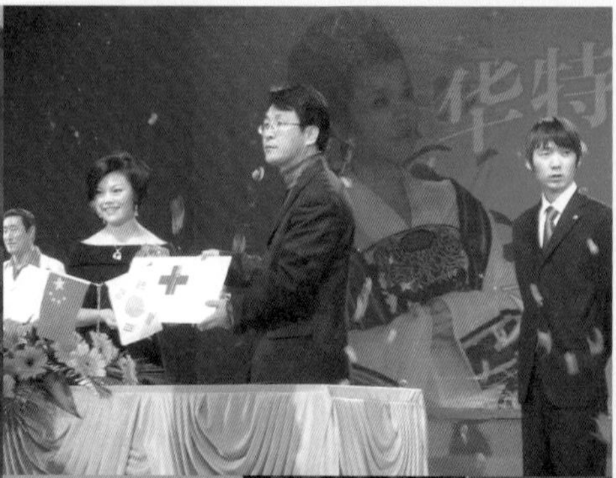

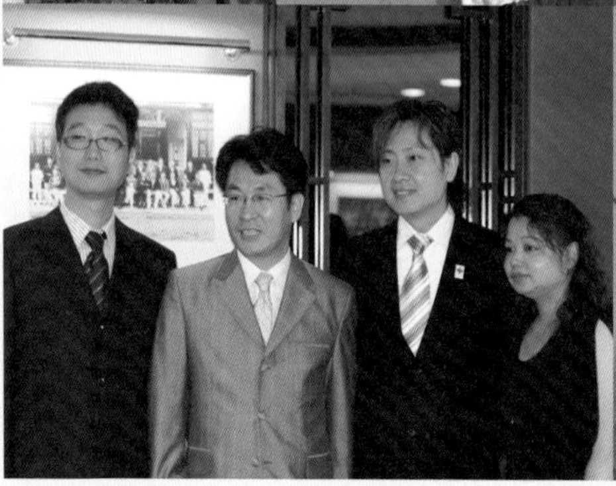

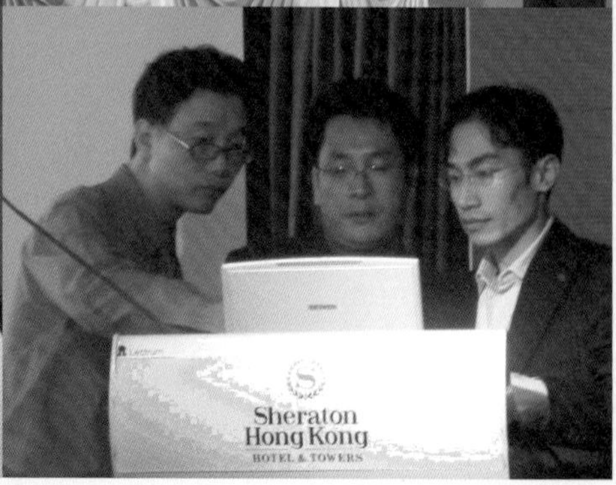

» 韩国美容整形研讨会以及VIP咨询(香港, 中国, 蒙古等)
» 中韩合作医疗推广咨询业务
» 国内外整形外科、皮肤科推广咨询
» 医疗器材以及化妆品进出口业务

» Korea plastic surgery seminar and VIP consultation
  (Hong Kong, China, Mongol etc.)
» Collaborative medical treatment consultation of Korea and China
» Marketing and consultation of national and international plastic surgery
  and dermatology
» Import and Export of medical appliances and cosmetic products

M&C Korea Email. MNC_Korea@naver.com
816, Gangnam Officetel B/D, 40, Seocho-daero 73gil, Seocho-gu Seoul, KOREA(Zip 137-856)
TEL : korea_ 02-2038-0112 / china_ 82-2-535-0112

2014年6月，《韩国美容整形高手18》第一次向读者问世的时候，因韩国首次以中韩双语的形式出版。我考虑到了消费者在购买时会有很多顾忌。但随着时间的推移，在香港、中国内陆、台湾等地，日益受到消费者的青睐。我还记得:在中国，如果是好东西，会当做礼物送给朋友，而出现了多次购买的读者。

事实上在本书出版后，那些曾经半信半疑，对整容信息渴望的读者们，因对本书的宠爱让本书人气高涨销售火爆，并多次接到读者粉丝打来的感谢电话等。对韩国整容感兴趣的外国人来说，以新型的韩国整容指南为先例，而站稳市场脚跟。并在这些读者的支持下，于2014年12月出版了《韩国美容整形高手18》2卷。

在这里我要感谢《韩国美容整形高手18》的1、2卷中介绍的41位院长，虽然仍有很多韩国高手们未及介绍，我将会在日后向大家介绍更多的高手。

2005年，在中国深圳运营韩国整形外科的时候，由于对韩国整容方面信息了解不足，我在中国20多个地区参加了韩国整容有关的研讨会。在研讨会中我最感兴趣的部分是:哪一家整形外科更好，或是怎样才能不出现医疗事故，这些都成为我编写本书的动力。

韩国M&C Korea，是对韩国整形感兴趣的外国人提供准确的信息，为了以客观的角度介绍手术进行的地点，而出版了《韩国美容整形高手18》。并于2014年12月在有关部门完成了吸引国外患者的注册。我们的团队能让您在手术前安心，做完手术后放心。若有后遗症的情况发生，我们也有专业的律师团队。会替患者与医院方面协商。

同时我们还拥有自己的网站(www.ibeautyclinic.com)和微信等在线预约，顾客管理及术后管理等。为了成为有责任感、世界级的整容美容咨询企业，凭借着20年多年的有关对整容的经验，我会尽最大的力量让韩国的整容市场，在世界市场上备受喜爱，并努力成为所有亚洲客户的好朋友。

2015. 1. 8

M&C Korea 代表 金完奎

QQ_1767539087　Wechat_mnckorea　www.ibeautyclinic.com

韩国美容整形高手18(Ⅱ)
한국 미용성형의 고수18(Ⅱ)

한국 최초로 스토리텔링 형식으로 기획하고 발행되는
한국인, 중국인들을 위한 올바른 미용성형 길라잡이 안내서!

초판 인쇄 2015년 1월 7일
초판 발행 2015년 1월 8일

지은이 강원경 외 20인

펴낸이 송인태
펴낸곳 네오이마주
출판등록 2005년 9월 5일 제16-3713호
책임편집 네오이마주
표지 및 디자인 Tyler Song
기획 M&C Korea(金完奎)
번역 정현숙 외(鄭賢淑 外)
주소 135-889 서울특별시 강남구 도산대로23길 7
전화 02-546-0633~4 **팩스** 02-546-0635 **E-mail** ssong2000@chol.com

이 도서의 국립중앙도서관 출판시도서목록(CIP)은 서지정보유통지원시스템 홈페이지(http://www.nl.go.kr)와
국가자료공동목록시스템(http://www.nl.go.kr/kolisnet)에서 이용하실 수 있습니다.
本图书的国立中央图书馆出版图书目录(CIP)可在书籍情报支援网站(http://www.nl.go.kr)上查询并使用。
(CIP제어번호 : CIP2014038390)

ISBN 978-89-963353-4-4 13510

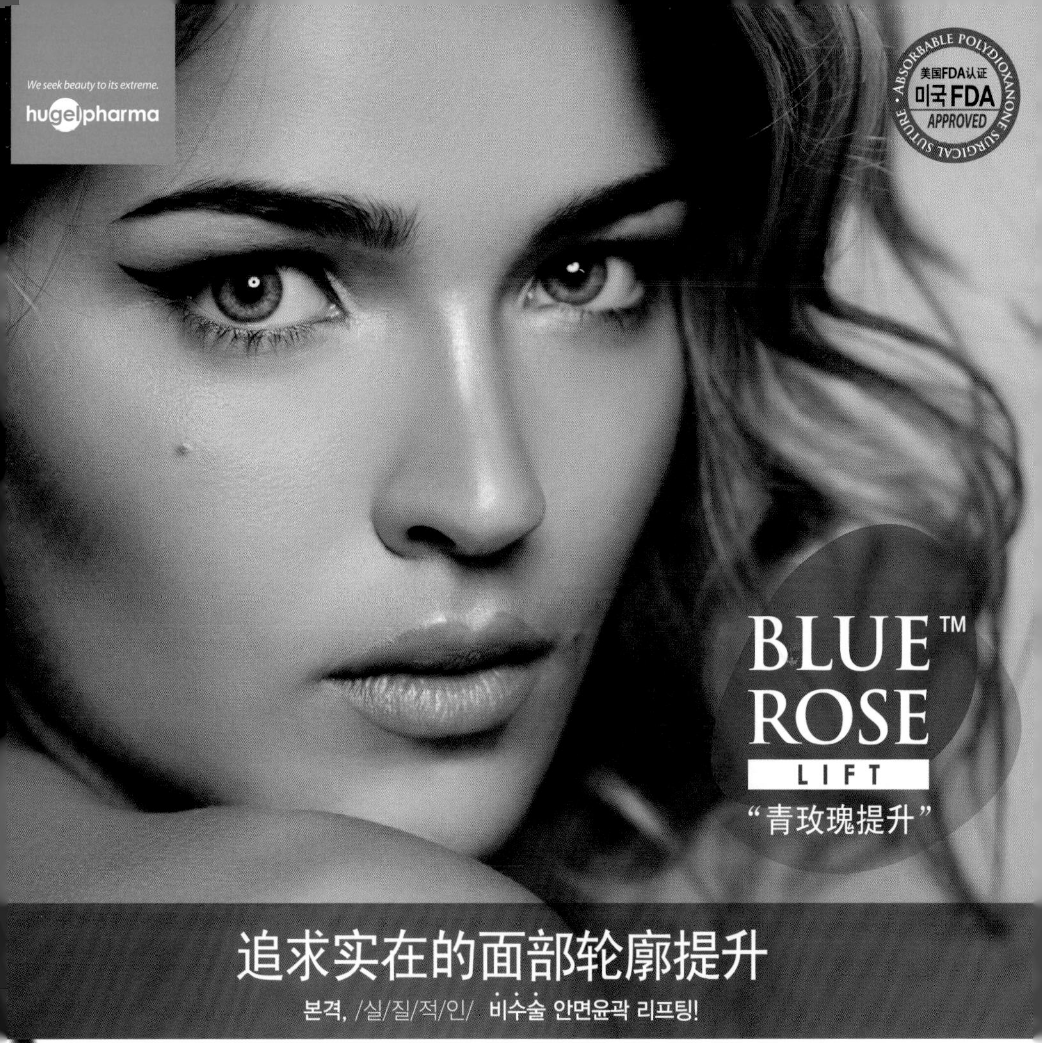

We seek beauty to its extreme.

hugelpharma

美国FDA认证 미국FDA APPROVED
ABSORBABLE POLYDIOXANONE SURGICAL SUTURE

BLUE™ ROSE
LIFT
"青玫瑰提升"

追求实在的面部轮廓提升
본격, /실/질/적/인/ 비수술 안면윤곽 리프팅!

BLUE ROSE™ LIFT

即安全又有效地最求美丽吧
보다 안전하고 효과적으로 아름다워지세요.

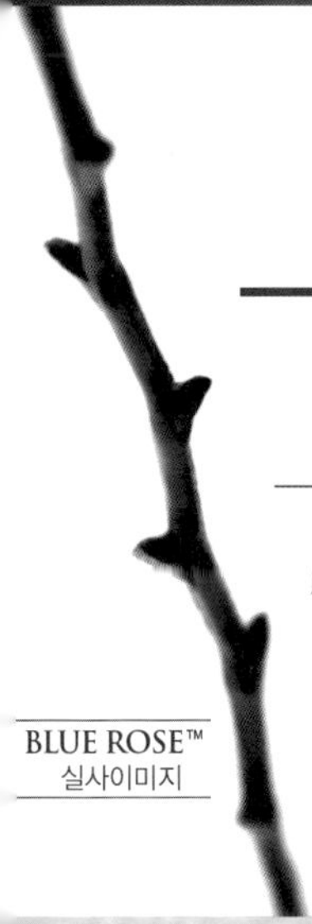

BLUE ROSE™ LIFT는 체내에서 분해되는 특수한 의료용 실(thread)을 이용한 비수술적 안면 리프팅 시술입니다. BLUE ROSE™ LIFT 는 미국 FDA허가(Absorbable polydioxanone surgical suture)와 국내 KFDA 에서 리프팅용 안면조직 고정용 실로 유일하게 허가 받은 특수 의료용 PDO실입니다. 탄력을 잃고 처진 피부에 장미가시 모양의 실을 넣어 당겨줌으로써 효과적인 턱선 브이라인과 리프팅 효과를 기대할 수 있는 비수술적 안면윤곽 리프팅 시술입니다.

BLUE ROSE™
실사이미지

의료인전용 I Medical Doctors Only

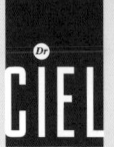

Dr CIEL

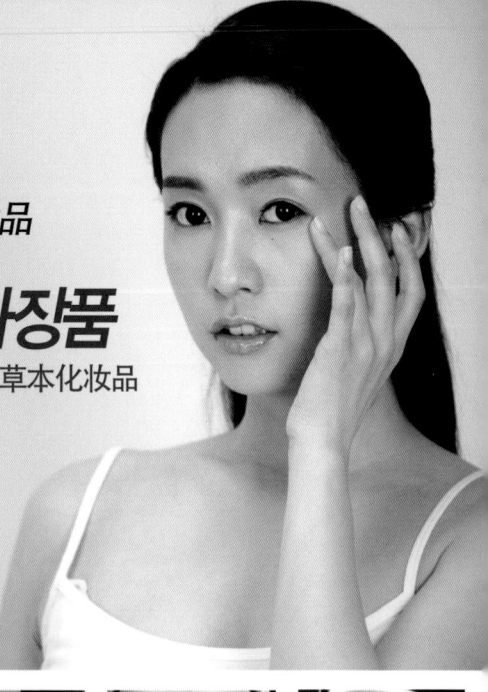

2014年上市皮肤科专用化妆品

미네랄 천연 허브 화장품
Dr. Ciel
矿物质天然草本化妆品

*가까운 피부과에서 전문의와 상담하세요.

• 功效：湿疹、软疣、扁平疣、面部潮红、
　　青春痘、紫外线过敏、鱼鳞癣、干癣

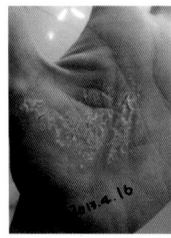
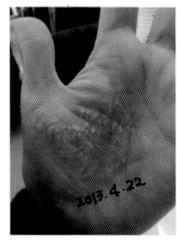
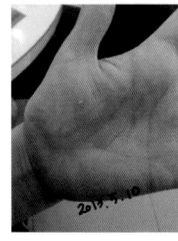
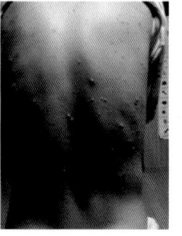
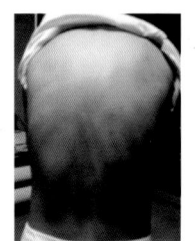

천연 허브 화장품
皮肤科专用化妆品

한국 피부과에서만 구입이 가능합니다.
仅在韩国皮肤科专卖

미국화장품협회 공식 원료 사용
使用美国化妆品协会公认原料

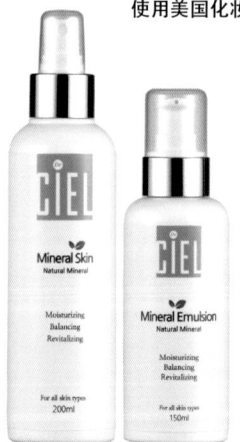

Mineral Skin
200ML

因皮肤干燥引起的皮肤瘙痒
严重干性&角质皮肤
泛红且敏感的脸
紫外线敏感性皮肤
过敏油性皮肤

피부건조에 기인한 가려움,
심한건성&각질피부,어린이
붉고 민감한 얼굴,
햇빛 민감성 피부,
고민성 지성피부

Mineral Emulsion
150ML

严重干性&角质皮肤、不上妆的皮肤
（干燥、紧绷、角质）
清除毛孔排泄物
温和的天然保湿剂，
从幼儿到孕产妇均可使用

심한건성 & 각질피부, 화장이 뜨는 피부
（건조,당김,각질）
모공의 노폐물제거
마일드한 천연 보습제로 갓난아기부터
임산부까지 사용이 가능

QQ_1767539087　　**Wechat**_mnckorea　www.ibeautyclinic.com
816 Gangnam Officetel B/D, 40, Seocho_daero 73-gil, Seocho-gu, Seoul, Korea(Zip137-856)
TEL : korea_ 02-2038-0112 / china_ 82-2-535-0112

MD
PROMISE

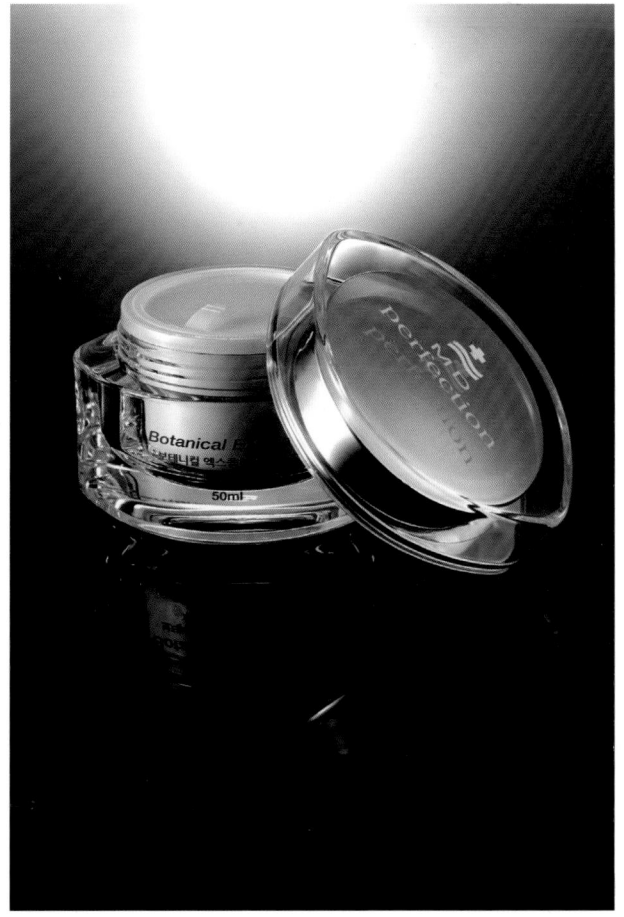

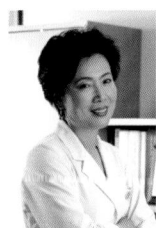

皮肤科医生，皮肤专家Dr, 金泰恩博士，激光治疗后，
造成严重的烧伤和后遗症，为了解决此问题，
经过20多年，通过治疗皮肤知识经验，开发了
"MD PROMISE, perfect line"以及作为颜料，毛孔，
净颜祛痘，弹性降低，由丁微血的人的皮肤问题，
皮肤科医生称蒂卡尔化妆品

恩皮膚科医院长 金泰恩

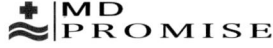

MD
PROMISE

www.mdpromise.com

TEL : korea_ 02-2038-0112 / china_ 82-2-535-011

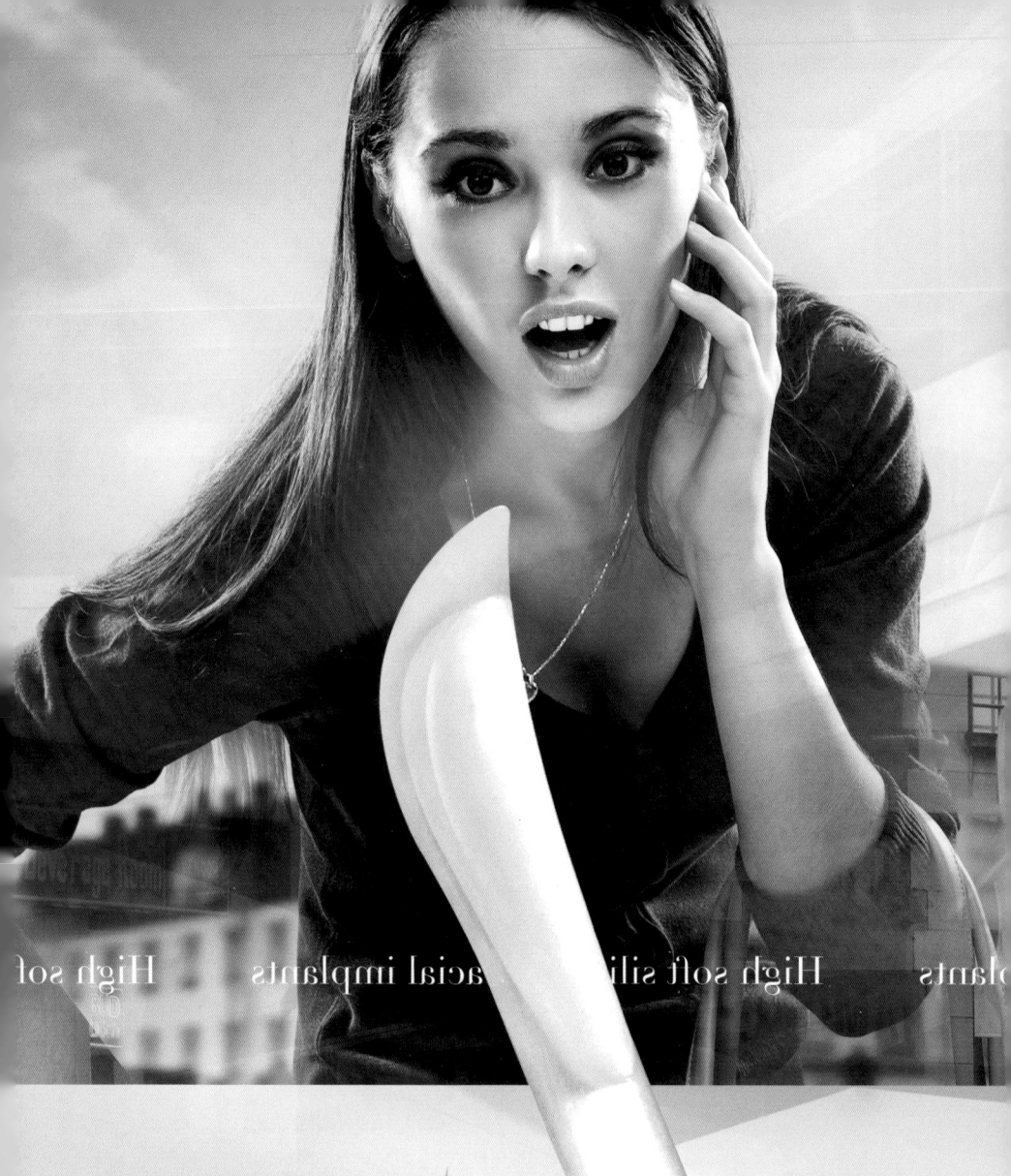

SOFTXiL 软硅

High soft silicone(高软硅胶) / Facial implants(面部假体)

BISTOOL / 5FL.,Deokseong-bldg., 9,Gwangnaru-ro 6-gil, Seongsudong-gu,133-832, Seoul the rep,of korea
T.+ 82 2 3446 7688, 7658